DER TYRANNENKINDER-ERZIEHUNGSPLAN

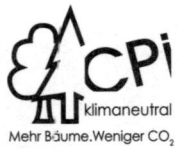

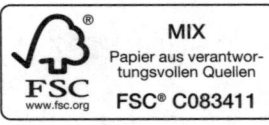

Martina Leibovici-Mühlberger:
Der Tyrannenkinder-Erziehungsplan

Alle Rechte vorbehalten
© 2018 edition a, Wien
www.edition-a.at

Cover: JaeHee Lee
Gestaltung: Lucas Reisigl

Gesetzt in der Ingeborg
Gedruckt in Deutschland

1   2   3   4   5   —   21   20   19   18

ISBN 978-3-99001-232-1

Martina
Leibovici-Mühlberger

DER
TYRANNEN
KINDER
ERZIEHUNGS
PLAN

Warum wir für die Erziehung ein
neues Menschenbild brauchen und
warum die schwierigen Kinder das
größte Potenzial haben

edition a

INHALT

Eine Mutter mit Sohn ist mir angekündigt. »Es sei wirklich äußerst dringend«, setzt meine für Erstkontakte und Terminplanung zuständige Assistentin hinzu und zieht dabei ihre Augenbrauen zur Unterstreichung hoch. Susanne ist extrem erfahren und wenn sie so tut, ist es immer dringend. Diese Klientin ist bereit, grundsätzlich jeden angebotenen Termin zu akzeptieren, nur bald, möglichst sofort, solle es sein. Und das, obwohl sie und ihr Sohn aus der Gegend zwischen Graz und Klagenfurt anreisen.

Zwei Tage später öffne ich um 20.30 Uhr die Eingangstür meiner Praxis. Eine zierliche Frau knapp über 45 steht mir gegenüber. In ihrem Blick liegt jene dauerhafte Erschöpfung, die nur jahrelange, kontinuierliche Alltagsüberlastung einem Gesicht einzumeißeln vermag.

Hinter ihr ragt ein Menschengebirge auf.

Auf meine einladende Geste hin tritt sie durch den einen vergleichsweise schmalen, geöffneten Flügel der Altwiener Doppeltür herein.

Ihr Sohn muss sich mit Anstrengung hindurch winden, um endlich in meinem Vorzimmer zu landen.

Ich beobachte dieses ungleiche Paar, wie es sich durch mein langes Vorzimmer auf meinen Praxisraum zubewegt: die raschen, wie eine Nähmaschine trippelnden Schritte der zielstrebigen Mutter und den in ihrem Schlepptau weit seitlich ausschwankenden, sich wiegend und rollend dahinschiebenden Sohn, der kaum eine Chance hat, mit ihr Schritt zu halten. An meiner Praxistür wiederholt sich dasselbe Schauspiel wie vorhin an meiner Eingangstür. Die Mutter flitzt durch, während der Sohn mit Seitwärtsdrehung und schraubender Bewegung, deutlicher körperlicher wie logistischer Anstrengung nachfolgt. Er nimmt dann auch gleich den richtigen Platz auf meiner Couch ein. Seiner Mutter überlässt er einen der beiden dunkelgrünen Lederfauteuils, in dem sie zu verschwinden droht. Ich nehme den anderen, der ihrem gegenübersteht. Wie viele, die unter hohem Druck stehen, braucht auch sie als Einladung nicht mehr als einen offenen Blick meinerseits. Daraufhin bricht die Geschichte jahrelangen Leidens hervor, als wäre ihr endlich die Erlaubnis erteilt, alle Kraftanstrengungen eines Niederkämpfens fallen zu lassen. Auf eine kurze Vorstellung oder auch nur Nennung ihres Namens verschwendet sie keine Zeit. Sie liebe ihren Sohn über alles, ist es ihr wichtig eingangs klarzustellen, so als könnte dies in Frage stehen. Markus ist ein absolutes Wunschkind von ihr gewesen. Aber jetzt weiß sie einfach nicht mehr weiter. Sie kann vor Panik kaum noch schlafen. Die letzte Aussage des Internisten, der Markus seit mehreren Jahren wegen seines Bluthochdrucks und seiner prädiabetischen Stoffwechsellage kontinuierlich betreut, hat ihr den Rest zur schon bestehenden Misere mit seiner sozialen Isolation gegeben. Wenn es so weitergehe mit Markus, werde er seinen dreißigsten Geburtstag nicht mehr feiern können, hat der Internist in Aussicht gestellt, nachdem Markus wieder an Gewicht zugelegt hatte. Der Herr Professor ist äußerst ungehalten gewesen. Seine Ablehnung und sein Unverständnis, dass sie es als Familie so weit haben kommen lassen, ist deutlich spürbar gewesen. Sie als Mutter hat sich unter seinem abschätzigen Blick wie eine Versagerin gefühlt.

Markus hat vor lauter Scham gleich seinen flammenroten Ausschlag bekommen. In ihr ist dieses Gefühl von Ohnmacht und auch von ungerechter Behandlung aufgestiegen, denn sie haben beide alles Mögliche versucht, soweit es in ihrer Macht stand. Sie hat Markus zu allen Programmen und Therapien überredet und ihn immer ermuntert durchzuhalten.

Innerlich seufze ich. Geht es hier um eine Opfergeschichte? Unsensible Ärzte, die nur Laborwerte in den »grünen Bereich« geschoben haben wollen und diese Mutter samt ihrem Sohn traumatisiert hätten. Ich spüre, wie ich mich versteife. Wäre nicht das erste Mal, dass mich jemand für einen absurden Schadenersatzprozess zu instrumentalisieren trachtet. Heute ist einfach alles möglich und Eigenverantwortung wird zunehmend zu einem Fremdwort. Mein Blick streift Markus. Während seine Mutter die Krankengeschichte ausrollt, nickt er angedeutet. An ihm erscheint sonst alles verhalten, gedämpft und dabei überdimensional. Auf der breiten, ausladenden Couch mit ihrem lila Samtbezug wirkt er wie ein trauriger, gestrandeter Seeelefant. Er nimmt so viel Platz ein, dass neben ihm links und rechts höchstens noch zwei filigrane Dreijährige Platz hätten. Ein beständiges nervöses Wippen durchläuft seinen rechten Oberschenkel, dessen Dimensionen dem Körperumfang seiner Mutter gleichkommen. Und ich denke mir gerade ohne jeden Anflug von unangebrachtem Humor, dass es wohl keine schlechte Idee sein wird, den Hausarbeiter meines Instituts zu bitten, nach diesem schwerwiegenden Besuch die Gelenkverbindungen der Beine der Couch zu überprüfen, um vor zukünftigen unliebsamen Überraschungen gefeit zu sein. Die ganze Veranstaltung hier ist Markus offenbar extrem unangenehm. Dass er überhaupt hier ist, beruht wahrscheinlich auf einem Machtwort seiner Mutter. Gegenwärtig betet er ganz sicher um ein Unsichtbarkeitscape, wie es ein unbekannter Gönner Harry Potter zukommen ließ.

Zwischenzeitlich bauen sich die Verzweiflungskaskaden seiner Mutter zum großen Wasserfall begründeter Angst um ihres Sohnes Existenz auf. Wenn ein Staudamm bricht, kann man sich nicht entgegenstellen. Unter heftigem Weinen beschreibt sie die bereits bestehende Befundlage ihres Sohnes: Plattfüße, degenerative Schäden an der Wirbelsäule, namhafte Anzeichen von Gelenksabnützungen in beiden Sprung- und Kniegelenken, stark erhöhter Blutdruck mit zeitweise beängstigenden Spitzenwerten, eine Herzvergrößerung, immer wieder, besonders in der warmen Jahresperiode aufflammende nässende Entzündungen irgendwo in einer der Falten in der Fettschürze seines Bauchs oder auch im Schrittbereich, ausgedehnte Krampfadern an beiden Beinen, Atemnot bereits bei geringer körperlicher Anstrengung; nicht zu vergessen ist noch, dass eine manifeste Blutzuckererkrankung sprungbereit hinter der nächsten Ecke lauert und dass ihr Sohn einen Gefäßstatus hat, der, wie es der Internist nach der Ultraschalluntersuchung der großen Gefäße genannt hat, bei einem schweren Raucher jenseits der sechzig zu erwarten wäre. Einen Schlaganfall oder Herzinfarkt hat der Herr Professor ihrem Sohn binnen der nächsten zehn Jahre als mehr als wahrscheinlich in Aussicht gestellt, wenn eine drastische Umkehr nicht sofort erfolgt. Stattdessen hat sein Gewicht bei der letzten Untersuchung die Sturmmarke von 170 Kilogramm überschritten. Jetzt muss einfach wirklich Schluss sein! Markus ist seit zwei Wochen für eine Magenbandoperation angemeldet.

Während seine Mutter referiert, bohrt Markus seinen Blick so vollkommen starr ins Muster des knapp vor seinen Füßen endenden Perserteppichs, als müsste er es später aus dem Gedächtnis zeichnen können. Auch sein Oberschenkel wippt nicht mehr. Nur als sie sein Gewicht nennt, geht ein merkliches Zucken durch seine riesige Gestalt, so als würde er damit nicht nur entblößt, sondern gleichzeitig gezwungen, einer vor sich selbst verschleierten Realität ins Auge zu blicken.

Verdammt, der Junge tut mir echt leid! Wie kann ein 19-Jähriger nur in eine solche Situation geraten? Gleichzeitig wird mir immer unklarer, was Markus' Mutter mit diesem Besuch gemeinsam mit ihrem Sohn eigentlich bezweckt. Was soll hier abgehen? Was will diese verzweifelte Mutter von mir? Ich bin zwar auch Ärztin und vermag das Puzzle seiner verschiedenen Befunde zu einem schlüssigen Bild zusammenzusetzen. Doch bewegt sich alles, was seine Mutter berichtet hat, außerhalb meiner medizinischen Fachgebiete. Meine Ausbildung als praktische Ärztin liegt lange zurück und im fachärztlichen Bereich bin ich in erster Linie Gynäkologin und nicht Internistin. Außerdem ist das hier eine psychotherapeutische Praxis. Warum eröffnet sie gerade mir das alles?

Noch bevor ich zu einer entsprechenden Rückfrage komme, wird sie dahingehend konkreter. »Das mit dem Magenband klingt ja jetzt wie eine Lösung!«, meint sie, doch ihr Tonfall hat etwas kämpferisch Herausforderndes, so als würde sie die zuvor getätigte Ansage nun in Frage stellen wollen. »Ich habe mich genau erkundigt. Es ist kein unbedingt kleiner Eingriff, aber, wie es scheint, trotz der Nebeneffekte unvermeidbar. Und natürlich nehmen dann auch alle, die so etwas bekommen, drastisch ab. Wobei auch Fälle beschrieben sind, bei denen es nur vorübergehend zu einer Gewichtsabnahme kommt.« Ihr Blick sucht jetzt den meinen, um für das, was jetzt kommen wird, Bestätigung zu finden. »Wissen Sie«, setzt sie im Unterschied zu ihrer vorigen sehr emotionalen Beschreibung der Situation ihres Sohnes nun bedeutend gefasster fort, »Markus' Gewichtsproblem ist in Wirklichkeit nur die Spitze des Eisbergs, die Gestaltwerdung einer schwer beeinträchtigenden Entwicklungsproblematik.« Sie hält inne. Kurz ist es seltsam ruhig im Raum. Ein Moment gespannter Konzentration entsteht ganz unvermittelt, jene situative Einfrierung des Kommunikationsflusses, die wie ein Anhalten des Atems andeutet, dass das Folgende besondere Aufmerksamkeit verdient.

WARUM WIR EIN NEUES MENSCHENBILD BRAUCHEN UND WESWEGEN ES IN REICHWEITE IST

Eindeutig die beste aller Welten und dennoch ist die Kacke am Dampfen. Wir nehmen lieber gleich volle Fahrt auf ...

»Sie sind also Kulturpessimistin.« Diesem Satz, zwar mit fragendem Unterton gestellt, aber als Festlegung gemeint, habe ich mich nach Erscheinen meines letzten Buches bei zahlreichen Gelegenheiten und Interviews stellen müssen. Damals habe ich es am Ende sozusagen als Ausblick geschrieben. Jetzt will ich es als Einleitung und damit als Leitidee für alles Folgende nochmals verdeutlichen: Wir leben in der besten aller Welten, die wir bisher schaffen konnten. Und wir dürfen stolz auf den zurückgelegten Weg sein. Also nicht einmal ein Hauch von Kulturpessimismus!

Machen wir einfach einen hemmungslosen Kassasturz unserer praktischen alltäglichen Lebenssituation und der Basiswerte unserer Kulturkonzeption als postmoderne Technologiegesellschaft am Beginn des dritten Jahrtausends. Nehmen wir einen Notizblock, zücken wir einen spitzen Bleistift und ziehen wir nur das Offensichtliche heran, um den vielen Zweiflern mit Überzeugung begegnen zu können. Wie sieht es mit all jenen Bedrohungen aus, die für alle bisherigen Generationen den Stoff für nachtschwarze Albträume und vernichtende Tragödien bereitgehalten haben?

Als Nummer eins betritt da der Hunger als zuverlässiger Begleiter während unserer gesamten Menschwerdung die Bühne. Und wir können feststellen, dass es so richtig bösen Hunger, den, der Eiweißmangelödeme hervorbringt und damit die berühmten Wasserbäuche der Biafra Kinder, die mir von Schwarzweißfotos meiner Kindheit in Erinnerung sind, Gott sei Dank zumindest zurzeit kaum mehr gibt, auch wenn 815 Millionen Menschen in manchen Zonen unseres Globus nach wie vor schwer mangelernährt und die sozial schlecht Gestellten in unseren Breiten vorwiegend fehlernährt sind. Mein Großvater, der als Zwölfjähriger als ältester der damals für bäuerliche Familien üblichen Schar von Kindern zu einem Bäcker in die Lehre gegeben wurde, hat mir noch erzählt, wie seine jüngeren Geschwister auf der Schwelle des Kleinsiedlerhäuschens seiner Eltern mit dem gestampften Lehmboden hungrig und mit großen erwartungsvollen Augen seiner geharrt hatten, da er manchmal die angebrannten Semmeln heimnehmen durfte. Diese wie alle anderen Szenen hohlwangigen Hungers sind im Dorf meines Großvaters mit seinen schmucken, heute trockenen und mit viel Fleiß und Krediten der Landesregierung sanierten Bauernhäusern mit ihren alten Arkadengängen ganz sicher nicht mehr zu finden. Stattdessen fahren alle in den nächsten größeren Ort, um dort je nach ihrer Börse zwar unterschiedliche Qualität, sicher aber ausreichend Kalorien einzukaufen. Es mag zynisch klingen, aber es sterben heute weitaus mehr Menschen an den Folgeerkrankungen von Übergewicht als an Hunger.

Als Nächstes können wir festhalten, dass wir jene große Geißel der Menschheit mit Namen Krankheit den unterschiedlichsten schrecklichen Peinigern der Vergangenheit bereits so erfolgreich aus der Hand genommen haben, dass die durchschnittliche Lebenserwartung in unseren Breiten aus heutiger Perspektive durchwegs ein geruhsames Altern in der achten Lebensdekade erwarten lässt, ohne dass man damit gleich zur Rarität wird. Vor etwas mehr als 150 Jahren hat unter anderem die Arbeit des genauso großartigen wie bemitleidenswerten Dr. Ignaz Semmelweis für diesen Fortschritt den Grundstein gelegt. Semmelweis hat die Macht des damaligen Medizin-Establishments herausgefordert, das sich nicht die Hände waschen wollte. Er ist zwar an der Ignoranz seiner Kollegenschaft seelisch zerbrochen und wahrscheinlich sogar über den Umweg der Psychiatrie aktiv zu Tode gebracht worden, doch seine Erkenntnisse über Hygiene haben sich durchgesetzt und sind heute nahezu allen Menschen auf diesem Globus in ihrer Bedeutung nachvollziehbar, eine fixe Grundbastion jeder Krankheitsabwendung. Unsere unstillbare Neugier hat Antibiotika und Hochtechnologiemedizin hervorgebracht. Der damit verbundene Forscherelan hat uns in Einsichtsebenen zu den Zusammenhängen von Krankheiten, ihrer Entstehung und Bekämpfung katapultiert, die noch vor wenigen Generationen schlichtweg Science-Fiction gewesen wären. Das, was noch kommen wird, könnte zwar bedingt durch die Bruchlinie ökonomischer Potenz nur Eliten zugänglich werden, ist aber für jeden aus der heute erwachsenen Generation vom Prinzip und den Möglichkeiten her sogar noch weit mehr als Science-Fiction.

Auch wenn Ebola oder Vogelgrippe in uns planetare Endzeitvisionen hervorrufen, die uns kurz erschauern lassen: Die erfolgreiche Bekämpfung von Epidemien haben wir in der Hand, um nicht zu sagen im kleinen Finger.

Und das trotz noch nie dagewesenem globalen Massentourismus. Man braucht das zum Beweis nur mit der großen Grippewelle um die Jahrhundertwende zu vergleichen. Diese soll immerhin noch bis zu hundert Millionen Menschen das Leben gekostet haben.

Große Naturkatastrophen, also Erdbeben, Sturmwinde oder Tsunamis, Zeiten, in denen der Globus sich streckt und uns zeigt, wer wirklich Herr im Haus ist, versuchen wir zumindest vorherzusagen. Im Wiederaufräumen und damit der Schadens- und Leidensbegrenzung sind wir unbestritten ebenfalls die beste aller bisherigen Menschheitsgenerationen.

Wenn wir dann etwas tiefer hinein in den weicheren Schichten unseres kollektiven Seelenlebens schürfen und zu Tage fördern, wie wir unser soziales Leben als Gemeinschaft organisieren, so zeigt sich hierbei ebenfalls Erfreuliches. In der Entwicklung des gesetzlichen Regelwerks als Träger der gesellschaftlichen Werte, also im Umgang miteinander, ist uns grundsätzlich zu attestieren, dass wir einen Weg hin zu Milde und Respekt, zumindest dem menschlichen Leben gegenüber, gemacht haben. Nehmen wir nur die Zeit Maria Theresias her. Sie würde heute gerade mal ihren 300. Geburtstag feiern. Die zu ihrer Zeit durchwegs angestrebte »hohe Pein« wurde aufgehoben. Von Maria Theresia wird berichtet, dass sie angeblich mit ihrer Kutsche an einem Richtplatz vorbeigefahren und von dem dort herrschenden Grauen und dem Gestank derart berührt gewesen sein soll, dass sie eine entsprechende Strafreform anregte, die größere Milde vorsah. Das hieß natürlich nicht, dass eine beherzte Neustrukturierung des Rechtssystems beheizte Gefängnisse hervorgebracht hätte oder die Todesstrafe aus dem damals geltenden Recht verschwunden wäre. Aber immerhin wurde in der Folge zumindest nicht mehr im Gesicht oder auf der Stirn gebrandmarkt. Übrigens: Bevor Maria Theresia intervenierte, hat man auch in unserer Gegend noch gerne aufs Rad geflochten. Um dies tun zu können, musste man zuvor systematisch alle großen Knochen brechen. Unglaublich aus heutiger Sicht, aber vor ein paar Generationen waren wir hierzulande nicht wirklich zart besaitet. Das gilt nebenbei gesagt für ganz Europa.

Und wenn wir uns dann aufmachen und noch weiter, ganz tief hinab ins Untergebälk unseres gemeinschaftlichen Selbstverständnisses steigen und mit unserer Fackel jenen letzten Raum ausleuchten, wo unsere intimsten Grundwerte im sicheren Tresorraum des uns steuernden kollektiven Unbewussten gelagert werden, so finden wir zu unserer großen Freude und vor ein paar Generationen noch genauso unvorstellbar ebenda die Grundtrias von Frieden, Freiheit und Selbstverwirklichung für jeden als Ecksteine unserer gemeinsamen heutigen Identitätskonstruktion. Beflügelnderweise ist uns dies nicht nur mit der Feder des erhobenen Zeigefingers ins schöngeistige kollektive Stammbuch geschrieben, um gleichzeitig unerreichbares Ideal zu bleiben. Vielmehr sind wir mit aufgekrempelten Hemdsärmeln und der uns als Spezies eigenen Begeisterungsfähigkeit auch am Umsetzen unserer Grundüberzeugungen dran. Auch da dürfen wir ruhig etwas genauer hinschauen.

Zum Thema Frieden liest sich die Erfolgsstory der post-modernen Technologiegesellschaft, zumindest was unser Territorium betrifft, wirklich beeindruckend. Dass jedem Menschen dieser Gesellschaft Friede heute grundsätz-lich als hohes Gut gilt, ist sonnenklar, ja selbstverständ-lich. Selbst die scharfzüngigsten Ideologen würden grobe Schwierigkeiten haben, uns davon abzubringen. Wir haben den Frieden einfach als Topkriterium im Organigramm un-serer Wertepyramide aufgehängt, als einen der drei Enger-ln auf der Spitze des Christbaums. Den durchschnittlichen Österreicher lassen heute Religionsfragen oder politische Ideologien, wenn deren Durchsetzung den Frieden bedro-hen würde, völlig kalt. Und Gott sei Dank auch die meisten anderen Europäer, zumindest die, die das Sagen haben. Sollte die katholische Kirche zum Beispiel den Zölibat ab-schaffen wollen oder zu einem handfesten Kreuzzug sagen wir mal nach Syrien aufrufen, fast niemand wäre bereit, dafür auch nur ins kalte Wasser zu springen, geschweige denn in den Krieg zu ziehen. Und auch abseits von Reli-gion, in handfesten politischen, nationalen Streitigkeiten sind wir nicht so weit zu erregen, dass Tschechows Annah-me »Wenn im ersten Akt ein Gewehr an der Wand hängt, wird es bis zum letzten Akt abgeschossen!« noch gelten würde. Wir setzen heute auf eine andere Methodik: die der Verhandlung. Wer heute versuchen würde, ernsthaft und glaubwürdig zu versichern, dass bereits untrügliche Zeichen an der Wand stünden, dass Italien mobilmachen wolle, um Österreich oder gar Deutschland den Krieg zu erklären, müsste damit rechnen, nicht als politischer Prophet, sondern als eine im Freigang befindliche Person aus einer psychiatrischen Abteilung angesehen zu werden.

So selbstverständlich dies heute klingt, so sehr war Frieden als Zustand der Gesellschaften in Mittel- und Westeuropa vor weniger als hundert Jahren noch mehr als eine Unterbrechung von Kriegen anzusehen. Erst nach dem Zweiten Weltkrieg und dem NS-Regime ist der Frieden hierzulande eine Grunderwartung geworden, auf der man Pläne für die Zukunft zuverlässig gründen kann. Bei den bewaffneten Auseinandersetzungen anderswo sehen diverse Studien in den letzten Jahren eine gleichbleibende Tendenz. Europa sticht als die friedlichste Region weltweit heraus. Der Weg, den wir bis hierher, zu unserer heutigen, allgemein gegebenen Grunderwartung von Frieden, zurückgelegt haben, ist einfach unleugbar großartig. Wir haben unsere Hausaufgaben gemacht und verdanken dies großartigen Denkern und Architekten des Friedenskonzepts. Es handelt sich um einen echten Erfolg, einen echten Fortschritt. Unsere Kinder haben nun sogar die Chance, sich zunehmend, durchgehend und grundsätzlich als Europäer und sogar globale Bürger der Weltgemeinschaft mit Weltmitverantwortung zu empfinden. Und hier sind eben nicht nur die Kinder von intellektuellen Eliten in ihren Elfenbeintürmchen gemeint, sondern alle Kinder. Wenn wir es richtig machen! Das soll hier gleich angemerkt werden. Denn genau um dieses Richtigmachen geht es in diesem Buch. Dieses Buch soll das Bewusstsein für den richtigen Weg und das entsprechende Handeln schärfen. Für die gerade heranwachsende Generation wollen wir ein gelungenes Leben in einer Gesellschaft ermöglichen, in der Frieden, Freiheit und Selbstverwirklichung ganz oben stehen und für alle gelten. Das geht jeden an: Eltern und Großeltern, Pädagogen, Politiker und jeden, der sich als aktiver, am Leben teilnehmender Mensch, also als Bürger erlebt.

Doch was sich in meiner Praxis abspielt, bereitet schweres Kopfzerbrechen …

In die gespannte Stille hinein knarzt mein Sofa ganz leise, als würde es stöhnen. Dabei bewegt sich der Riese auf ihm nicht ein bisschen. Er sitzt da, die Hände auf den Knien, wie ein überdimensionierter Buddha und zeigt nicht die geringste Regung.

»Alles hat vollkommen fein begonnen«, beginnt seine Mutter zu erzählen und fügt noch spöttisch hinzu: »Man könnte sogar sagen, es war nahezu ideal, wenn man das gängige, uns aufgeprägte Ideal romantischer Liebe heranzieht.« Die ersten Takte ihrer persönlichen Schicksalssymphonie klingen dann auch tatsächlich nach einer großen klassischen Melodie, die jedem Ohr zu schmeicheln vermag. Durch Fleiß und Intelligenz fällt sie bereits früh auf und schafft den Sprung nach Wien an die Universität aus ihrem kleinen Dorf, das eingemauert zwischen den umgebenden steilen Bergwänden einer beeindruckenden Landschaft liegt, aber sonst für Frauen nur schlecht bezahlte Jobs im saisonalen Gastronomie- und Hotelbetrieb als Übergang bis zur Heirat anzubieten hat. Als Laune des

Schicksals könnte man es bezeichnen, dass sie nach Jahren letztendlich wieder in dieses Dorf zurückgekehrt ist. Ausgerüstet mit einem etwas rebellischen Wesen erscheint ihr nach der fünfjährigen Frauenoberschule samt Matura die soziologische Fakultät in Wien mit ihrer bunten Studentenschar und den diskussionsbereiten Professoren als aufklärerischer Tempel gegenüber der engstirnigen Zwangsgesellschaft ihres Heimatorts. Wir bewegen uns am Ende der achtziger Jahre. Das alte politische Gleichgewicht des Schreckens zwischen Ost und West löst sich zu jener Zeit gerade auf, Gender rangiert ganz oben auf der intellektuellen Speisekarte und »grün« wird als Hauptwort großgeschrieben. An der Uni trifft sie Georg, Spättrotzkist, aber bekehrungsbereit, weich, alternativ und allen alten Männlichkeitsentwürfen bereitwillig abschwörend, fast zwei Meter groß, ohne wesentlichen Muskelansatz, dafür mit philosophischem Wallebart und allgemein anerkanntem wortgewaltigen Auftreten. Außerdem gilt er an der Fakultät als Exot. Georg ist gelernter Koch-Kellner und stammt wie Brigitte, Markus' Mutter, die mir an dieser Stelle erstmals ihren Vornamen verrät, ursprünglich aus einem kleinen Dorf, nur liegt seines in Oberösterreich, nicht in der Steiermark. Die soziale Herkunft verbindet mehr, als man wahrhaben möchte. Im harten zweiten Bildungsweg hat er es bis hierher an die Fakultät geschafft. Damit spannt er einen Bogen zu den sogenannten täglich Werktätigen, der ihn fast in die Nähe jener gerade vom kommunistischen Regime befreiten Werktätigen des ehemaligen Ostblocks rückt. Auf jeden

Fall zählt sein Wort in allen Diskussionsforen zur zukünftigen Entwicklung des ehemaligen Ostens besonders und lässt ihn nahezu charismatisch wirken. Auch so kann man historischer Gewinner werden. Als in seiner tabulosen WG ein Zimmer frei wird, zieht sie dort ein, stellt sich den soziologischen Selbstversuchen der Hinterfragung von Verpaarung und erliegt letztendlich Georgs verhaltenem Charme in einer dauerhaften Beziehung. Das senkt zuerst einmal die Kosten und fühlt sich dann auch endlich wieder normal und angekommen an in dieser so neuen, verwirrenden Welt. Die beiden studieren und diskutieren noch viel heftiger, engagieren sich mannigfach politisch im Speziellen und weltanschaulich ganz allgemein. Sie jobben, um sich über Wasser zu halten. Ein Soziologiestudent, der in Mindestzeit studiert, würde sein Fach verraten. Brigittes Eltern werden zunehmend nervös. Sie hätten ihre Tochter sowieso lieber in einem Lehramtsstudium gesehen. Knapp nach ihrem siebenundzwanzigsten Geburtstag hat sie dann endlich einen positiven Diplomabschluss und einen ebensolchen Schwangerschaftstest in der Tasche. Georg reagiert auf die bevorstehenden Vaterfreuden in erster Linie berührt, um nicht zu sagen rührselig und auch Brigitte verbindet mit dem Thema Kinderkriegen zuallererst romantische Vorstellungen. In der aufblühenden, von Wiedervereinigung geprägten gesellschaftlichen Stimmung der neunziger Jahre werden als Leitwerte guter Kindererziehung die Freiheit und Potenzialentwicklung des zukünftigen Erdenbürgers ganz großgeschrieben. Mit dieser neuen Erziehungshaltung als Königspfad sollen sich quasi über die Hintertreppe auch die vorderen Plätze der Lebensbühne, jene der großen Erfolgreichen, sicher betreten lassen. Das leuchtet ein. Denn wer, wenn nicht der, der das tut, was er wirklich will und wirklich gut kann, wäre prädestinierter, ganz vorne mitzuspielen. Das wollen schließlich alle für ihre Kinder in deren zukünftigem Erwachsenenleben. Zumal damals bei aller Freude über die Demontage autokratischer Systeme schon ansatzweise spürbar ist, dass es knapp werden könnte im Rattenrennen um die besten Plätze. Eine von immer rascheren technologischen Fortschritten durchwachsene Zeit mit von allen Seiten pausenlos nachdrängenden vielen Menschen führt zu dieser Zukunftssorge irgendwo in der unbewussten Hochrechnung, die alle Eltern als gefühlte Vorausschau in sich tragen. Die resultierende Zielsetzung der Eltern ist nicht ganz neu. Bei genauerer Betrachtung ist dieses »fit for life« sogar ein ziemlich verschlissener alter, aber bewährter Hut. Neu ist nur die Erziehungsmechanik, die verspricht, angeblich genau dorthin, zu den besten Plätzen, führen zu können. Nicht antiautoritär soll Erziehung jetzt geschehen, also nicht als schnöder Gegenentwurf zum früheren autoritären Erziehungsmodell, das immer noch in einzelnen traditionell strengen pädagogischen Enklaven oder in eigenen biographischen Bruchstücken als schmerzhafte Erinnerung haust. Vielmehr soll sich Erziehung gleichsam von selbst im Vertrauen auf die Selbstentwicklung, mit dem Kind als Taktgeber, ergeben. Das Kind wird als eine Art »emerging theory« begriffen. Eltern übernehmen die Rolle von beobachtenden, aufmunternden und benötigte Mittel zur Verfügung stellenden Begleitfahrzeugen, die Ausrüstung und Nachschub für die Reise liefern. Die Gesellschaft fungiert als eine Art Warner Brothers oder Paramount Pictures Studio für die Inszenierung des Drehbuchs der Selbstentdeckung. Klingt irgendwie sehr gut, sehr frei und sehr schmeichelhaft. Vor allem, dass jeder Mensch ein ganz besonderes, unwiederbringliches, einzigartiges Geschöpf ist, kommt damals ganz groß in Mode. Das gefällt natürlich Eltern, die durchschnittlich nur mehr knapp unter 1,5 Kinder produzieren. Da muss einfach jedes ein Besonderes sein. Brigitte liegt im Trend der Zeit. Und wer, der sich als ernsthafter Mensch im Spiegel wiedererkennen möchte, könnte sich auch so einfach über das gefühlte gesellschaftliche Grundverständnis in dieser Frage von richtiger Erziehung hinwegsetzen, während der eigene Bauch schon Melonenform annimmt. Ein paar Alte vielleicht, wie Brigittes Großmutter, die die Bekanntgabe der Schwangerschaft mit einem trockenen »Zeit war's und g'heirat g'hört« kommentiert, um sich dann wieder Wichtigerem, eben dem Holzmachen, zuzuwenden. Brigitte will nichts falsch machen. Sie liest jede Menge Schwangerschaftsratgeber und erste Erziehungshandbücher und findet viel heraus. Zum Beispiel über die natürliche Weisheit von Kindern, die sie laut Beobachtungen bei Naturvölkern sogar schon im Krabbelalter davor schützt, in einen Abgrund zu stürzen. Ebenso ermutigend klingt, dass jedes Kind über ein zuverlässiges, inneres Selbstregulationssystem verfügt, das so ziemlich für jede Lebenslage richtigen Rat wüsste. Da ist also ein zuverlässiger Taktgeber, so man ihn nicht zerstört, indem man dem Kind Rhythmus und Zeitabläufe von außen aufdrängt. Das beeindruckt, klingt plausibel und legt gleich auch einen Vergleichsmaßstab für gute Elternschaft fest, den nur mehr Unsensible missachten können. Sorgsame Beobachtung des einem anvertrauten und durch einen selber geschaffenen Wunders liegt als Idealkurs nahe, auch deswegen, um rasch bei der Hand zu sein, um dem Keim eines an die Oberfläche brechenden Talents oder zumindest einer potenziellen Neigung möglichst frühzeitig zum Durchbruch verhelfen zu können. Alles ist bereits im Kind angelegt, muss nur zum Vorschein kommen, sich entpuppen dürfen. Brigitte und Georg ist rasch klar, dass das Ganze vom Start her richtig aufgesetzt werden muss. Natürlich machen sie gemeinsam die Geburtsvorbereitung, lernen richtig atmen und hadern damit, ob sie sich für die sanfte Geburt in einem Geburtshaus oder eine richtige Hausgeburt entscheiden sollen. Es kommt dann alles ganz anders, als Brigitte in der 34. Schwangerschaftswoche plötzlich Fruchtwasser verliert und im Spital aufgenommen werden muss. Ein Nabelschnurvorfall bringt die Seifenblase romantischer Geburtsphantasien zum Platzen. Stephan, Markus' älterer Bruder, wird per Notkaiserschnitt in einem chromglänzenden, sterilen Operationssaal unter grellem Scheinwerferlicht geboren. Gott sei Dank, wie sich später herausstellt, gesund, wenngleich sehr zart, wird er dem bangenden Georg für kurze Momente in die Arme gelegt, bevor ihn der Neonatologe kassiert und unter seine Fittiche nimmt.

»Wir wollten es einfach wirklich richtig machen mit unserem Kind«, hält Brigitte Rückschau, »besonders nach dem unerwartet dramatischen Start. Stephan ist immer bei uns im Bett gelegen und entweder hatte Georg ihn im Tragetuch oder ich.«

Den unvermeidbaren Umstellungen für die Anforderungen des Lebens mit einem Säugling und den neu hinzukommenden Rollenanforderungen will das junge Elternpaar sehr offen und partnerschaftlich begegnen. Doch der ökonomische Druck belastet schwer und bricht immer wieder in Gestalt von unbezahlten Rechnungen in die familiäre Idylle ein. Letztendlich finden sich Georg und Brigitte, an der soziologischen Fakultät Speerspitzen zum Thema Gender, im pragmatischen Design traditioneller Rollenbilder wieder. Georg hat einen Job in seinem früheren Grundberuf angenommen und Brigitte bezieht Karenzgeld. Mit Sommerbeginn, Stephan ist jetzt gerade sieben Monate, wird dieses Lebenskonzept für beide zu eng. Eine Tour mit ihrem zum Wohnmobil umgebauten, alten VW-Studentenbus wird für beide mehr als nur eine Urlaubsreise. Es wird ein Ausbruch aus dem Würgegriff gesellschaftlicher Verhältnisse. »Wir waren naiv und wollten frei sein«, erläutert Brigitte, »frei für unser Kind. Das war uns vor allem im Hinblick auf Stephan und seine unbehinderte Entwicklung wichtig.« Georg hat von alten Studentenkontakten von einer Kolonie ähnlich denkender Menschen, die in den Pyrenäen in Tipis wie Indianer leben, gehört. Beide fahren mit ihrem Kind und viel Erwartung im Herzen dorthin. Doch als die Sommermonate in diesem wildromantischen Ambiente zu Ende gehen, der erste frühe Frost scharfe Zähne zeigt und Georg und Brigitte erkennen, dass die in dieser Gruppe etablierten tribalistischen Sozialstrukturen recht weit entfernt von den vorgegebenen demokratischen, gemeinschaftlichen Ideen wurzeln, ist für beide klar, dass eine Rückkehr in die beheizte Bürgerlichkeit vorzuziehen ist.

Manchmal kommt das Leben ganz unerwartet daher. Dann trifft einen die Erkenntnis der grundsätzlichen persönlichen Bedeutungslosigkeit im Gesamtkosmos derartig durchgreifend und niederschmetternd, dass ein Festhalten an der zuvor vermeinten Sinnhaftigkeit der eigenen Existenz nahezu unmöglich erscheint. So muss es Brigitte und Georg gegangen sein, als sie das traf, was keine Mutter oder Vater zu Ende denken wagen: »Es war auf dem Rückweg«, hält sie sich an den Fakten fest. Ihre Stimme hat jenen tonlosen Klang, der andeutet, dass der Sprecher darum ringt, emotionale Distanz zum Erzählten zu halten. »Wir waren bereits in Italien und todmüde. Wir haben uns einen guten Platz zum Stehenbleiben und Übernachten auf einem beleuchteten Parkplatz gesucht. Ich habe Stephan gestillt und er ist an der Brust eingeschlafen. Er ist zwischen uns auf der Matratze gelegen. Am Morgen war er einfach tot.« Stephan ist neuneinhalb Monate, als er am plötzlichen Kindstod verstirbt. Georg und Brigitte bleiben starr und ohnmächtig zurück. Beide müssen durch eine strenge polizeiliche Untersuchung. Die Obduktion von Stephan wird angeordnet. Obwohl nach Wochen endlich die behördliche Bestätigung kommt, dass kein Fremdverschulden vorliegt, sehen sich Georg und Brigitte bei der Beisetzung ihres Kindes nicht nur Anteilnahme gegenüber. Vor allem von Georgs Familie kommen massive Vorwürfe wegen des Aufenthalts in den Pyrenäen. Besonders Brigitte wird wegen einer vermeintlichen Nichterfüllung ihrer Mutterpflichten angegriffen.

Fünf Monate später ist Brigitte wieder schwanger. Georg reagiert diesmal in seiner Freude gedämpft, er hat den Tod des Sohnes bei weitem noch nicht verkraftet. Doch Brigitte ist rasend in ihrem Kinderwunsch. »Obwohl mir klar war, dass ein totes Kind nie und nimmer durch ein neues ersetzt werden kann, war ich manisch von dem Gedanken erfasst, wieder Mutter werden zu müssen. Es war, als würde da ganz tief in mir und trotzdem außerhalb meiner Steuerung, abseits meiner Vernunft, ein Programm ablaufen, das auf nichts anderes ausgerichtet war, als ein Kind zu produzieren. Es war wie eine Fernsteuerung. Jeden Morgen bin ich schon mit diesem Gedanken aufgewacht. An keinem Kinderwagen konnte ich vorbei, ohne zu denken: Das will ich auch wieder. Das muss ich haben«, beschreibt sie ihre damalige Haltung freimütig. Diesmal bleibt nichts dem Zufall überlassen. Die Schwangerschaft unterliegt einer durchgerasterten, lückenlosen Überwachung und Markus wird vorsorglich per Terminkaiserschnitt »geholt«. Auch in den ersten beiden Lebensjahren ist Markus die Praxis seines Kinderarztes wegen zahlreicher rückversichernder Untersuchungstermine wesentlich vertrauter als anderen Kindern, die nur entlang der Leitlinie der vorgesehenen Impf- und Mutter-Kind-Pass-Termine dort aufkreuzen. Brigitte entwickelt sich zu einer Mustermutter, pädagogisch stets auf dem allerletzten Erkenntnisstand und in jedem das Thema Kind auch nur annähernd streifenden Lebensbereich grundsätzlich am Ball.

... und dennoch ist die Kacke am Dampfen

Die Kinder der postmodernen Globalisierungsgesellschaft wachsen so behütet wie noch keine Generation vor ihnen auf. Von der Empfängnis über Schwangerschaft bis zur Geburt bestimmen Planung, Überwachung und Optimierung ihr Werden. Und dann geht es erst richtig los. Wirklich bewusste Eltern haben schon längst und ausgiebig das Internet nach einem originellen Namen für ihr Kind durchforstet. Über dessen identitätsspendende Bedeutung wissen sie Bescheid. Und auch sonst wird viel und früh gefördert. Musisches Talent wird geweckt, wo es vielleicht noch schlummern wollen würde. Kreativkurse werden belegt, sobald das Babyschwimmen erfolgreich absolviert ist. Die neoliberale Gesellschaft spannt individuelle Förderung und maximale Wahlfreiheit als neue Paradigmen auf und bietet damit Schirmherrschaft für die neue Betriebsmechanik gelungener Elternschaft. Die neuen Paradigmen bieten massig Platz für wohlredende Experten und zwielichtige Geschäftemacherei, womit wiederum Eltern unter Druck geraten können. Lang schon lernen Kinder nicht mehr zwischen Wünschen und Bedürfnissen zu unterscheiden. Diese entscheidende Differenzierung den Kindern beizubringen, haben viele Eltern aufgegeben. Eltern wollen das Beste für ihre Kinder. Doch in einer Zeit, in der nichts mehr fix, alles möglich und der Ausgang ungewiss ist, werden Orientierung und Klarheit zur Mangelware. Eltern reagieren stark verunsichert.

Eltern sollten zuallererst Beziehungsexperten für ihr eigenes Kind werden und dabei eigenen Hausverstand, Herz und Hirn zu Rate ziehen. Stattdessen vertrauen sie zunehmend auf äußere Vorgaben und Erfüllungsnormen, die es zu absolvieren gilt. Für diese Vorgaben findet sich stets eine Fülle gefälliger Referenzen, so die entsprechenden Studien gut bezahlt wurden. Unter dem Deckmantel von Freiheit und individueller Förderung wird daraus ein übles Spiel. Eltern und Pädagogen wird der Platz des Steigbügelhalters zugewiesen, der dafür verantwortlich ist, ob dieses Kind einmal sicher im Sattel sitzen wird. Ein hoher Druck lastet auf allen Protagonisten. Jedes Kind muss ein »besonderes« sein, ein Prinz oder eine Prinzessin, ein Einstein oder Bernstein oder sonst eine Größe, die in ihm schlummert. Dass diese Größe vorhanden ist, steht vorderhand außer Zweifel. Alle Beteiligten wirken poliert und enthusiastisch, denn all der Aufwand und die Investitionen müssen aus sich selbst sinnbegründend sein. Platz für Verzweiflung ist erst nach Mitternacht, dann wenn unsere anonyme Online-Beratung seit fast einem Jahrzehnt traditionell die meisten Zuschriften erhält. Das Kind mutiert zum Geschäftsfall, der entsprechend der vorgegebenen Leitlinie korrekt abgehandelt wird und an dem so mancher Industriezweig gut verdient. Damit ist auch die Haftungsfrage wie schon auf TÜV-zertifizierten Spielplätzen, Gott sei gelobt, gleich mitbehandelt. Nur schade, dass diese wohldesignten Anlagen kein richtiges Kind wirklich hinter dem Ofen hervorzulocken vermögen.

Und auch die Institutionen geraten unter Druck. Nicht unbedingt nach entwicklungspsychologischer, aber dafür nach wirtschafts- und damit gesellschaftspolitischer Ansicht sollen Institutionen immer früher ins Leben unserer Kinder treten. Wirklich punkten kann eine frühkindpädagogische Einrichtung heute allerdings nur mehr mit Native Speaker zur frühestmöglichen Sprachförderung und extracurricularem Angebot, auch wenn diese Leistungen im neuen Dienstleistungsverständnis von Kinderentwicklung und Erziehung extra zu bezahlen sind. Das schafft natürlich weiteren Druck und Neid, vor allem bei jenen, die sich das ganze Karussell rund ums Kind nicht leisten können. Soll es auch. Und die öffentlichen Einrichtungen, da in ihrem Dunstkreis natürlich jede Menge Wahlvolk herumlungert, bemühen sich dann, ganz schnell nachzuziehen. So schnell, dass sie ihren eigentlichen Auftrag, jenen der ersten Sozialisation zu einer friedlichen Gemeinschaft, bei all der Portfolioarbeit und individuellen Förderung und Selbstbestimmung des Kindes gar nicht mehr reflektieren können. Dafür wird vorsorglich sensorisch integriert, motopädagogisch vorgestellt und zur Logopädie überwiesen, damit auch alles als bedacht erfasst ist. Die Kindergartenpädagoginnen sollen so lückenlos dokumentieren, dass sie gar keine Zeit mehr finden, all die Übungen und Anforderungen umzusetzen, selbstredend natürlich individuell und auf das einzelne Kind hin zugeschnitten.

Etwas später halten dann schlaue Pädagogen haufenweise Arbeitsblätter bereit und achten auf transparente Notengebung nach ausgefeiltem Punkteschema, um am Elternsprechtag vor den Angriffen von Eltern geschützt zu sein, die sich in Didaktik eingelesen haben. In ihrer kargen Freizeit träumen diese Pädagogen von durchgerasterten, zentralen Übungs- und Prüfungsvorgaben nicht nur zur Zentralmatura. Wer seine Burnout-Prophylaxe ernst nimmt, macht Dienst nach Vorschrift. Denn es könnte gefährlich werden, sich auf Schüler einzulassen, wenn es schiefläuft sogar bis zu parlamentarischen Anfragen führen. Wer will das schon durchstehen müssen. Da müsste man schon eher zum Revolutionär geboren sein und nicht zum Lehrer.

Noch dazu muten die Kinder heute rasch sehr widerspenstig und bereits sehr früh ganz seltsam erwachsen an, auch wenn sie es ganz im Gegenteil oft viel weniger sind als Gleichaltrige früherer Generationen. Manche vermögen sogar ihren Harndrang zu Schuleintritt noch nicht einmal über die unendliche Strecke einer gesamten Schulstunde zu regulieren und bestehen getreu dem Ideal der Selbstbestimmung fünfmal auf der Pipibox. Das Chaos fliegender Blätter und sich auflösender Unterlagen sowie unüberblickbarer Abgabetermine für Hausaufgaben beherrscht für viele den Schulalltag dann auch noch in Zeiten, in denen sie als Jugendliche bereits Ausgehmöglichkeiten verhandeln. Dafür verfällt der Gebrauch eines differenzierten Wortschatzes zunehmend, was allerdings in den wirklich wichtigen Lebensräumen der Social Media nicht auffällt und durch Emojis ausreichend ersetzbar erscheint. Und sinnerfassendes Lesen ist sowieso nur mehr etwas für Streber.

Betrachten wir das ganze Treiben rund ums Kinderkriegen und Kindererziehen unter den gängigen Gesichtspunkten von Nützlichkeit und Zielerreichung. Sieht so das Profil erfolgreicher Zukunftsgestalter aus? Oder betrügen wir unsere Kinder, indem wir das Konsumentenlied einer Spaßgesellschaft bereits an ihrem Kinderbettchen summen, wahnhaft meinen, einen besonderen Genius in ihnen finden zu müssen und das Training antiquierter Sekundärtugenden für verzichtbar erklären? Wenn sie dann schlecht vorbereitet in der harten Realität der hinter der Spaßgesellschaft auf sie wartenden Steigerungsgesellschaft aufschlagen, eröffnet sich in ihrer mangelnden Selbsterhaltungsfähigkeit die ganze Misere ihrer verbrauchten Kindheit. Dann enthüllt sich, dass unsere Gesellschaft wirkliche Achtung und echten Schutz der Lebensphase Kindheit über Bord geworfen hat und diese stattdessen verwaltet und als Industriezweig vielfach ausbeutet.

Übergewichtig und essgestört, von vielerlei Verhaltensauffälligkeiten geplagt, von Schlafstörungen gezeichnet, leistungsverweigernd und dafür chillbewusst, sich von der Gesellschaft abwendend, noch bevor sie ihren eigenen Platz einnehmen konnten und vielfach nicht zu bändigen oder tyrannisch in ihrem Auftreten, so treten uns immer mehr Kinder und Jugendliche entgegen. Das Zustandsbild eines nicht unerheblichen Prozentsatzes unserer Kinder gibt zu denken. Es nützt nichts, dies zu verleugnen. In Kindergartengruppen und Schulklassen ist die Befundlage mehr als eindeutig. Wer es gerne wissenschaftlich verbrämt hat, braucht sich nur die gerade in die Fachöffentlichkeit entlassene, erste österreichweite epidemiologische Studie zur Häufigkeit psychischer Erkrankungen in der Altersgruppe der 10- bis 18-Jährigen ansehen: Knapp 24 Prozent der Kinder und Jugendlichen dieser Altersgruppe leiden aktuell an einer psychischen Erkrankung. 36 Prozent geben sogar an, nach eigener Einschätzung schon einmal eine psychische Störung gehabt zu haben. Prost Mahlzeit! Unsere armen Kinder! Jedes einzelne dieser beeinträchtigten Kinder ist eines zu viel. Die postmoderne Technologiegesellschaft entfernt sich augenscheinlich immer weiter von »artgerechter Haltung und Aufzucht« ihrer Kinder.

Die Tyrannenkinder sind die lautesten, die uns die Misere mit ihrem Verhalten als großen Spiegel ins Gesicht drücken, damit wir als Gesellschaft unsere Fratze der Verantwortungslosigkeit erkennen. Den Kindern stehen Schutz, Geborgenheit und Leitung als Grundrechte zu. Die Tyrannenkinder stoßen uns vor den Kopf, damit wir wahrnehmen, wie wir sie in einem grausamen Disneyland alleine lassen. Sie sind die wahren Dissidenten dieser Gesellschaft, Propheten, die unsere erwachsene Generation zur Handlung aufrufen und dazu, endlich unsere Verantwortung zu übernehmen. Sensitiv, sensibel und wahrnehmungsstark, wie die meisten von ihnen sind, ausgerüstet mit einem starken Grundempfinden für Gerechtigkeit und Werte, jedes von ihnen Veteran einer persönlichen Geschichte des Im-Stich-gelassen-worden-Seins, steckt gerade in diesen Kindern ein Schatz: der starke, unabschüttelbare Aufruf, die Gesellschaft und deren Marschrichtung neu zu überdenken. In diesem ihrem Auftreten, dessen eigentliche Botschaft es zu dechiffrieren gilt, steckt der Code zum notwendigen neuen Menschenbild. Dass sie uns oft an den Rand der Verzweiflung und die Grenze unserer Belastbarkeit zu bringen vermögen, unterstreicht nur die Dringlichkeit. Denn jedes einzelne Kind kann für die Zukunft entscheidend sein.

Die Menschheit ist das extremste Phänomen auf diesem Globus. Unseren Ahnen war einst die Position irgendwo in der Mitte der Futterkette zugedacht. Entgegen aller Wahrscheinlichkeit und für kein anderes Wesen auf diesem Planeten nachahmbar ist es dem Homo sapiens gelungen, sich in die oberste Spitzenposition zu katapultieren. Vergleichsweise in der Periode eines Wimpernschlags sind seit unseren Anfängen Bevölkerungszahl, Wirkmächtigkeit und Geschwindigkeit des Technologiefortschritts explodiert. In der Verschraubung dieser Wirkfaktoren hat der Mensch diesen Globus nicht nur zu einem einzigen Ökosystem zusammengeschweißt. Durch sein Wirken erscheinen auch alle Pufferkapazitäten der Natur nahezu ausgereizt. Wenn Agent Smith aus Matrix in der berühmten Szene des Verhörs von Morpheus den Menschen mit einem sich raubtierhaft ausbreitenden Virus vergleicht und als Krankheit, als Krebs der Erde und eine Plage beschreibt, scheint es, als hätte er recht. Doch er unterschätzt den Menschen, beschreibt damit nur den bis gerade eben von der Evolution favorisierten, weil bisher überlebenstüchtigen Homo sapiens bestialis. Dieser muss jetzt durch ein neues Menschenbild ersetzt werden, soll unsere Spezies weiter im Rennen bleiben. Denn weder Mauern noch Waffen vermögen das Ungleichgewicht auf unserem Planeten auf Dauer in Schach zu halten, noch eine drohende Erschöpfung der Natur aufzuhalten. Vieles weist darauf hin, dass nur das Mindset des Homo sapiens socialis, des integrierten, sozialen Menschen, dasjenige sein wird, das dem weiteren Bestehen unserer Art auf diesem Globus den Weg zu bereiten vermag. Und alleine die Gesetze der Evolution, die nur den tatsächlich Fittesten, der die wirklichen Anforderungen begreift, bevorzugen, haben das letzte Wort.

Ein Quantensprung, ein immer wieder in unserer Entwicklung als Menschheit aufgetretenes Phänomen, muss her, diesmal einer des Denkens. Auf den Schultern der kommenden Generation wird die gesamte Verantwortung dafür lasten und sie braucht Vorbereitung für ihre Aufgabe. Die Tyrannenkinder spüren den gravierenden Mangel an Vorbereitung, also Erziehung, am stärksten.

Dieser Text möchte ein Plädoyer für die Utopie der Entwicklung des Homo sapiens socialis sein. Dieser neue Mensch ist bei genauem Hinsehen bereits in vielen bewussten Menschen sichtbar: sowohl als Forderung als auch in gelebten Ansätzen eines respektvollen Grundumgangs mit sich selber, mit anderen und mit den Ressourcen der Natur.

Außerdem befasst sich dieser Text mit der praktischen Realität der Vorbereitung unserer Kinder, also mit dem Thema Erziehung im Zeitalter von Globalisierung und Hochtechnologie. Wie können wir mit der nächsten Generation vermehrt reflexive, kollaborativ agierende, kommunikationsgewandte Teamspieler hervorbringen, die ihre Hand stets am Puls von Natur und Gesellschaft haben? Wir werden Menschen benötigen, die es vermögen, ihr eigenes Kompetenzprofil angepasst an die jeweiligen neuen Anforderungen umzugruppieren. Die es verstehen, rangierend, je nach Inhalt, Führung und Position sinnvoll und mutig Aufgaben zu übernehmen und auch wieder an den Nächsten weiterzugeben, statt in konkurrenzorientierten Grabenkriegen ihre Energien zu vergeuden.

Wie müssen wir die Tyrannenkinder ansprechen, um ihnen den richtigen Wirkraum eröffnen zu können, der ihrem eigentlichen Potenzial entspricht? Was müssen wir tun, damit nicht noch mehr Kinder diesen steinigen Weg gehen müssen, statt leichtfüßig in die tatsächliche Kraft einer integrierten Persönlichkeit zu kommen?

Eltern und Familie, Institutionen und Politik, ja jeder, der Weltbürger sein möchte, muss die Verantwortung für unsere Kinder spüren und sie ernst nehmen. Das hoch interdependente, biosoziale Ökosystem Erde wird immer komplexer. In einigen Jahren wird nur mehr der Homo sapiens socialis im Zusammenwirken von Hand, Hirn und

Herz in der Lage sein, die zum Wohle von Menschheit und Umwelt richtigen und notwendigen Entscheidungen zu treffen. Das ist meine Überzeugung!

Für alle jene, die davon ebenso überzeugt sind, habe ich diesen Text geschrieben und für alle jene, die bereit sind, darüber ernsthaft zu diskutieren.

Die Familie als potenzielles Schlachtfeld

»Ich möchte Ihnen unsere Geschichte schonungslos offen erzählen«, betont Brigitte. »Und danach sage ich Ihnen, was ich von Ihnen in Bezug auf meinen Sohn möchte.«

Ich habe es für heute endgültig aufgegeben, in dieser Begegnung mit Markus und seiner Mutter noch die Spielregeln einer Therapiesitzung realisieren zu wollen. Ich muss mir sogar meine Aufregung eingestehen, vielleicht anhand der Geschichte, wie sich Markus und seine Familie im Strom ihrer Biographie durch diese Gesellschaft bewegt haben, Einblicke in jenes verschraubte Übergangsfeld zu bekommen, in dem Gesellschaft und Individuum miteinander im Ringen liegen. Also lehne ich mich jetzt einfach zurück und folge dieser Einladung, ihren inneren Seziersaal zu betreten, um der anatomischen Freilegung der Misere beizuwohnen. Möge kommen, was da wolle. Wir haben noch knapp eine halbe Stunde Zeit.

Georg, der als Soziologe nicht wirklich adäquat Fuß fassen konnte, ist über die Rolle des Familienerhalters im Familienleben zunehmend in den Hintergrund getreten.

Nicht ganz unfreiwillig, denn irgendwie gelingt es ihm nicht, sich auf das neue Kind so unbeschwert einzulassen wie auf das erste. Eine feine Bruchlinie zeichnet sich in der Beziehung zwischen Georg und Brigitte ab. Als Georg für sieben Monate auf einem Kreuzfahrtschiff anheuert, sieht Brigitte in erster Linie den positiven wirtschaftlichen Aspekt dieses Engagements. Nach Georgs Rückkehr ist aus der Bruchlinie in der Beziehung ein solider Graben geworden. Markus ist inzwischen dreieinhalb Jahre alt, ein aufgewecktes Kleinkind, gewohnt, im Zentrum der Aufmerksamkeit zu stehen und verwöhnt zu werden. Der Kindergartenbesuch steht vor der Tür. Die Eingewöhnung gestaltet sich als äußerst schwierig, weil Markus stark an seiner Mama hängt, der Kindergarten anderseits auf ein rasches Verabschiedungsritual drängt. Gott sei Dank bietet Graz diverse pädagogische Alternativen und nach zwei weiteren Versuchen findet sich nach einem turbulenten Jahr endlich eine feine, wenngleich teure, private Kindergarteninitiative. Markus steht einfach gern im Zentrum der Aufmerksamkeit, kann kaum zurückstehen und ist leicht gekränkt, wenn andere nicht so wollen wie er. Dann fällt es ihm schwer seine Enttäuschung zu kontrollieren. Er spuckt und beißt, was zwar nicht mehr seinem Lebensalter entspricht, aber ganz genau dazu passt, dass es ihm auch an jeglicher Ausdauer für Spiele fehlt; von den Anforderungen, die ein Puzzle an ihn stellt, ganz zu schweigen. Brigitte ist heilfroh und Georg bezahlt es zähneknirschend, dass in der endlich gefundenen Einrichtung alles »spielerisch« und vom Kind selbst reguliert abläuft.

»In Wirklichkeit war das eine Art Disneyland-Diktatur, die dort gelebt wurde. Die Pädagoginnen waren eher Ringrichterinnen, die in erster Linie darauf geachtet haben, dass nichts passiert und sonst einfach nur ›Angebote gesetzt haben‹, wie das so wunderschön geheißen hat. Die Kinder sollten alles frei wählen. Gemeinschaft, sich anpassen, das war ganz und gar kein Thema. Es ging nur um Kreativität und Selbstentwicklung«, zieht sie mit recht bitterem Ton das Resümee. »Das sind doch auch sehr gut klingende Worthülsen. Finden Sie nicht? Und ich bin da voll dahintergestanden. Das war für mich wirklich die ideale Umgebung für Markus. Im Vorschuljahr hat er dann seine Position gefestigt und ist auch wirklich gern dorthin gegangen.« Die Entspannung an der pädagogischen Front wird im familiären Feld allerdings von einer gegenteiligen Entwicklung konterkariert. Georg und Brigitte weichen einander schon seit geraumer Zeit immer mehr aus. Brigitte hat einen schlecht bezahlten Zwanzig-Stunden-Job als Schreibkraft bei einem Anwalt und versorgt den Haushalt. Georg arbeitet, um den Finanzbedarf der Familie decken zu können, mit steigenden Überstunden im Gastgewerbe. Ihr gemeinsamer Berührungspunkt ist Markus, den sie beide als emotionales Zentrum sehen. Doch die Wochenenden verbringt Brigitte zunehmend mit Markus bei ihren Eltern irgendwo zwischen der Pack und Wolfsberg. Georg besucht dann häufig seine Eltern in Oberösterreich. Wenn er Markus mitnehmen will, gibt es zumeist Streit. Die Trennung wird schließlich unabwendbar. Doch statt die gewünschte Entspannung herbeizuführen, verschärft sich die Situation dramatisch. Brigitte ist der Ansicht, dass ihr Sohn zuallererst zu ihr gehört, was ihr zu diesem Zeitpunkt auch niemand außer Georg ernsthaft streitig machen will. Wenn ihm sein Bekennen zum Sohn wirklich ernst ist, soll Georg doch die Familie wie bisher großzügig und nicht nur gesetzeskonform finanzieren. Hierin vertritt Georg eine eindeutig gegenläufige Meinung. Er will, wenn er den Sohn nicht ausreichend betreuen darf, nicht mehr als vom Pflegschaftsgericht festgelegt berappen, was ihm zu diesem Zeitpunkt wiederum niemand außer Brigitte ernsthaft streitig macht. Beide finden ausgezeichnete Sekundanten in Gestalt kampfbereiter juristischer Beistände und Markus mutiert unversehens vom bestgeförderten zum übelst umstrittenen Kind. Brigitte nutzt ihre Macht als beschneidender Zensor in Georgs Zugang zum Sohn. Georg wiederum dreht virtuos an der Stellschraube Geld. Dieses wird vor allem auch deswegen knapp, weil die vielen Anträge, Verhandlungstage, Vor- und Nachbesprechungen, die Telefonate mit den Rechtsanwälten, die zu erstellenden Gutachten und deren Erörterungen und all die anderen Rechtsmittel und Kosten von Nebenverfahren Unsummen verschlingen. Georgs Eltern, die in Brigitte ein purpurrotes Tuch sehen, unterstützen den Kampf ihres Sohnes gegen die entfremdende, böse Mutter, die sich um ihren ersten Enkel wohl nicht ausreichend gekümmert hat. Und auch Brigittes Familie verkauft schließlich, was an Wald und Wiese vorhanden ist, um ihrer Tochter und den Enkel vor dem Zugriff des feindlichen Vaters zu schützen. Brigitte arbeitet jetzt Vollzeit und immer noch schlecht bezahlt, was das Alltagsleben, mit allen als Alleinerzieherin auch allein zu bewältigenden Anforderungen, nicht erleichtert, sondern für gefühlten Dauerstress und Zeitdruck sorgt. »Es war wie ein jahrelanges Leben in einem schwarzen Tunnel«, beschreibt sie es. »Bei jedem Gang zum Postkasten diese Verkrampfung, ob wieder ein neues Anwalts- und Gerichtsschreiben gekommen ist. Bei jeder Kindesübergabe die innerliche Spannung, ob es wieder zu einer Feindseligkeit kommt. Es war einfach verrückt. Wirklich verrückt!« Und in all dem Wahnsinn war Markus genau dazwischen, eingeklemmt, wie zwischen zwei Mühlsteinen, die sich gegengleich bewegen. Niemand hat dem Einhalt geboten. Es ging immer ums Rechthaben, auch wenn sich das Verfahren über Jahre zog und von den realen Sachverhalten längst überholt wurde. »Und dieses viel zitierte Kindeswohl, das können Sie mir glauben, ist dabei vollkommen unter den Tisch gefallen. Dafür Abhilfe zu schaffen, was dieser ganze Wahnsinn für Markus und sein alltägliches Kinderleben bedeutete, hat sich kein Mittel gefunden.« Brigittes Bitterkeit ist auch heute, da Markus selber schon erwachsen ist, noch deutlich zu spüren.

Dass das Kindeswohl hier irgendwie gröblich, und zwar in grundsätzlicher, weit über die Trennung der Eltern hinausreichender Form beeinträchtigt sein muss, ist auch Markus' Klassenlehrerin klar. Markus fehlt es an Konzentration und Aufmerksamkeit. Noch in der zweiten Klasse gelingt es ihm nicht, den Drang, auf die Toilette zu gehen, über die Dauer einer Schulstunde hinweg sicher zu regulieren. Selbstbeherrschung ist überhaupt keine an ihm hervorstechende Eigenschaft. Wenn er etwas mitzuteilen hat, tut er es ungefragt und reagiert auf jede Begrenzung beleidigt oder wütend. Auch fehlt es ihm an der notwendigen Ausdauer, um ein Arbeitsblatt wirklich zu Ende zu bringen, was sich nicht mit dem reklamierten erhöhten Bewegungsdrang erklären lässt. Auch die ihm erteilte Erlaubnis, in der Klasse herumzugehen, bewirkt keine Veränderung zum Positiven. Es sieht so aus, als könne er die ganzen in ihm aufkeimenden Bedürfnisse und Impulse selber nicht wirklich unter Kontrolle halten. Mit viel Nachsicht und pädagogischer Bemühung kommt Markus dank seiner augenscheinlich hohen intellektuellen Kapazität noch erfolgreich durch die Volksschule.

Eine neue Chance und Aussicht auf eine völlig veränderte Lebenssituation ergibt sich, als Brigitte das Haus ihrer Großmutter in ihrem Heimatort erbt und ihr eine ehemalige Schulfreundin beim Maturatreffen eine Vertrauensposition anbietet: im Speditionsbetrieb, den sie gerade gemeinsam mit ihrem Bruder vom Vater übernommen hat. Brigitte ist in Aufbruchsstimmung. Das neue Szenario verlangt zwar großen zukünftigen Einsatz, verspricht jedoch gleichzeitig, viele Probleme zu lösen. Der neue Wohnort rückt sie und Markus gute weitere achtzig Kilometer aus dem Umkreis von Georg weg. Zwar bedeutet der Arbeitsplatzwechsel an den Klagenfurt vorgelagerten Unternehmensstandort fast sechzig Kilometer täglicher Fahrtstrecke in eine Richtung. Doch erscheint das Leben im eigenen Haus und in unmittelbarer Nähe zu ihren sie unterstützenden Eltern im Vergleich zur Enge der Grazer Wohnung paradiesisch. Und Markus würde in das fünfzehn Kilometer entfernt liegende Gymnasium gehen können, in dem ein Cousin von Brigitte gerade einen Posten als Lateinlehrer übernommen hat. Das Leben würde mit diesem Schritt sicher besser werden und Markus könnte durch die Naturnähe des Wohnorts vielleicht von selbst zu mehr Sportlichkeit finden und abnehmen. Denn Gewicht beginnt hier an der Schwelle zur Pubertät bereits ein am Horizont aufleuchtendes Thema zu werden. Markus hat entdeckt, dass Essen beruhigt, und zwar wirklich zuverlässig, wenn man nur genug und möglichst kontinuierlich isst. Stress hat er im Umfeld des Elternstreits und der mannigfachen Schulanforderungen von Einfügung, Leistungserbringung und ungewohnter Selbstbeschränkung genug. An Süßes oder vollmundige Snacks durchgehend heranzukommen, ist für ihn kein wirkliches Problem.

Georg schäumt. Wie nicht anders zu erwarten, fasst er die Verlegung des Lebensmittelpunkts von Brigitte und Markus als gezielten Schlag gegen ihn und seine Bemühungen auf, seine Vaterschaft zu leben. Von den Gerichten ist er als Vater ebenfalls schwer enttäuscht, fühlt sich benachteiligt und unter ungerechtfertigtem Beweiszwang, während Brigitte Mutterbonus kassiert. Gerade jetzt erscheint es ihm wichtig, für den heranwachsenden Buben als Vater ausreichend in Erscheinung treten zu können. Die beiden Wochenenden, die ihm zugestanden sind, vergehen jedes Mal rasend schnell. In der Verzweiflung des ungerechtfertigt Weggesperrten spielt er die männlich kameradschaftliche Allianzkarte etwas zu laut, indem er

Markus darin bestärkt, bereits selbständig zu sein, und seinen Wünschen großzügig nachkommt. Beim Vater ist High Life vom Feinsten angesagt: Kino oder Erlebnisparks, aufbleiben, so lange es Spaß macht und gemeinsames Videospielen bis die Fingergelenke krachen. Essen darf Markus beim Vater natürlich auch, was er will. Wenn so wenig Zeit zur Verfügung steht, muss einfach alles hineingepackt werden, was Spaß macht. Das ist eigentlich auch verständlich. Genauso, dass die kostbaren Wochenenden durch Schularbeitsvorbereitungen oder Referatsrecherchen nicht beeinträchtigt werden dürfen. Dieser Teil bleibt Brigitte. Ebenso die vielen vergeblichen Versuche auf Markus einzuwirken, endlich mehr Sorgfalt auf seine Selbstorganisation aufzuwenden. Er ist zwar nach Meinung seiner Lehrer ein kognitiv durchwegs sehr begabtes Kind. Doch seine Mängel in den Bereichen Selbstmanagement, Aufgabenorganisation, Ausdauer, Aufmerksamkeit und Konzentration sind echte Dämpfer und nicht dazu angetan, ihn im Lehrkörper Beliebtheitsmedaillen gewinnen zu lassen. In der Klassengemeinschaft gilt er als Kasperl und Riesenbaby, wird in der Unterstufe geduldet und ist zu einem sozialen Kleeblatt mit zwei anderen Jungs verbunden. Als beide Burschen in der Oberstufe in weiterführende technische Schulen wechseln, findet sich Markus in der fünften Klasse unversehens in einer Außenseiterposition wieder. Sein Herumhampeln kommt unter den Gleichaltrigen nicht mehr an. Die weiteren zehn Kilogramm, die er während der Sommerferien zugelegt hat, zementieren ihn in der Klassenchronik endgültig als »Fettsack«. Wer will schon dauernd »Fettsack«

genannt werden, noch dazu in allen Kanälen der Social Networks, die das Schulleben so bietet. Und wer will in einer Zeit, in der das andere Geschlecht zum ersten Mal interessant wird, sich mit einem »Fettsack« sehen lassen. Der Ton in der Peergroup ist äußerst rau, die Umgangsregeln nicht unbedingt dem Humanismus abgeschaut. Während der nächsten Jahre wird jeder Wachstumsschub, der Markus schließlich Ende der siebenten Klasse bereits seinen Vater einholen lässt, von einem mindestens gleichwertigen Breitenwachstum ausgeglichen. Die Ernährungspyramide kennt er nicht nur aus dem Biologieunterricht auswendig. Dennoch vergeht keine Pause, in der er sich nicht aus dem Süßigkeiten- oder Getränkeautomaten bedienen würde. In den höheren Klassen holt Markus, wenn die Wartezeit auf den ersten Frustdöner nach der Schule zu lange erscheint, in den umliegenden Bäckereien nach, was er morgens im Vorbeigehen vergessen hat. Schrittweise gibt Markus auf. Er beginnt, sich zurückzuziehen. Längst hat er sich auf kluge Absenzen-Planung verlegt, um die soziale Ächtung erträglich zu halten. Das Thema Gesundheit steht jetzt bereits mit Leuchtschrift als Warnsignal an der Wand. Häufige offizielle Untersuchungstermine, Brigitte, die ihm die Stange hält, und ihr Cousin, der im Lehrkörper um Verständnis für die Situation von Markus wirbt, erzeugen eine Balance, die es Markus ermöglicht, in allen Fächern den Abschluss zu schaffen. Mehr will er zu diesem Zeitpunkt gar nicht mehr, eher weniger, am besten in Ruhe gelassen werden. Am wohlsten fühlt er sich in seinem Zimmer an seinem PC. Da kann er in Spielewelten abtauchen und sich mit anderen vernetzen. Da sieht ihn keiner und jeder respektiert ihn, denn er hat Meisterschaft in all den virtuellen Welten erlangt. Auf den verschiedenen Levels versteht er es, sich leichtfüßig zu bewegen. Brigitte ihrerseits hat lange Arbeitstage, verdient jetzt aber um vieles besser, ja hat sogar Karriere gemacht, was natürlich »All In«, also keine extra Überstundenabgeltung bedeutet, doch zumindest vieles ermöglicht. Wie den letztendlich unergiebigen Gitarre-Unterricht, das nachfolgende Schlagzeug und auch ein glänzendes Saxophon. Allesamt Versuche aus einem vagen Interesse ein Talent heranzuziehen. Aber Üben war noch nie Markus' starke Seite. Das aufkeimende Gefühl von Anstrengung gemischt mit Langeweile hat schließlich allen Versuchen, musisches Talent in solide Instrumentenbeherrschung zu transformieren, das Genick gebrochen. Einfach zu wenig Reiz! Da ist eben das Spielen am PC, der Spielkonsole, dem Handy oder wo auch immer ganz anders geschnitzt. Selbstversorgung ist für Markus kein Problem, solange nur genügend Tiefkühlpizza, Lasagne oder andere Mikrowellenfertiggerichte zu Hause gebunkert sind. Im schlimmsten Fall lässt er sich etwas liefern. Eigentlich ist ihm sogar lieber, wenn Brigitte spät heimkommt. Und seinen Vater, der ihm nun auch immer wieder ins Gewissen zu reden versucht, meidet er inzwischen auch ziemlich konsequent. Das früher so harmonische und geeinte Gefüge zwischen Mutter und Sohn kommt zunehmend unter Druck. Brigitte versucht, Markus' Internetsucht zu begrenzen und erleidet in dieser Konfrontation eine Niederlage. Markus ist bereit, in diesem Fall zum

Äußersten zu gehen. Im heftigen Streit kommt es sogar zu einem körperlichen Übergriff. Beide sind erschüttert, aber ratlos. Brigitte zieht es vor wegzusehen. Der unausgesprochene Deal bleibt, dass Markus seine Spielsucht so weit kontrolliert, dass er ausreichend für die Matura lernt. Diese schafft er mit Mühe, was die Gesamtsituation jedoch keineswegs bessert. Markus verweigert jegliche eigenständige Lebens- und Zukunftsplanung. Er fühlt sich bereits angekommen. Für alles Weitere fehlen ihm Antrieb und Vision. Er bleibt einfach zu Hause. Weder für einen weiteren Bildungsgang noch für die Aufnahme irgendeiner Tätigkeit ist er zu begeistern. Meistens spielt er die ganze Nacht, geht gegen fünf oder sechs Uhr morgens, knapp bevor seine Mutter aufsteht, zu Bett und beginnt am mittleren Nachmittag wieder zu spielen. Brigitte ist verzweifelt. Georg, zu dem sie nun zum ersten Mal wieder außergerichtlichen Kontakt aufgenommen hat, ebenso. Jetzt, nach Jahren und unter dem Druck der Bedrohlichkeit der Situation für ihr Kind, beginnen Georg und Brigitte eine gemeinsame Familientherapie. Damit gelingt es ihnen, zumindest als Eltern geeint aufzutreten. Markus kommt geringfügig in Bewegung und aus seinem Bau heraus. Er stimmt der Magenbandoperation zu. »Er würde schon gerne ein anderes Leben haben, nur wisse er nicht wie«, fasst Brigitte die Ergebnisse der vorbereitenden Gespräche mit dem Chirurgen zusammen. Der hat sie darauf hingewiesen, dass Markus seinen Beitrag leisten müsse, um aus dieser Chance eine dauerhafte positive Lebensveränderung zu machen.

Während der letzten Worte seiner Mutter löst Markus seinen Blick endlich vom Teppichmuster, das sich nun wohl schon in sein Gehirn eingebrannt hat, und schaut mich fragend an.

Ich spüre einen soliden Kloß im Magen.

Die spürbare Verunsicherung

Trotz aller zu bescheinigender Großartigkeit des Erreichten beschleichen viele Menschen zunehmend kummervolle Nachdenklichkeit und ernsthafte Bedenken bezüglich der Zukunft. Wie gemunkelt wird, lauert die nächste Weltwirtschaftskrise bereits hinter der nächsten Ecke. Daraus resultiert ein seltsamer Anachronismus. Wir befinden uns gleichsam in einer beständig um sich selber kreisenden und sich selbst bespiegelnden, feiernden Salongesellschaft, die ihre Schöngeistigkeit wie ihren üppigen Lebensstil hinter gut verschlossenen Türen und abgehoben vom Rest der Welt zelebriert, während draußen die Pferde der apokalyptischen Reiter immer lauter und nervöser mit ihren Hufen scharren. Wenn murmelnde Besorgnis die Feststimmung zu trüben droht, findet sich immer wieder jemand, der den Musikern Geld zusteckt, damit sie lauter spielen. Auf gefälligen Nebenschauplätzen lassen sich dann zur Ablenkung heftige Diskussionen führen, erregte Stellungnahmen verfassen und Kommissionen einberufen, die dann wiederum allgemeine Befragungen des Volkes oder zumindest die von Anrainern als demokratische Referenz empfehlen,

zu so wesentlichen Themen wie der Ausweitung von Fuß-
gängerzonen. Und wer dann noch das Bedürfnis hat, sich
an wesentlichen Inhalten der Gesellschaftsentwicklung
zu beteiligen, kann als Meinungsbildner in gesamtnatio-
nalen, über angeblich politische Medienformate geleitete
Diskussionen und Abstimmungen versuchen, zur Lösung
von so wesentlichen Fragestellungen beizutragen, wie jener, ob ein veganes Hochzeitsbuffet der Feier zuträglich sei
oder ob man einem in flagranti erwischten Partner noch
eine Chance geben solle. So sind dann alle mit sich selber
beschäftigt: Jene, die drinnen im Salon der postmodernen
Technologiegesellschaft sitzen, mit der Hochdrehung ihrer Selbstoptimierung. Und jene, die draußen die zunehmende Verwüstung des Globus durch Naturkatastrophen,
Verpestung von Wasser und Luft und soziale Ungleichheit
erleben, immer mehr mit blankem Überleben.

Der Spielplan der reichen Technologiegesellschaften
führt zu einer immer schärferen Polarisation der Welt, die
noch dazu über das Internet live in jede noch so entlege-
ne Jurte, windschiefe Plattenbausiedlung oder mondänes
Chalet übertragen wird. Die Musik im Festsaal lauter zu
drehen, kann nicht mehr darüber hinwegtäuschen, dass
sich immer mehr schrille Untertöne und Missklänge bei-
mischen. Die Tänzer wirken zunehmend bemüht und
eckig, längst haben die Pirouetten, mit denen sie die Zu-
schauer beeindrucken wollen, ihre Eleganz verloren, sind
zu lächerlichen Gesten einer morbiden Grundstimmung
geworden. Angst vor der Zukunft, die mit lauter, poltri-
ger Festtagstimmung in Schach gehalten werden soll, ja

das blanke Entsetzen dessen, der keine Alternative kennt, als am weiteren Untergang mitzubauen, ist in den überschminkten Augen zu lesen. Die Weltwirtschaftskrise als einmaligen bedauerlichen Fauxpas der globalen Finanzmärkte zu deuten, gelingt nicht einmal dem chronisch Naiven. Und die Behauptung, dass es Lehman Schwestern besser gemacht hätten als Lehman Brothers, steht auf dünnen Beinen. Zu sehr stehen die beiden Geschlechter bei aller sonstigen Ungleichheit im engen Schulterschluss ihrer psychischen Struktur, wenn es um Gier und Macht geht. Es wird gemurmelt, dass es der jetzt bereits im jungen Erwachsenenalter angekommenen, nächsten Generation als erster seit dem Zweiten Weltkrieg wirtschaftlich schlechter gehen wird als ihrer Elterngeneration. Angesichts der Mietkosten für Wohnraum und sonstiger Grundkosten in Relation zu Einstiegsgehältern wird klar, dass es zum seltenen Luxus geworden ist, ein wirtschaftlich selbständiges Leben mit der früher üblichen Aufstiegsperspektive zu führen. Glücklich kann sich schätzen, wer seinen Standard zu halten vermag. Der verdeckte Abstieg eines Mittelstandes, der die Anreizperspektive verloren hat, scheint gerade stattzufinden, wie hinter vorgehaltener Hand gemunkelt wird. Junge Akademiker, natürlich mit Auslandssemester und einer Palette von Zusatzqualifikationen, bleiben am besten gleich in ihrem Wohngemeinschaftszimmer und stellen sich auf Praktikantenstatus bis zumindest Anfang dreißig ein. Irgendwie scheinen viel zu viele Menschen für viel zu viele falsche oder bereits überholte Berufsbilder ausgebildet zu werden und müssen diese Passungsdifferenz mit eigenem Lebens-leistungsverlust und mühseliger Nachschulung bezahlen. Als neuer Selbständiger kann man ganz in der Manie des amerikanischen Traums sein Glück versuchen, sollte dabei allerdings mitbedenken, dass man im Gegensatz zum Land der unbegrenzten Möglichkeiten unter europäischen Verhältnissen ein üppiges, beschränkendes Regelwerk im Tornister mitschleppt. Auf einem immer weiter schrumpfenden Markt mit vormals sicheren Jobs wird heute sogar dort mit der Etikette »sei Dein eigener Unternehmer« geworben, wo früher gesunde Identifikation mit dem Arbeitsplatz als Angestellter gereicht hat. Dass die ganzen Vorteile des »freien Unternehmertums« auch gehörig lahmende Pferdefüße gerade für jene bereithalten, die nicht unbedingt als schillernde, risikobereite Entrepreneur-Persönlichkeit geboren wurden, erleben dann viele auf ihrem steinigen Weg. Tatsächliche existentielle Sorgen muss man sich um einen nicht unbedeutenden Teil der gerade heranwachsenden Kinder machen, die als verhaltensoriginell oder auch emotional variabel, lange hochgehalten und als eventuell verkappte Genies der Zukunft uminterpretiert werden; wenn man hochrechnet und ihre Defizite im Bereich von Grundkompetenzen schonungslos anspricht, sogar ernsthafte Sorgen, und zwar durchgehend, nicht nur in rasch weggedrängten Stunden tiefer Erschöpfung. Das alles schafft Frustration, bei zunehmend vielen Menschen sogar zunehmend tiefe. Also haben wir zur Ablenkung diese Spaßgesellschaft erfunden. Die hat für jeden etwas bereit, womit sich Begehrlichkeiten erzeugen und Unterhaltung erzielen lassen. Und ganz nebenbei hat sich unter diesem Titel eine Drift in Richtung »leichter Leben« ergeben. Denn seit es um Spaß geht, wirkt der auf Hingabe, Verfeinerung und ausdauernde Beschäftigung gründende und sich nur auf diese Weise einstellende Genuss wie eine altmodische, mühevolle Verwandte, die den Anschluss an die neue Zeit verpasst hat. Und weil es sich auf diesem Vereinfachungsfahrwasser, auch wenn es flach ist, so fein segeln lässt, geht es heute auch nicht mehr um Leistung in dieser Steigerungsgesellschaft, die »immer höher, immer größer und immer mehr« als allein selig machende Zielsetzung suggeriert, sondern stattdessen um Erfolg. Das scheint zugegebenermaßen ein feiner, fast haarspaltender Unterschied zu sein, ist jedoch genauso fundamental, wie ein zarter Riss in einem Raumanzug. Denn wenn alleine der Erfolg gesehen wird, und nicht mehr auf welche Weise er erzielt wird, öffnet dies der dunklen Seite hemmungsloser Konkurrenz und bösartigem Aus-dem-Feld-Schlagen jede Tür. »Schau, dass du immer vorne bist und gesehen wirst«, sagen wir schon unseren Vorschulkindern, um sie richtig in die Wertekultur der Erwachsenen einzuführen. Und statt uns mit dem sperrigen und mühevollen Erwerb von Wissen zu belasten, setzen wir auf Infotainment, Aufbereitung von Themen in kleinen, gefälligen Informationsbruchstücken in aufregender und unterhaltsamer Verpackung, möglichst linear in der Darstellung. Nur bitte nichts Komplexes, denn das könnte mühevoll und damit sogar fad werden und unsere immer kürzer werdenden Aufmerksamkeitsspannen überfordern, wenn da nicht am besten alle paar Sekunden ein Knaller, der uns einen Kick vermittelt, mitverpackt ist. Dass wir uns damit nur mehr sehr oberflächlich mit den uns umgebenden Dingen, auch jenen, die unser Leben bestimmen, auseinandersetzen, tut nichts zur Sache und ist vielleicht auch nicht ganz unerwünscht. Wer will schon Tiefe? Und wer will denn dafür noch Zeit aufwenden? Den mündigen Bürger verankern wir lieber per Werbespot im gesellschaftlichen Bewusstsein, auch wenn er nur eine Pappfigur ist.

Nur den Kindern, die noch ganz frisch auf dieser Welt sind und ihre Spielregeln verstehen wollen, fällt das ganze widersprüchliche Treiben auf. Gerade die sensiblen und stark spürenden, jene, die zukünftig zu den Besten zählen könnten, werden unruhig und schließlich laut. Denn sie fühlen sich nicht aufgehoben, sondern im Stich gelassen. Sie merken, dass sie der ganze Gesellschaftsbetrug dann, wenn sie einmal ihre Kinderstuben verlassen haben werden, mit voller Härte treffen wird. Man muss augenscheinlich ein Kind sein, um zu spüren, dass hier etwas bereits gefährlich grob aus der Balance gerutscht sein muss, wenn die reichsten zweiundsechzig Personen auf diesem Erdball heute zusammen bereits über mehr Ressourcen verfügen, als dreieinhalb Milliarden Menschen gemeinsam besitzen.

Bei meinen Vorträgen landauf und landab habe ich reiche Erfahrung damit gemacht, was es bedeutet, einerseits davon zu sprechen, dass dies angeblich die beste aller Welten sein soll, und anderseits die Misere unserer Kinder als Krise unserer Gesellschaft aufzuzeigen, durchwegs belegbar mit Zahlen, aber noch viel wichtiger mit realen

Referenzerfahrungen jedes Einzelnen im Saal. Der erste Punkt führt für sich genommen zu Widerspruch bei vielen, die dann nur stirnrunzelnd auf das Nord-Süd-Gefälle unserer Welt und seine Sprengkraft verweisen, der zweite Punkt hingegen zeitigt konsensuelle Betroffenheit und Empörung.

Auf Ersterem beharre ich trotzdem, denn es sind eindeutig wesentlich schlimmere Alternativen vorstellbar. Und gerade der Common Sense des offiziell angestrebten Wertekanons unserer Gesellschaft weist ja als Entwicklungsweg, wie bereits beschrieben, in die richtige Richtung. Beim Zweiten teile und unterstütze ich die Empörung, verbitte mir jedoch jegliche Form von Defätismus mit Rückzug in die Schrebergartenidylle samt neuem Heimwerkerprojekt als beschäftigender Ablenkung. Hier möchte ich Tatkraft sehen und Handlung erleben!

Wir alle sind aufgerufen, unseren Wertekanon auch wirklich zu leben und an unsere Kinder weiterzuvermitteln. Dies gilt insbesondere für den Wert der Freiheit, der, wie mir scheint, im Verhältnis zwischen Eltern, Pädagogen und Kindern oft missverstanden wird.

Im Fall der Freiheit handelt es sich für unsere postmoderne westliche Technologiegesellschaft um einen unhinterfragbaren Grundwert, der in allen Menschen- und Kinderrechtskonventionen eine Basisforderung ist. Als freier Westen haben wir nach dem Fall der autokratischen Regime im Osten eine enorme historische Stärkung unseres kollektiven Selbstbewusstseins bezüglich des Werts der Freiheit erleben dürfen. Wir haben es immer gewusst, haben die Rohrstaberl-Mentalität und die lange Zeit nur leise hinterfragte g'sunde Watschen aus unserem Gesellschaftsleben verbannt und unsere Hoffnung in das Konzept des erhobenen Hauptes des freien Menschen gesetzt. Mit Recht, wie wir gesehen haben, als endlich die autoritären Schreckensregime hinter dem Eisernen Vorhang zerbröselten und wie Sandburgen im Gezeitenwechsel verschwanden. Und der ehemalige Osten hat ohne Atempause begonnen, sich unsere Seinsweise und Wertewelt als neues Kleid begierig überzustreifen. Gibt es eine größere Bestätigung als jene, wenn andere einem nacheifern und einen sogar imitieren wollen?

Auch in Sachen Selbstverwirklichung kann uns keiner nachsagen, dass wir dieses Thema nicht mit Nachdruck realisieren würden. Vielleicht geht sogar unsere Veranlagung zum Homo ludens mit vielen von uns durch, wenn wir meinen, wirklich alles unbedingt ausprobieren zu müssen, und wenn so mancher sich zur eigenen schillernden Selbstinstallation aufschwingt. Das dürfte einer Begriffskonfusion zwischen Ego und Selbst geschuldet sein. Doch sollten wir hierbei nicht allzu streng sein, denn als Spezies befinden wir uns ja auf einer ständigen Entwicklungs- und Anpassungsreise in unserer spezifischen Umwelt. Verirren und Verlaufen gehören eben auch dazu, selbst wenn die bedauerlichen Exemplare mit egomanem Selbstentwurf, der sie von tiefer Beziehungsfindung mit anderen Menschen ausschließt, nur Belustigung und Abschreckung produzieren. Man riecht ihnen eben bereits hundert Meter gegen den Wind an, dass es sich hierbei mehr um eine Sackgasse mit Ablaufdatum im persönlichen Ableben handelt, als um eine taugliche Variante mit erfolgversprechender Breitenwirkung für unsere Spezies. Dennoch sind Respekt und Achtung vor der eigenen Wahl auch für diese Form der freien Selbstverwirklichung aufzubringen, zumindest solange sie anderen nicht schadet.

Fassen wir es beherzt und klar zusammen: Es steht alles zum Besten! Das Projekt Menschheit lässt sich mit Blick auf das Datenblatt des Erreichten und vor der Blaupause der Pyramide unserer Grundbedürfnisse doch wohl als voller Erfolg verkaufen und ein etwaiger Erbauer des Weltenalls kann sich beruhigt in seinem Polstersessel zurücklehnen. Zucker und Fett sind erstmals gefährlicher als Schießpulver. Im Verhältnis zu Vorgenerationen mit ihrer Fähigkeit zu eruptiver kollektiver Heftigkeit bis hin zu Hexenjagd und Lynchjustiz wirken wir vielleicht als etwas gleichgültig oder auch als in der Fühltiefe im Spektrum eingeschränkt, sind dafür aber sanftmütig und zartbesaitet. Wir packen heute nicht mehr unseren Picknickkorb und unsere Kinder, um als sonntägliche Nachmittagsvergnügung einer Handvoll Verbrennungen auf dem Scheiterhaufen, ein paar Räderungen und den Enthauptungen der Verurteilten der letzten Woche in Jahrmarktstimmung auf der Blutwiese beizuwohnen. Als Relikt dieser Sensationslust haben sich ein paar von uns gerade noch die Angewohnheit erhalten, Unglücksfälle und Verletzte rasch mit ihrem gezückten Handy einzufangen.

Also nochmals explizit als Ansteckvignette zusammengefasst: Frei, selbstverwirklicht, sanft und chillig sind wir in dieser postmodernen Technologiegesellschaft heute unterwegs und auch immer zu gebotener Unterhaltung bereit. Mit einer Handvoll Happypillen für untertags und ein paar Rotweingläsern abends bügeln wir dann die dicke Daunendecke, die wir über all das andere gebreitet haben. Über das, was wir nicht sehen wollen, weil es uns Angst macht und weil wir nicht wissen, wie wir es anpacken sollen. Wenn da nur nicht diese Tyrannenkinder wären, die uns in unserer lässigen Gemütlichkeit aufstören und herausfordern, ja zwingen, unsere großen, dunklen Hollywood-Sonnenbrillen abzunehmen und endlich hinzuschauen.

Die Herausforderung

»Auch wenn es ganz anders gekommen ist und ich mein Soziologiestudium nie beruflich verwertet habe«, fährt Brigitte nun fort, »so hat es mich doch zu einem wachen Menschen gemacht.«

Nach dieser Einleitung bin ich echt gespannt, wenngleich auch grundlegend darüber verwirrt, was sich heute in dieser Sitzung in meinem Praxisraum ganz außerhalb der mir gewohnten Form abspielen soll.

»Die Prozesse von persönlicher Individualisierung im Spannungsfeld gesellschaftlicher Entwicklungen seit dem Mittelalter bis zu unserer postmodernen Technologiegesellschaft haben mich immer sehr interessiert«, setzt sie fort. »Dazu habe ich auch meine Abschlussarbeit vor mehr als zwanzig Jahren geschrieben, wobei der Stand der Forschung damals natürlich noch ein anderer war. Und ich bin seither auch am Ball geblieben, wenngleich nur für mich privat.«

Das habe ich nicht erwartet. Hier geht es ganz augenscheinlich nicht um einen Versuch, irgendeiner anderen Person Schuld an der bestehenden Misere zuzuschieben, wie das heute so modern und schlau ist, um daraus einen Opferstatus zu generieren. Hier geht es um Aufdeckung von Mechanismen, vielleicht sogar um schonungslose Analyse des eigenen Selbst im bestehenden Gesellschaftslabor. Ich spüre, wie mein Puls schneller wird und mich eine jagdhundartige Wachheit befällt.

»Die Situation meiner Familie, meines Sohns und mir, ist einfach nur ein Extrembeispiel«, illustriert sie mit bitterem Lächeln und selbstironischem Unterton, so als werfe sie sich vor, gerade als Soziologin die Entwicklungen nicht ausreichend vorhergesehen zu haben. Bemüht, jeden Zweifel sofort auszuräumen und ihre Verantwortung klarzustellen, schießt sie sogleich nochmals explizit nach: »Ich hoffe, Sie verstehen mich. Ich versuche ganz sicher nicht, meinen Beitrag an der bestehenden Situation abzuleugnen oder die Tatsache abzuwehren, dass es letztendlich alleine an Markus liegen wird, ob er die Möglichkeiten, sein Leben zu verändern, sehen und ergreifen wird können. Aber wir leben in einem komplexen gesellschaftlichen System, das viele von uns mit mannigfachen Alltagsmechanismen gängelt. DAS ist mir wichtig aufzuzeigen! Das muss endlich bewusst gemacht und angesprochen werden. Wir alle müssen begreifen, dass wir unter dem Druck von fragwürdigen Erfolgsnormen und einem Lebenstempo stehen, das jedes Nachdenken oder gar Nachspüren verhindert. Längst ist unser Wertesystem purem Utilitarismus, also Nützlichkeit, Konsum und Gewinn unterworfen, auch wenn wir uns als Gesellschaft ein dekoratives, ablenkendes Spitzenkleidchen von Humanismus, Helfersystemen und Minderheitenstreichelei angezogen haben, um so einer Demaskierung vorzubeugen. Das Ganze führt, sosehr es sich auch Freiheit und Individualität auf die Fahne geheftet hat, ganz im Gegenteil zu einem Verlust selbständiger Lebensgestaltung und macht in der ein oder anderen Weise krank.« Brigitte ist in ihrem Referat jetzt eindeutig in Fahrt gekommen. Markus stiert dagegen weiterhin konzentriert auf den Teppich vor sich und bevor ich noch einhacken kann, drängt es sie, fortzufahren. »Betrachten Sie andererseits die Entwicklungen des Systems Familie, so werden Sie feststellen, dass hier diese gesellschaftlichen Mechanismen in ganz besonders formender Weise auf die Alltagskultur und das Selbstverständnis Einfluss nehmen. Familie ist zu einem kleinen, löchrigen Kahn geworden, in vielerlei Weise leckgeschlagen und anfällig und steht ohne nennenswerte personelle Unterstützungskapazitäten aus der Stammfamilie da. Wo finden sich heute noch Familien mit einem halben Dutzend Geschwistern, die zum Beispiel im Falle eines Schicksalsschlags zusammenstehen können. Und ideologisch, was die Entwicklung des Wertefundaments der nächsten Generation betrifft, hat Familie als Instanz ebenfalls ausgedient. Moderne Medien haben im

Leben unserer Kinder die Vormundschaft übernommen und die Peergroups der Gleichaltrigen geben in Sachen Orientierung den Ton an. Wirklich erschreckend an der ganzen Entwicklung finde ich, dass viele Kinder in diesem Gesellschaftsklima von Beginn an nur mehr als Konsumenten aufgesetzt werden. Mit Outlook und dem Besitz von Konsumgütern punktet man heute. Das ist doch bitte das falsche Betriebssystem, nach dem hier Menschen geformt werden. Und wenn Sie es heute als Mutter oder Vater richtig machen wollen, bekommen Sie mit bestem Wollen, größtem Einsatz und Selbstverzicht, genauso wie ich, den Platz als Schmiermittel dieses Räderwerks zugewiesen, das die Zukunftschancen vieler unserer Kinder zerreibt, bevor sie ihr vielgelobtes Potenzial überhaupt in Besitz nehmen können. Und dabei glauben Sie noch als Mutter oder Vater, dass Sie alles für Ihr Kind richtig machen, wenn Sie den ganzen Schrott kaufen. Bis Sie herausfinden, dass dem nicht so ist, ist dann schon viel falsch gelaufen. Die Kinder werden seltsam, auffällig, entwicklungsbeeinträchtigt und unselbständig. Wir rasen offenen Auges, mit einem Lächeln im Gesicht, mit besten Absichten und im Glauben, noch nie so frei und individualistisch das Leben gestaltet zu haben, gegen die Wand!«

Auch wenn ich versuche, nicht aus meiner therapeutischen Rolle zu fallen, muss ich mir eingestehen, dass vieles von dem, was Brigitte gerade erwähnt hat, eine Glocke in meinem Inneren anschlägt, von deren Klang ich mich nicht abzuwenden vermag. Ich habe sie beschrieben, die Tyrannenkinder, als lauteste Protagonisten des Leidens der Kinder in einer Gesellschaft, in der es Kindern so gut geht wie noch nie zuvor, in der sich Holzspielzeug aus zur richtigen Mondphase geschlägertem Werkstoff neben der letzten Generation teurer Elektronik in von Designern und Feng-Shui-Beratern eingerichteten Kinderzimmern wiederfindet. Alles, vom richtigen Empfängniszeitpunkt bis zum Hochschulabschluss, über Talente-Förderung bis zum Selbstwert-Boost, ist durchgerastert, geplant und mit der wohlmeinenden Intention der Optimierung versehen. Dieses System setzt Eltern unter Druck, dies alles zu leisten und zu bezahlen. Und wie sieht das Ergebnis dieser enormen Bemühung aus? Unsere Kinder sollten, bei all dem Aufwand des um sie Kreisens als ausgeglichene, wissenshungrige, neugierige Schulkinder vor Brillanz und Potenzialentwicklung nur so strahlen wie frischpolierte Pokale und dann im positiven Sinne selbstbewusst, schaffensfreudig, kreativ gestaltend und mit leistungsfreudig aufgekrempelten Hemds- und Blusenärmeln selbstverantwortlich weiter in ihr junges Erwachsenenalter voranschreiten, um mit dem Muskelvibrieren losstürmender Jagdhunde endlich die Zügel der Gesellschaftsgestaltung aufnehmen zu können. Stattdessen scheinen immer mehr Kinder auf der Strecke zu bleiben. Sie leiden an Schlafstörungen, Übergewicht, Verhaltensoriginalitäten, psychosomatischen Auffälligkeiten, Entwicklungsverzögerung, Leistungsverweigerung oder manifester Antisozialität und müssen zum Boxenstopp auf die Psycho-Couch, statt draußen herumzutollen und begreifbare Erfahrungen zu sammeln. Paradox bei all dem Einsatz! Dass heutige Eltern ihre Kinder weniger lieben als Vorgenerationen, können allenfalls jene unterstellen, die sich nicht einmal ansatzweise mit der entsprechenden Literatur auseinandergesetzt haben. Und dass Kinder heute weniger Möglichkeiten bekommen oder materiell geringerer Aufwand betrieben würde, lässt sich ganz sicher auch für den Durchschnitt nicht feststellen. Das Problem wird also immer unverständlicher. Mehr elterliche Investition im Rahmen der gesellschaftlich allgemein als wesentlich anerkannten Parameter führt zu weniger Ergebnis. Statt Erfüllung des Erziehungsauftrags »fit for life« durch Autonomie und selbständige, eigenverantwortete Lebensgestaltung steigt die Zahl junger Menschen, die als prolongierte Nesthocker mit Frühpensionsphilosophie zu bezeichnen sind. Noch in ihren späten Zwanzigern oder gar länger warten sie als Jo-Jo-Erwachsene, wie die Soziologie sie benennt, auf ihr Taschengeld von den Eltern oder die segensreiche Zuwendung von Oma. Auch Markus, der jetzt dazu übergegangen ist, seine Nervosität damit auszudrücken, dass er mit großer Intensität seine Hände abwechselnd knetet und verschraubt, wie dies unruhige, zappelige Fünfjährige tun, wenn ihre Mutter sich mit jemandem unterhalten möchte, wirkt ganz sicher nicht wie ein junger Mensch, der auf seinen zugegeben schwer belasteten eigenen Beinen stehen und sein Leben selbständig bestreiten könnte. Vielleicht lohnt es sich also, sich mit dem, was man gesellschaftliches Grundklima nennt, zu beschäftigen, mit dieser seltsamen Matrix von kollektiv geteilten und als selbstverständlich erlebten fixen Überzeugungen. Es geht dabei um dieses scheinbar Unhinterfragbare, um das, was uns im Alltagsleben gar nicht wirklich bewusst ist, worauf sich jedoch jeder mit dem Brustton unerschütterlicher Überzeugung in einer Diskussion als letzte Wahrheit beruft und den Rand der Erdscheibe erreicht zu haben meint, wenn er sagt: So ist das eben! So funktioniert das eben!

»Nehmen Sie meine Familie, sehen Sie sich an, was bei uns passiert ist und Sie werden exemplarisch verstehen, was ich meine.« Brigitte kommt zum Abschluss. »Das ist alles, das gesamte Puzzle aus Verführung, Eitelkeit, Rechthaberei gegenüber dem anderen Elternteil, Erfolgs- und Konsumdruck, dem Wunsch, als Mutter eine perfekte Note zu bekommen, einer Gesellschaft, in der Gemeinschaft kaum noch existiert und der Verkettung von Lebensumständen und nicht immer günstig verlaufenen lebensentscheidenden Momenten. Und hier auf Ihrer Couch sitzt das Ergebnis, mein Sohn, der die ganze Fehlleitung mit seinem Leben Gestalt werden lässt und das nicht ist, was er in allererster Linie als nächste Generation werden muss: nämlich selbständig.«

Es entsteht eine Pause, in der ich mir denke: Jetzt wird sie mir endlich sagen, was sie eigentlich von mir will. Und so kommt es auch.

»Ihnen geht es doch um den Menschen«, stellt sie mich explizit auf den Prüfstand. »Ich habe Ihr Buch über die Tyrannenkinder gelesen und Sie bei einem Ihrer Vorträge dazu gehört. Sie sprechen ein Gesellschaftssystem an, das unsere Kinder in ihrem natürlichen Aufwachsen stört und nicht den notwendigen Schutzraum für die Phase Kindheit bietet. Sie wollen damit aufrütteln. Ich glaube, dass Sie meinem Sohn weiterhelfen können. Und ich glaube, dass Sie den Menschen noch viel deutlicher in den Details zeigen müssen, was in dieser Gesellschaft passiert. Sie wollen doch mehr, als nur Bücher schreiben?«

Das ist es also. Darauf wollte sie die ganze Zeit hinaus. Soziologisches Fachwissen und persönliche Bedrängnis verdichten sich zu dieser Frage, die keine ist. Wie die Drohung einer Entlarvung bleibt sie im Raum hängen. Ich merke, wie mein Mund trocken wird. Diese Frau versteht es, mich in die Zange zu nehmen. Sie ist konfrontativ, ja herausfordernd, so als wolle sie die Lauterkeit meiner Person bis in ihre tiefste Schicht überprüfen. Gleichzeitig fühle ich diese appellierende Verzweiflung, die mich zu einer Art letzter Chance für ihren Sohn werden lässt. Von allen Möglichkeiten, eine Therapie zu beginnen, die schlechteste Einstiegssituation. So unbehaglich habe ich mich schon lange nicht mehr gefühlt. Ich spüre einen soliden Fluchtreflex in mir aufsteigen. Sogar irrationaler Ärger über meine unschuldige Assistentin, die diese Terminvereinbarung zu verantworten hat, flammt kurz auf. Ich blicke verstohlen zu Markus hinüber. Der studiert schon wieder völlig sinnbefreit mein Teppichmuster. Wahrscheinlich will er nur raus hier. Die nächste Bäckerei ist gleich gegenüber. Und dann schnell wieder im Zocken versinken. Die Szene hier geht mir gehörig gegen den Strich. Mein Anspruch an mich selbst macht die Sache nicht einfacher. Souverän bleiben muss ich in jedem Fall. Alles andere würde mir später leidtun. Aber deswegen muss ich diese Herausforderung noch lange nicht annehmen. Was ich für Markus, diese fleischgewordene, zementierte Ausweglosigkeit, tun können soll, ist mir schleierhaft. Der Junge ist ja nicht mal bereit, mit mir Augenkontakt aufzunehmen, hat längst resigniert, nur seine Mutter will das wohl nicht sehen.

Sie, die diese gesamte seltsame Sitzung gestaltet hat, bleibt auch jetzt initiativ. »Sie müssen das natürlich alles mit Markus alleine psychotherapeutisch angehen. Das ist mir klar. Ich habe deswegen, weil wir ja von auswärts kommen und ich das gut planen muss, mit Ihrer Assistentin bereits ein paar weitere Termine für die nächsten Wochen vereinbart.« Sie wirkt spürbar zufrieden, hat alle Fäden in der Hand.

Jetzt fühle ich mich echt überrollt, wie die sprichwörtliche Maus in der Falle. Susanne wird sich etwas von mir anhören dürfen. Einfach so weitere Termine vorab zu vereinbaren. Mein Ärger lodert genauso unprofessionell wie äußerlich unsichtbar in mir auf. Allerdings, wenn ich ehrlich bin, kann Susanne nichts dafür. Es gibt keine entsprechende Weisung an sie. Es ist einfach noch nie vorgekommen, dass jemand noch vor der ersten Sitzung gleich weitere vereinbart. Diese Frau muss sich sehr sicher sein, dass ich die Richtige für ihren Sohn bin. Oder sehr verzweifelt sein. Da Letzteres wahrscheinlicher ist, wäre es jetzt untragbar, sie in den verbleibenden zwei Minuten samt ihrem Riesenkind, das seltsam widerständig seine Resignation zu verteidigen trachtet, aus meiner Praxis zu jagen und die vereinbarten Termine wieder abzusagen.

Kurz darauf gehen die beiden. Der überdimensionale junge Mann ploppt durch die schmale Eingangstür. Noch nie ist mir so bewusst geworden, dass der Zugang zu Altwiener Bürgerwohnungen zwar optisch mit ausladender Breite besticht, aber für gewöhnlich doch recht schmal gehalten wird, weil nur ein Flügel öffnet.

Als auch seine Mutter draußen auf dem Gang steht, dreht sie sich nochmals zu mir um, fixiert durchdringend meinen Blick und reicht mir so, als würde sie mir ein Versprechen abnehmen wollen, erneut die Hand. »Überlegen Sie bitte«, meint sie mit ernster Stimme, »wie Sie etwas tun können, um deutlich zu machen, was in unserer Gesellschaft läuft. Die Feinmechanik dieses Systems, das uns zu Marionetten macht, muss den Menschen klar und bitte simpel aufgezeigt werden. Damit es für uns alle möglich wird, endlich selber diese elenden Fäden zu kappen. Wir sind das den Kindern schuldig!«

Mein Unbewusstes reagiert

Diese Nacht schlafe ich schlecht. Ein seltsamer Albtraum, über den ich in weiterer Folge viel nachdenke, verfolgt mich. Ich bin mit meinen vier Kindern auf einem Rummelplatz. Sie sind noch jung, die Jüngste lässt sich von mir tragen und quietscht vergnügt nach allen Seiten. Es ist ein Bild von seltener Familiarität und Festtagsstimmung, ja Entspanntheit. Die Fülle meiner Kinder ist um mich geschart, das Versprechen eines heiteren Nachmittags wartet auf uns zwischen all diesen farbenprächtigen Buden, Ringelspielen und Vergnügungsständen. Und trotzdem spüre ich in diesem Traum die dichte Gegenwärtigkeit von Gefahr um uns herum. Es ist viel los. Menschen drängen sich zwischen den Ständen, Karussells und verschiedenen Attraktionen. Wie das riesige Skelett eines prähistorischen Tieres aus Stahlstreben ragt eine atemberaubende, in lila und rosa Glitterfarbe gestrichene Hochschaubahn neben uns auf. Die Wägen sind mit johlenden Menschengruppen vollbesetzt. Am vorderen Ende sind sie mit dem Plastikrelief unterschiedlicher grimmig dreinblickender Dämonenfratzen versehen. Eben donnert ein derartiges Antlitz an mir vorbei. Ich erschrecke heftig. Das scharfe metallische Scheren der Räder in der Schienenführung und die Grausamkeit des Blicks verstören mich. Alle anderen um mich herum scheinen sich großartig zu amüsieren. Auch meine Kinder lachen ausgelassen, als der Wagen im Höllentempo vorbeischießt. Aber mir ist alles hier zuwider. Ich spüre, wie mir der Schweiß auf die Stirn tritt. Das Grelle und das Laute dieses riesigen, unüberschaubaren Rummelplatzes strengen mich an. Es fühlt sich so platt, primitiv und gewalttätig an. Verdammt, warum bin ich eigentlich hier? Naja. Vielleicht bin ich nur zu alt, in meinem Alltag zu gestresst, zu konservativ oder verkorkst, um die Heiterkeit und den Spaß hier genießen zu können. Warum kann ich nicht einfach abschalten, eintauchen, einen draufmachen und die einzelnen Angebote konsumieren? Ein fetter junger Mann aus einer Gruppe von sechs Jugendlichen balgt spielerisch mit einem der Mädchen seiner Clique herum.

Ein eindeutig erotisch aufgeladenes Ritual. Es wirkt befremdlich auf mich, wie sie einander gegenseitig mit Knüffen und Schlägen aufreizen wollen und dabei immer heftiger werden. Verdammt, der Idiot stößt mich auch noch grob an, als er genau in dem Moment, in dem sie an uns vorbeigehen, zurückspringt, um einem ihrer Schläge grinsend auszuweichen.

»Hey, ich habe ein Kind im Arm!« Ich bin jetzt richtig wütend und fauche ihn an.

Doch dieser Zombie bleibt vollkommen ungerührt, murmelt ein lahmes »Sorry«, in dem nur Gleichgültigkeit und kein Hauch von echtem Bedauern spürbar ist und ein paar Meter weiter macht es den Anschein, als würden sie sich prächtig über die unchillige Alte amüsieren. Das ist die Höhe! Diese Verrohung bringt mein Blut in Wallung. Warum habe ich nur eingewilligt, hierher zu kommen?

Meine älteste Tochter schwenkt die Antwort triumphierend in ihrer Hand. In jenem Brustton tiefster Befriedigung, der angesichts des Gegenstands ihrer Freude nur für Teenager zulässig ist, teilt sie mir mit, dass mit diesem Spezialeinladungsticket »free ride«, das ich vor ein paar Tagen übermittelt bekommen habe, auch alle Fahrten auf der monströsen Hochschaubahn neben uns kostenfrei sind. Sie hat es gerade beim Kassenhäuschen gecheckt.

Das hat mir noch gefehlt! Dieses seltsame Geschenkticket, das die Kinder sofort magnetisiert und mich in die Position der Spielverderberin katapultiert hätte, wenn ich dieser Einladung nicht gefolgt wäre, weht wie ein Versprechen in ihrer Hand. Freie Nutzung aller Attraktionen dieses Vergnügungsareals zum heutigen Datum für spezielle, durch das Los ermittelte Gäste und ihre gesamte Familie. So stand es auf der auf festem Karton gedruckten, mit Regenbögen verzierten Einladungskarte. Mein Name war in altmodischer schnörkeliger Schrift, so als hätte sich jemand dafür persönlich die Mühe gemacht, in Goldbuchstaben darauf eingetragen. Ich hatte zwar sofort Widerwillen gespürt, doch mich den bettelnden Kindern nicht widersetzen wollen. Wer könnte so ein Angebot zwei Teenagern und einem Kind, das sich bereits als Teenager ausgeben möchte, abschlagen? Und die Kleine würde wohl auch viel zu Bestaunendes erleben und dann wahrscheinlich auf meinem Arm einschlafen. »Etwas später«, versuche ich noch eine Galgenfrist zu erwirken, bevor wir uns dem Höllenzug stellen werden. »Lasst uns noch rumgehen und ansehen, was es hier so alles gibt.« Wir lassen uns vom Menschenstrom mitziehen. Eine unsichtbare Kraft scheint uns alle zur Mitte des Geländes und damit zu einer besonderen Attraktion zu ziehen. Sternförmig führen alle Wege zwischen den Buden und lauten Karussells zu einem weiten, offenen Platz, der mit Kopfsteinpflaster ausgelegt ist. Eine ganz besondere Attraktion scheint hier auf ihre Besucher zu warten. Eine riesige, schwarze, vollkommen verspiegelte Halle, ein überdimensionaler Quader, ragt in der Mitte auf. »Megafun« verkündet ein giftig grellgelber Neonschriftzug. Laute metallisch klingende Musik mit peitschendem Rhythmus lädt die Stimmung auf. Alle drängen zum Eingang des Gebäudes. Die Spaßkathedrale, durchzuckt es mich in Gedanken. Wieder befällt mich dieses lächerliche Gefühl von Beängstigung, der Wunsch hier einfach wegzukommen. Doch Gott sei Dank scheint es sowieso nicht einfach zu sein, hier Zutritt zu erhalten. Der Vorplatz vor dem Zutrittstor ist mit einem Kordon abgesperrt.

Ein Clown regelt mit scharfem Blick auf die Einladungstickets, wem Zutritt gewährt wird und wem nicht.

Die Kinder ziehen mich in seine Richtung und in der lauten Heiterkeit der hinter uns nachdrängenden Menschen geht mein Einwand unter. Meine Älteste hält dem Clown bereits die Einladungskarte unter die Nase.

Dieser scheint innezuhalten, zu stutzen, ja zu erstarren, als er die Karte prüft.

Ich hasse Clowns. Sie sind mir unheimlich. Hinter der grotesken Bemalung sind keine menschlichen Züge zu erkennen. Man vermag in diesen in ewiger Heiterkeit erstarrten Fratzen nicht zu lesen.

Mit großem Pathos vollführt er nun eine übertriebene, höfische Verbeugung vor meiner Ältesten, löst das Absperrband und gibt den Zutritt zum Eingangstor frei. Dabei zaubert er aus seinem Ärmel plötzlich einen kleinen Plastikblumenstrauß, den er ihr wie ein Kavalier mit gebeugtem Knie entgegenhält. Als sie danach greifen will, fährt er mit der anderen Hand über die Blumenköpfe und das Bukett verwandelt sich in Sekundenbruchteilen in einen bunten Lolli, während er sich mit einer eleganten Pirouette von ihr wegdreht und die Süßigkeit meiner begeisterten Jüngsten in die Hand drückt. Alle rundum finden die Darbietung köstlich und klatschen begeistert. Die

hochgestreckten Daumen und ermunternden Kommenta-
re all jener, die sich hinter der Absperrung befinden und
uns offensichtlich beneiden, signalisieren eindeutig, dass
wir hier mit unserer Einladungskarte das große Los gezogen haben. Die letzten Meter vor dem grauschwarz ver-
spiegelten Eingangsportal, in dem meine älteste Tochter
gefolgt von ihrem Bruder bereits verschwindet, sind ganz
stilsicher mit einem dicken roten Siegerteppich ausgelegt.
Meine mittlere Tochter hält sich eng an mich und meine
Jüngste ist hingebungsvoll mit diesem verdammten Lolli
beschäftigt. Warum verfolgt mich nur bei all dieser aufge-
räumten Stimmung um mich herum beständig dieses Gefühl von Unbehagen, ja, wenn ich ehrlich bin, sogar kno-
chenharter Angst?

Als sich das Eingangstor mit einem schleifenden Geräusch hinter uns wieder schließt, finden wir uns in einer Art großer Vorhalle. Dort stehen zahlreiche Gruppen
von Menschen an hohen Tischchen. Hostessen, die in enge
Kleider aus einem metallisch glänzenden Goldstoff ge-
hüllt sind, dirigieren die Szene. Eine davon streicht meiner Jüngsten auf meinem Arm über den Kopf und führt
uns zu einem der zentralen Tische, während sie uns mit
verschwörerischer Stimme erklärt, dass wir uns hier erst
im Wartebereich vor der eigentlichen Megafun-Anlage befinden, in dem wir uns auf den wirklich atemberaubenden
Spaß vorbereiten sollen. »Vergiss alles, was du bisher an
Spaß erlebt hast«, meint sie zu mir gewandt mit nahezu
religiösem Eifer, der mir angesichts des Themas vollkommen übertrieben vorkommt. Sie rückt eine Schale mit die-

sen teuren, neuen Chips zurecht und stellt von dem kleinen goldglänzenden Tablett in ihrer Hand vier Sektgläser vor die Kinder und mich hin. »Ist ja doch ein ganz spezieller Tag«, setzt sie mit entschuldigendem Grinsen in Richtung der Kinder hinzu. »Genießt es! Es wird euer Leben verändern«, meint sie noch, während sie sich mit einem fast neckischen Schwung von uns abwendet und Ausschau nach neu Ankommenden zu halten scheint. Dass sie den Sekt stehen zu lassen haben, mache ich den Kindern sogleich klar. Das ist unverhandelbar. Dafür wollen sie sich sofort über die Chips, die in allen Regenbogenfarben leuchten, hermachen. Kein Wunder. Die Dinger wurden erst vor wenigen Monaten eingeführt und haben bereits nahezu Kultstatus erlangt. Sie sind zu einer Eigenmarke für gesunde Ernährung mit gleichzeitigem Spaßfaktor geworden. »Die mit dem Knackeffekt«, war der Promotion-Slogan dieser fast handtellergroßen, gesunden Wunderchips gewesen. Je nach Färbung weisen sie die unterschiedlichsten den Gaumen kitzelnden Geschmacksrichtungen auf und stecken dabei voller Vitamine und notwendiger hochwertiger Spurenelemente, ohne die Kalorienbilanz stark zu beeinträchtigen. »Langsam!«, mahne ich die Kinder, eigentlich ohne Grund, mehr um unbeherrschtem Verhalten vorsorglich entgegenzuwirken. Ich bin wirklich eine Spielverderberin. An meinem Glas nippe ich nur. Was die Qualität des Getränks zumindest in meinem Glas betrifft, lässt man sich diesen Willkommenstrunk etwas kosten. Das ist kein billiger Fusel, aber ich habe keine Lust, am Nachmittag zu trinken, nur weil ein Glas vor mir steht. Ich blicke mich um. Natürlich herrscht auch hier eine ausgelassene, von Spaß elektrisierte Atmosphäre. Da erspähe ich einen Bekannten. PGF, wie ich ihn spaßhalber in Anlehnung an seine beiden Vor- und seinen Familiennamen nenne, steht wenige Tischchen weiter in einer Gruppe von ein paar Männern und Frauen und scheint sich königlich zu amüsieren. Irgendwie wirkt er in diesem Traum gut zehn Jahre jünger. Sieht ziemlich schlank, eigentlich richtig gut aus, dieser Mann. Ich schätze ihn wirklich sehr. Einer der wenigen Journalisten, die es geschafft haben, handwerkliche Virtuosität und Tiefe zu vereinen und bisher jedem Druck in Richtung Gefälligkeitsjournalismus zu widerstehen. Der Mann hat Charakter, Geist und Mut, und nicht nur Freunde.

Jetzt hat auch er mich entdeckt. Unsere Blicke kreuzen sich. Er nimmt sein Glas und bahnt sich seinen Weg zu uns.

Ich habe ihn seit unserer ersten Begegnung stets sehr anziehend gefunden, doch irgendetwas befremdet mich heute an ihm. Das Elegante seiner Erscheinung, diese Mischung aus gespannter, wacher Aufmerksamkeit und souveränem Überblick in jeder Situation, die mich üblicherweise so für ihn einnimmt, ist verschwunden.

Im Gegenteil, er wirkt fast plump, rüpelhaft, ja belästigend, als er jetzt sein hoch erhobenes Glas übertrieben schwungvoll zuprostend an meines schlägt. Ein heller, klirrender Ton, der mein Trommelfell schmerzhaft zu durchschneiden scheint. »Prost, meine Liebe, meine Herzensdame kritischer Pädagogik!«, begrüßt er mich.

Ich fühle mich äußerst unangenehm berührt.

»Ein echtes Teufelszeug, das sie uns da spendieren!«, setzt er fort. »Ein super Tropfen!«

Irre ich mich, oder hat der Mann einen Zungenschlag? »Vermutlich haben Sie recht«, gebe ich mich distanziert neutral. »Wer sind überhaupt unsere Gönner? Sie sind es doch gewohnt, hinter die Fassade zu schauen!«

»Mir doch egal«, antwortet er. »Wenn etwas so gut schmeckt und so viel Spaß angesagt ist, ist das doch egal. Die Regierung, die katholische Kirche, der Islamische Rat, oder vielleicht die Kinderschutzorganisation für Waisen, sonst wären wahrscheinlich Sie nicht eingeladen.«

Der Mann hält sich in seiner Pampigkeit wohl noch für geistreich. Jetzt steht mir klar vor Augen, dass er mehr als betrunken sein muss. Das ist nicht der PGF, den ich kenne, mit dem ich bei zahlreichen Gelegenheiten durchwegs spannenden Austausch hatte. Und jetzt schaut er mir auch noch ganz offensichtlich und im Beisein meiner halberwachsenen Kinder ins Dekolletee, an dem meine Jüngste, die in dieser Umgebung hier immer unruhiger wird, gerade herumnestelt.

»Genießen Sie die letzten Tage der Menschheit, bevor's in die Würscht geht; wenn's geht mit einem feschen Mann«, rät er mit einer weit ausholenden Geste, mit der er fast den Tisch leerfegt.

Jetzt reicht es mir. Der Mann ist ja nicht bei Trost. Die ganze Spaßorgie hier geht mir gehörig auf den Geist. Doch noch bevor ich zu einer Gegenrede ansetzen kann, schaltet sich eine der Hostessen ein, um uns nun zur eigentlichen Attraktion zu bringen, auf die hier alle warten.

»Sie haben uns schließlich Spaß, der den ganzen Menschen erfasst, versprochen«, schreit er mir noch nach.

So ein Trottel! Wir befinden uns nun in einem langen schwarzen Gang, der von Blaulicht in einem geheimnisvoll irisierenden Halbdunkel gehalten wird. Vor uns steht bereits eine Schlange von Menschen und hinter uns drängen weitere nach. Doch es geht zügig vorwärts. Unsere Zähne und alle weißen Kleidungsstücke und Gegenstände leuchten deutlich auf. Alle versuchen einen Blick auf das vor uns Liegende zu erhaschen. Und dann wird sie sichtbar. In einer surrealen Raumverlängerung liegt sie wie eine gigantische Grottenbahn vor uns. Der dunkle Schienenstrang einer Schwebebahn verbindet unterschiedliche Stationen miteinander, die in dem kilometerlangen Netzwerk wie kleine erhellte Fenster hervorleuchten. Das erste ist nah genug, um seinen Inhalt noch erkennen zu können. Das Thema der Station lautet Teigfabrik. Gerade sehe ich, wie eine Frau in einem wehenden Kleid, die mittels eines Brustgeschirrs an der Schwebebahn angedockt ist, in diese Station hineintaucht, um dann am ganzen Körper mit Kuchenteig überzogen auf der anderen Seite wieder herauszukommen. Sie scheint es großartig zu finden, genauso wie ein dicker Mann, der ein paar Meter vor ihr schwebt und den Kuchenteig von seinem Handgelenk zu lecken beginnt. Eine Familie, ähnlich wie wir, die in einer Art Familiengestell hängt, kommt als Nächstes dran. Sie lachen ausgelassen. Auch die Menschen vor uns scheinen von dem vor ihnen Liegenden total begeistert zu sein. Ganz in der Ferne leuchten in einer Station Umrisse eines Gebäudes auf, das ich wiederzuerkennen vermeine. Das ist doch ein Schlot mit einer Feuersäule, an der Spitze diese Kontur einer aufgestellten Zigarre. Und daneben findet sich der langgestreckte rostfarbene Quader des Hochofens, heruntergekommen und desolat. Genau so heben sich, wenn ich aus meinem Küchenfester in Italien blicke, die Umrisse der dreckigen alten, immer wieder vorübergehend stillgelegten Stahlfabrik in Piombino gegen den Nachthimmel ab. Nun fühle ich mich gänzlich verwirrt, nur dieses Gefühl von Angst verdichtet sich eindeutig, wenngleich ohne Anhaltspunkt, immer mehr. Was soll das alles? Was passiert hier eigentlich? Wieso sind alle so kritiklos heiter? Was ist hier so lustig? Wir haben uns nun in der Schlange bis ganz nach vorne durchgearbeitet. Unmittelbar vor uns liegt die Einstiegstelle. Ein Mann in der Verkleidung eines Henkers mit einer Lederkutte, die sein Gesicht verdeckt, hilft den an die Reihe Kommenden, in ihr Gestell zu schlüpfen und dieses am nächsten vorbeifahrenden Hacken der Schwebebahn zu montieren. Alle finden ihn zum Schießen lustig. Der Richtplatz, schießt es mir durch den Kopf und mir wird alles klar. Plötzlich scheint die Zeit einzufrieren, während sich die Erkenntnis formt. Die Teile des Puzzles fügen sich zu einem kompletten, wenngleich unerträglichen Bild. Wir werden hier sterben! Alle, die wir hier sind, sind verurteilt. Das Ganze ist eine Falle. Meine Angst war berechtigt. Die Getränke waren präpariert. Nur weil wir sie stehen gelassen haben, sind wir nicht, wie auch der arme PGF, in diese unkritische, läppische Stimmung verfallen, in der wir einfach alles großartig finden, während wir wie

Herdenvieh der Schlachtbank zustreben. Das Ganze hier ist ein Schlachthaus, in dem sich das System in einem raffinierten Plan unliebsamer Personen entledigt. Eine unwiderstehliche Einladung führt einen in die Falle und mit den entsprechenden Drogen im Getränk wird man zum begeistert Mitwirkenden. Welcher Zynismus! Wir stellen uns entlang unserer Leitidee von der Spaßgesellschaft freiwillig in der Todesreihe an. Eruptiv spüre ich den starken Impuls, mich übergeben zu müssen. Die Teigstation, das Bild des Hochofens, alles fügt sich zusammen. Wir werden hier zu diesen Chips verarbeitet. Dass sich einige Personen, die dem System dieser geistlosen Spaßgesellschaft kritisch gegenüber eingestellt waren, Künstler, Intellektuelle, Journalisten, ein paar Wissenschaftler, in den letzten Monaten über Nacht zufällig entschlossen haben, auszuwandern, hatte für mich schon zuvor einen seltsamen, befremdenden Beigeschmack. Manche waren sogar Freunde gewesen. Wir müssen hier raus und zwar sofort. Ich spüre ein Gefühl von solider Panik in mir aufsteigen. Doch der Druck der Nachdrängenden verhindert jede andere Bewegung als die nach vorne. Nur mehr wenige sind vor uns an der Reihe.

Meine älteren drei Kinder nehmen meine Stimmung augenscheinlich deutlich wahr. Ihr Blick ist fragend auf mich geheftet. »Was ist los, Mama?« Die Älteste übernimmt wie immer die Führung.

»Wir müssen hier raus.« Meine Stimme lässt keinen Zweifel an der Dringlichkeit oder Raum für weitere Erklärungen.

Doch gerade in dieser Situation wird meine Jüngste schwierig, spannt alle Muskeln an, sodass es mir schwerfällt, sie zu halten, und beißt mich plötzlich heftig in den Oberarm, um mich dann aus wutentbrannten Augen anzustarren. Was ist los mit dem Kind? Verdammt, das war dieser Lolli! Es kostet mich viel Kraft, sie zu bändigen und bei mir zu halten. Die letzte Zeit ist vertan. Wir sind die Nächsten.

Die Grobheit, mit der uns dieser Henker in das Familiengestell verfrachtet und am nächsten Hacken der Schwebebahn einhängt, wirkt wie eine Bestätigung meiner Analyse. Jetzt kann die Maske fallen, jetzt braucht es keine falsche Freundlichkeit und keine Spaßfassade mehr, denn jetzt hängen wir am Hacken und schweben der endgültigen Vernichtung zu. Wir haben bereits den Boden verloren und bewegen uns auf die Teigstation zu. Unter uns tut sich gähnende Schwärze wie ein bodenloses Nichts auf.

Meine Panik droht auf die Kinder überzuspringen. »Mama«, dieses Wort ist jetzt eine Frage, in der Angst und Vertrauen in meine Lösungskompetenz eng beisammen liegen.

»Wir müssen uns an dem Gestell hochziehen und aus dem Hacken herausheben!« Ich versuche meiner Stimme einen technischen Klang zu geben.

Meine Kinder blicken auf den schwarzen Abgrund unter uns.

»Alles ist besser als das, was hier auf uns wartet«, sage ich. »Es wird alles gut.« Jetzt müssen sie mir vertrauen, wird mir blitzartig klar, denn alleine kann ich uns nicht vom Hacken heben. Nur wenn wir wirklich verbunden sind, meine Kinder und ich, haben wir eine Chance oder wir alle werden hier sterben. »Los!« Gemeinsam holen wir den nötigen Schwung und entwickeln die Kraft, uns hochzustemmen und das Gestell aus seiner Verankerung in der Schwebebahn heraus zu hebeln. Der Metallrahmen bricht auf, die drei älteren Kinder und ich lösen uns voneinander und während ich meine Jüngste eng an mich drücke, stürzen wir der Schwärze des Abgrunds entgegen. Doch es ist, als würden wir durch unsichtbare, uns sanft bremsende Wolken segeln, das Stürzen wird zum sanften Sinken und wir landen mit einer Leichtigkeit, als wären wir gerade mal von der Tischkante gesprungen. Vor uns liegt ein Felsengang, an dessen Ende sich ein abwärts führender Tunnel befindet, ähnlich wie eine Wasserrutsche. Auf ihn laufen wir zu. Ich bin jetzt sicher: Wir kommen hier raus, wir werden es schaffen! Und wir werden einen Weg finden, das System aufzudecken und die anderen zu warnen.

Die dichte Atmosphäre dieses Albtraums sitzt mir beim Aufwachen unangenehm in den Knochen. Noch beim Morgenkaffee muss ich darüber nachdenken. Irgendwie erscheint mir der Traum in Verbindung mit diesem Zusammentreffen mit Markus und seiner Mutter zu stehen, eine Art Metapher und zugleich Reflexion der Umstände. Eine traumhafte, skurril verzerrte Verdichtung voll von Verängstigung, die eine tödliche Rädermechanik von Kultur- und Würdeverlust bis in die Vernichtung skizziert. Ich gehe den inneren Handlungsfaden nochmals durch, setze die Bilderflut dieses langen Traumes zusammen. Ja, da waren durchwegs alle Ingredienzien der Entmenschung in einem Schierlingsbecher zusammengemischt: Die Spaßgesellschaft, der wir wie Kinder aufsitzen, gezeichnet als ein großer Rummelplatz; Eitelkeit, die größte Falle für die Intellektuellen, bedient durch das spezielle Ticket, das Zutrittsberechtigung und besondere Privilegien verschafft; der verführte Kritiker in Gestalt von PGF, mein Gott das kann ich dem nie beichten, in welcher Rolle er mir im Traum erscheint; bis hin zum Verrat und der Vernichtung auf der geilen Schwebebahn, auf die dann alle noch voll Erwartung drängen und nicht einmal ihr Ende realisieren, wenn sie bereits vom Henker in ihr Todesgestell gesteckt wurden, ja, die alles immer noch als »Megafun« erleben, selbst wenn sie schon mit Teig überzogen und auf dem Weg zur Verarbeitung sind. Grauenhaft das Ganze, eine Vernichtung von Bewusstsein am Förderband. Hier wird der entkulturalisierte Mensch gezeichnet, der, von einer maschinenartig steuernden Macht auf Biomasse reduziert, zum Rohstoff einer Wertschöpfung des Systems wird. Markus mit seinem Werdegang, seinen vielen Medikamenten und notwendigen Untersuchungen, seiner induzierten Fresssucht und Zockerei, steht eigentlich auch seit langem und bereits unrettbar »on the row«. Der will selber nichts anderes mehr, als in Ruhe gelassen werden, sich vollstopfen und spielen, bis er endgültig am Hacken baumelt. Da ist wohl nichts mehr zu holen. Oder doch? Ein spezieller Moment der Sitzung kehrt in meine Erinnerung zurück. Da schien es mir, als wäre er kurz aus seiner Lethargie aufgewacht. Eine plötzliche Aufmerksamkeit war wie ein spinnwebfeiner Faden zwischen ihm und mir aufgespannt, als seine Mutter von seiner bevorstehenden Magenbandoperation erzählt hat. Doch was zählt schon ein kurzes Kopfheben, wo harte kontinuierliche Selbstkonfrontation gefordert wäre. Die Chance ist zu gering, das Räderwerk hat seinen Willen schon zu nachhaltig zerrieben. Gerade damit hat der Traum gleichzeitig genau jene Endzeitstimmung in mir zum Anschlagen gebracht, die das Kämpfen bis zum letzten Atemzug erstrebenswerter erscheinen lässt, als sich zu fügen. Für Markus werde ich zwar kaum mehr etwas machen können, aber die Systematik des gesellschaftlichen Verbrechens muss aufgezeigt werden, um andere zu schützen. Und das Ganze geht mich verdammt viel an. Schließlich war ich mit allen meinen Kindern dort. Meine Waffe ist das Wort. Ich werde wieder schreiben müssen!

Wir müssen tiefer gehen, bis zu unserem Urgrund ...

Wer dem Gegenstand einer Betrachtung oder Analyse gerecht werden, ihn in seiner gesamten Tragweite und in der Natur seiner tatsächlichen Eigenschaftlichkeit wirklich erfassen möchte, tut gut daran, sich zuerst möglichst Überblick über seine Grundgesamtheit und darüber hinaus über seine Einbettung in die Umgebung zu verschaffen. Kein Archäologe würde sich zum Beispiel mit gezückter Spitzhacke auf ein vermutetes Gräberfeld stürzen, ohne dieses vorher minuziös kartographisch zu vermessen, um es erst dann mit bedächtiger Langsamkeit Schicht für Schicht abzutragen. Egal ob der Naturwissenschaft oder Geisteswissenschaft verpflichtet: Jeder seriöse und zu geraden Gedankengängen fähige Mensch sucht zuerst jene Perspektive, die ihm ein grundsätzliches Verstehen der Wesenheit und Natur des Betrachtungsgegenstands verspricht. In unserem Fall nun handelt es sich um nichts Geringeres als die Menschheit als Ganzes. Wieso haben wir uns von einem ziemlich unbedeutenden Tier im Mittelfeld der Futterkette bis hierher zu Anzug und Kostüm tragenden Pseudopotentaten aufgeschwungen, unter deren scharfem Schritt mit genagelten Schuhen oder den Pickäxten unserer Bleistiftabsätze der Globus bereits bedenklich ächzt? Und warum haben wir jetzt auch noch dieses Phänomen so befremdlicher Tyrannenkinder in unserer Brut hervorgebracht, das unserem evolutionären Auftrag, von Generation zu Generation besser zu werden, zuwiderzulaufen scheint?

Eine so umfassende Auseinandersetzung ist ziemlich viel verlangt, aber der Exkurs lohnt sich, möchte ich hier versprechen. Immerhin werden wir entdecken, dass wir, auch wenn das Stimmungsbild mancher Bevölkerungsgruppen dagegen spricht, wesentlich mehr draufhaben, als uns Fastfood und Soaps reinzuziehen. Wir müssen nur die entsprechende Perspektive auf unsere tatsächliche Gesamtheit als Spezies seit unserem Auftreten einnehmen. Und ich darf zur Ermunterung vorwegnehmen: Wir haben schon Größeres geschafft als das, was ich hier im weiteren Verlauf fordere.

Hebt also den Kopf, liebe Leser, und erinnert euch, dass wir nicht nur aus den Elementen des Sternenstaubs geschaffen sind, sondern jeder eurer ganz persönlichen Vorfahren bei der Weitergabe seines Genpools immer die richtige Entscheidung getroffen hat und auch nie daneben getreten oder grob vom Weg abgekommen ist. Und das Ganze ist eine ziemlich lange Ahnenreihe hindurch nahtlos gelungen.

Betrachten wir also die Geschichte der Menschheit. Nicht nur sogenannte historische Zeiten mit Schrift, Aufzeichnung oder zumindest tradiertem Wort. Blicken wir wie mit einem umgedrehten Fernrohr bis ganz nach hinten in die letzte Ferne, zurück bis zu unserem ersten Auftauchen auf diesem Planeten als Gattung Homo. Betrachten wir diesen gesamten Prozess unserer Menschwerdung und die Positionierung im Rahmen des Ökosystems Erde, so werden einige sehr schlichte, wenngleich nachhaltig bedeutsame Grundsätze sichtbar.

Erstens, so steht es im Poesiealbum unserer beobachtbaren Geschichte lakonisch: Wir werden immer mehr.

Zweitens: Unsere Wirkmächtigkeit nimmt beständig zu.

Und drittens: Wir entwickeln uns immer schneller.

Dass unsere Spezies bisher zahlenmäßig eine Erfolgsgeschichte hingelegt hat, ist unbestreitbar. Vor rund 60.000 Jahren, zu jenen Zeiten also, als die sogenannte kognitive Revolution bereits am Laufen war, streiften nach wissenschaftlichen Schätzungen gerade mal vier bis fünf Millionen von unseren Vorfahren auf der Erde herum; und zwar dort, wo leicht hinzukommen war und sie sich hinwagten. Das entspricht gerade mal der Bevölkerung der heutigen Schweiz, allerdings auf den Gesamtglobus verteilt. Nach dem Verschwinden des Neandertalers vor etwa 24.000 Jahren, und auch anderer Verwandter mit klingenden Namen, blieb dann als einzige überlebende Menschenart der moderne Mensch über, also wir, die wir uns bescheiden als Homo sapiens bezeichnen. Ehedem haben neben uns auch eigenständige andere Menschenarten existiert wie zum Beispiel die Zwergmenschen von der Insel Flores. Dieses Faktum öffnet interessante Denkräume im Hinblick darauf, wie anders sich Geschichte entwickelt haben könnte, wenn es diese nahen Verwandten noch gäbe. Die Wissenschaft ist sich nicht wirklich einig, ob wir unsere Alleinstellung durch »make love, not war«, also genetische »Eingemeindung« der Verwandtschaft erreicht haben oder sich hier ein dunkles Geheimnis des Homo sapiens verbirgt, das als schlichte Verdrängung mittels einer wenig charmanten Ausrottung zu benennen ist. Dass wir allerdings alle ursprungsweise »out of Africa« sind, dürfte als gesichert anzusehen sein. Ebenso, dass wir es bis zum Ende der letzten Kaltzeit vor rund 10.000 Jahren auf nicht viel mehr als eine vergleichsweise überblickbare Weltbevölkerung von geschätzten fünf bis zehn Millionen gebracht haben.

Zu Beginn unserer Zeitrechnung standen im Römischen Reich gerade einmal 57 Millionen Menschen 75 Millionen Einwohnern des chinesischen Reichs gegenüber, auch wenn sie kaum Chancen hatten, einander je zu begegnen.

Die UNO geht von einer Gesamtweltbevölkerung von damals 300 Millionen aus. Das sollte sich auch weitere tausend Jahre kaum ändern, denn es herrschte ein nahezu absoluter Stillstand in der Bevölkerungsentwicklung. Das Hochmittelalter erwies sich dann in Sachen Bevölkerungswachstum als gesegneter. Im Spätmittelalter gab es massive Einbrüche durch Pest, Pocken und andere Seuchen. Erst vor rund 500 Jahren wurde laut UNO eine stabile Weltbevölkerungsgröße von 500 Millionen erreicht und erst nach dem Jahr 1700 hatten wir endlich den Dreh besser heraus. Es kam zu einem rapiden Bevölkerungsanstieg, sodass um 1800 die erste Milliarde erreicht war. Um hier ganz ehrlich zu bleiben, muss allerdings erwähnt werden, dass dieser Anstieg der Bevölkerung recht ungleichmäßig verteilt war und nicht auf alle Regionen unseres Globus gleichermaßen zugetroffen hat. Im Rahmen der heftigen Kolonialisierungsbestrebungen der aufbrechenden europäischen Seefahrernationen wurden schreckliche Seuchen ausgelöst. Von den Populationen der jeweiligen Ureinwohner wurden durch vergleichsweise harmlose eingeschleppte Erreger, die für deren Immunsystem unüberwindbar waren, oft bis zu neunzig Prozent vernichtet. Erst das zwanzigste Jahrhundert war jenes, in dem wir einen explosionsartigen Vermehrungserfolg vorweisen können. 1927 standen wir bei einem Weltbevölkerungsstand von zwei Milliarden, 1960 bei drei Milliarden und 1999 bereits bei sechs Milliarden. Seit 2011 ist die siebente Milliarde bereits voll und es werden noch immer mehr von uns erwartet. Bis 2050 rechnet die UNO mit 9,7 Milliarden und für

2100 sind es dann laut Prognose 11,2 Milliarden, die Anstellen, Höflichkeit und ausgeprägtes Selbstmanagement im Rahmen ihrer Erziehung gut trainiert haben sollten, denn sie werden zuverlässig installierte soziale Spielregeln im Rahmen des globalen Zusammenrückens sicher gut gebrauchen können. Dass wir also erfolgreich immer mehr geworden sind, vor allem im Rahmen eines gigantischen Zuwachses gleichsam in der letzten Minute unseres Seins, ist unübersehbar.

Auch die zweite These von der Zunahme unserer Wirkmächtigkeit ist rasch skizziert. Wirkmächtigkeit, auch Wirkstärke genannt, ist ein schillernder Begriff und bedeutet, dass wir, wenn wir etwas entscheiden, auch gerichtete Kräfte in Marsch setzen können, um es umzusetzen. Als die Gattung Homo vor rund 300.000 Jahren, wie uns die Wissenschaft auf Basis komplexer Datenanalysen zu vermitteln vermag, das Feuer bändigte, bedeutete dies einen enormen Zuwachs an Wirkmächtigkeit. Damit waren unsere Vorfahren nicht mehr auf zufällig einschlagende Blitze und in ihrem Gefolge auftretende Feuer angewiesen. Vielmehr ließ sich systematisch Brandrodung betreiben. Die Lebensmittelunternehmer der ersten Stunde mussten dann nur mehr zwischen dem Verkohlten die gerösteten Nüsse und gebratenen Wildtiere aufsammeln, um ihre Speisekarte auch mit bisher Ungenießbarem gehörig und vor allem hochwertig aufzubessern. In der Folge ließ sich auch in der gezähmten Version ein Herdfeuerchen für den Schmortopf betreiben. Das bedeutete nicht nur besseres Essen, kleinere Zähne und kürzere Därme

für die nun leichter aufschließbare Nahrung, es bedeutete in weiterer Folge mehr Hirnwachstum. Aber nicht nur
das. Die aktive Plan- und willentliche Einsetzbarkeit des
Feuers steht eindeutig für eine bedeutende Zunahme der
damaligen Wirkmächtigkeit der Gattung Homo. Die Liste
all jener Entwicklungen und technischen Errungenschaften sowie Entdeckungen nach der Zähmung des Feuers,
vom Rad über die Dampfmaschine, Nanotechnologie bis
hin zur Kernspaltung ist lang und hat die Wirkstärke unserer Spezies erhöht. Dies ist natürlich erfreulich, denkt
man an Antibiotika sowie die friedliche oder soziale Nutzung all dieser Werkzeuge und Errungenschaften, die wir
geboren haben. Doch ohne ein damit einhergehendes Regelsystem hat Wirkmächtigkeit gefährliche Begleiterschei-
nungen. Als Hitler-Deutschland den Zweiten Weltkrieg
bereits aufgegeben hatte, meinte Japan, sich noch immer
im totalen Krieg gegen die USA befinden zu müssen. Das
war im August 1945. Zwei Wochen und zwei Atombom-
ben später erklärte auch Japan seine bedingungslose Ka-
pitulation und die Welt wusste, dass nichts mehr so sein
würde wie zuvor. Die Menschheit hatte die ultimative
Wirkstärke der vollkommenen Selbstzerstörung erreicht.
Und wir können versichert sein, dass die Entwicklungen zum Thema Wirkmächtigkeit sowohl mit ihrer lichten wie auch dunklen Seite seither nicht stillgestanden
sind.

Die dritte These, wir würden uns als Menschheit immer
rapider weiterentwickeln, lässt sich in mehrfacher Hinsicht illustrieren.

Ganz oben steht dabei die Weltbevölkerungswachstumsgeschwindigkeit. Ein wirklich feiner Zungenbrecher, der aus sich selbst heraus schon eine gewisse Verängstigung zum Thema Geschwindigkeit auszudrücken vermag. Wenn man die Entwicklungskurve der Weltbevölkerung hernimmt, so gleicht sie, wie bereits erwähnt, für nahezu den gesamten Zeitraum unseres Auftauchens einer Oszillation um eine komatöse Nulllinie, um dann im letzten Eckchen der Neuzeit in einen Anstieg überzugehen, der in seiner nahezu nadelgeraden Form dem Burj Khalifa in Dubai ähnelt. Das erfordert Auseinandersetzung, denn all diese Menschen brauchen Lebensraum und eine gesicherte Versorgung. Um diese wiederum entwickeln zu können, braucht es Zeit. Dass also in dieser Frage, in der es nun mal auch um den eigenen gesicherten Suppentopf geht, Übereinstimmung zu erzielen ist, und dass Langsamkeit eine Tugend sein könnte, ist leicht nachvollziehbar.

Der Homo sapiens erweist sich zumindest in den letzten paar hundert Jahren, seit wir ein Konzept von Wissenschaft und Forschung erfunden haben, als durchgehend geschwindigkeitsverliebt. Wir lieben schnelle Autos und manche von uns meinen sogar, ihren sozialen Status über deren Besitz definieren zu können. Wir reisen heute in Hochgeschwindigkeitszügen, die so schnell durch die Landschaft rasen, dass wir beim Blick aus dem Fenster nur mehr ein verschwommenes Aquarell ineinanderfließender Farbflecken ausnehmen können. Achtzig Tage für eine Reise um die Welt zu veranschlagen, steht außer Diskussion, denn wer hätte noch so viel Zeit. Selbst acht Tage für dieses Unternehmen zu planen, erscheint schon großzügig bemessen. Wir kennen den Rüstungswettlauf. Und wenn sich an der Beziehungsfront eine Niederlage ergibt, dann wollen wir keine Zeit verlieren und suchen im Speeddating nach neuem Glück. Dies alles verdanken wir dem Fortschritt, respektive unserem Glauben an ihn. Nahezu alles, was vor der Neuzeit als Schicksal angesehen und damit als unveränderbar hingenommen wurde, sehen wir mit dem Aufkommen des Humanismus zunehmend als technische Störung. Durch systematische Beobachtung und Forschung unter dem Paradigma eines mechanistischen Weltkonzepts rücken wir jeglicher Funktionsanomalie, für die es eine Lösung geben muss, zu Leibe. Das gilt für die Unfruchtbarkeit unserer Kuh im Stall wie für unsere eigene, für den Schädlingsbefall auf unserem Weizen, alle Erkrankungen, die einem so passieren können, oder die Tatsache, dass uns der richtige Partner fehlt. Ohne damit selbstgefällig zu wirken, dürfen wir in Sachen technologischer Fortschritt richtig stolz auf uns sein. Wir haben Mutter Natur eine Menge Geheimnisse abgeluchst und sie bereits bis auf ihre Spitzenunterwäsche ausgezogen. Jeweils von der gerade eben erreichten Plattform entwickeln wir immer rascher und immer mehr. Unser jährlicher Wissenszuwachs ist heute so astronomisch, dass Faktenpauken in der Schule bereits anachronistisch wirkt. Die Technologieentwicklung erweist sich als derart rasant, dass mein iPhone vom letzten Jahr schon morgen ein alter Hut zu werden droht. In jedes Genom, egal ob pflanzlich, tierisch oder menschlich, vermögen wir bereits einzugreifen.

Bald werden Nanoroboter unseren Körper nach gefährlichen Zellen absuchen können und auch der Tod könnte in absehbarer Zeit nur mehr ein technisches Problem sein, an dessen Lösung bereits heftig gewerkt wird.

Setzen wir nun diese drei Grundaspekte von rein zahlenmäßigem Zuwachs unserer Spezies, von der Zunahme von Wirkstärke und dem Anstieg der technologischen Entwicklungsgeschwindigkeit miteinander in Bezug. Auf den ersten Blick zeigen sich extreme Anstiegskurven im winzigen rezenten Zeitsegment unserer Existenz in allen drei Bereichen Bevölkerungsentwicklung, Wirkmächtigkeitsentwicklung und Technologieentwicklung. Diese drei Treiber wirken dahingehend zusammen, die Zielsetzung der Evolution, die maximale Durchsetzung eines Genoms, in diesem Fall des Genoms der Art Homo sapiens, in jedem zur Verfügung stehenden Ökosystem zu fördern. Bedingt durch die erreichte Wirkmächtigkeit erzielt der Homo sapiens einen Globalisierungserfolg, der alle Ökosysteme zunehmend zu einem einzigen interdependenten Gesamtsystem verschmelzen lässt.

Grundsätzlich vermag diese Befundlage aus evolutionärer Perspektive durchwegs Freude auszulösen, denn im Pokerspiel der Evolution ist ja Reproduktion und Verbreitung der genetischen Information der eigenen Art die ausgewiesene oberste Zielsetzung. Darum dürfen ja auch die Alpha-Männchen im Schimpansen-Clan alle verfügbaren knackigen Weibchen beglücken. Dass für die anderen Burschen auch ein paar Spaßhäppchen abfallen, hängt alleine von der Bündnisbedürftigkeit des Alphas oder der Schlauheit der Weibchen ab, die wahrscheinlich zum Aufmischen des Genpools hie und da mal mit einer zarterbesaiteten intellektuellen männlichen Schimpansenseele in ein romantisches Buschwerk abbiegen.

Wir machen einiges her, wir, diese nackten Affen. Das können wir aus evolutionärer Sicht behaupten, zumindest solange wir unseren Blick im Vordergrund parken. Denn diese Erfolgsstory bedarf differenzierter Betrachtung. Sie birgt Chancen ebenso wie enorme Risiken. Wir sollten daran gemahnt sein, dass, wenn wir am Baum der Erkenntnis weiterhin immer höher und gleichzeitig immer rascher hinaufklettern wollen, die Äste zunehmend dünner werden könnten. Und das zunehmende Gedrängel sollten wir auch nicht außer Acht lassen. Wir verdanken unsere Existenz der sorgfältigen und bedachtsamen Planung unserer Vorfahren, denn jeder falsche Schritt konnte den Absturz bedeuten, vor dem auch wir nicht gefeit sind.

Auf der Zeitachse gesehen, gleicht die Geschichte der Menschheit der Story des unscheinbaren Mauerblümchens, das sich jahrelang unbeachtet oder vielleicht sogar verspottet am Rand des Schulhofs herumgedrückt hat und scheu allen Blicken ausgewichen ist, um dann über Nacht mirakulös zur Prom Queen zu mutieren. Und dann passiert das Unerwartete: Ihr Erfolg katapultiert sie noch viel weiter und, ganz unglaublich, wenn man ihre Kindertage in Erinnerung hat, weit über die überschaubaren Grenzen ihrer Highschool hinaus und lässt das ehemals hässliche Entlein, bevor es dies noch zu realisieren vermag, zur Miss Universum werden. So sehr dieser kometenhafte Aufstieg wie das Wahrwerden eines Märchens anmutet, so sehr kann er auch zum Albtraum werden. Gerade in unseren Märchen und Sagen warnen wir ja unsere Kinder davor, sich Erfolg nicht zu sehr zu Kopfe steigen zu lassen. Doch beherzigt der Homo sapiens in seiner eigenen Lebensweise und Selbstkonzeption die Grundweisheit, dass man erst in seine Schuhe hineinwachsen muss, um mit ihnen sicher laufen zu können? Aus evolutionsbiologischer Sicht ist es gerade einmal ein paar Wimpernschläge her, dass wir schutzlos gegenüber jeder Naturgewalt von den Bäumen gestiegen und uns in die Savanne vorgewagt haben, wo wir als Beute so ziemlich jedem ausgeliefert waren, der fünfzig Kilo Gegnergewicht und etwas Entschlossenheit mitbrachte. Von einer vergleichsweise unbedeutenden Affenart irgendwo in der Mitte der Futterkette sind wir unbestreitbar bis an die Spitze in die absolut unangefochtene Topposition aufgestiegen. Ist uns unser rascher Erfolg zu Kopf gestiegen? Wenn wir uns umblicken, erhebt Mutter Natur warnend und auch schon drohend ihren evolutionären Zeigefinger. In manchen Städten ist die Atemluft bereits zu verpestet, um uns nicht zu schädigen. Die Meere und alles, was sich in ihnen an Lebendigem befindet, beginnen zu sterben. Die Polkappen schmelzen, breite Landschaftsstriche versteppen oder verkarsten durch unser Zutun. Wir sind ganz groß im Ausrotten, stündlich werden weitere drei Arten auf Nimmerwiedersehen aus dem Gesamtsystem unseres Globus getilgt. Müssen wir hierin nicht die negative Seite unserer zahlenmäßigen Explosion in den letzten paar hundert Jahren, der gigantischen Zunahme unserer Wirkmächtigkeit und des rasanten Entwicklungstempos erkennen? Es scheint so, als wäre die Pufferkapazität des Gesamtsystems sowohl in ökologischer wie auch sozialer Hinsicht ausgereizt.

Früher konnten wir uns einfach und ohne besondere Konsequenzen an Kohlekraftwerken freuen, beliebig viele Abgase in die Luft blasen, unsere Abwässer rückhaltlos ins Meer pumpen, unseren Müll samt Giftstoffen und sonstigem Entledigungswürdigem wo auch immer vergraben, in einen größeren See oder in ein Meer kippen oder verbrennen und die Atmosphäre damit beladen. Lange Zeit machte das gar nichts. Denn erstens waren wir nicht so viele, zweitens brauchten wir nicht so viel, drittens vermochten wir auch nicht allzu viel zu treiben, was Rückstände oder Belastungen hervorgebracht hätte und viertens ging alles außerdem noch sehr langsam. Damit war neben der geringeren quantitativen und qualitativen Belastung auch Zeit zur Regeneration, also Pufferkapazität auf jeder Ebene gegeben. Oder anders ausgedrückt: Wir konnten vollkommen befreit von einem umfassenden Denken an Konsequenzen dem reinen Steigerungs- und Fortschrittsdenken im Sinne eines Größer, Weiter und Mehr anhängen, ohne dies in seiner Sinnhaftigkeit hinterfragen zu müssen. Mutter Natur kam mit den Aufräumungsarbeiten, die im Gefolge unseres Tuns notwendig wurden, noch gut hinterher. Wenn wir wirklich regional etwas grob und nachhaltig zerstört hatten, konnte die globale Gesamtbalance dies noch ausgleichen. Doch jetzt spricht bereits jedes Kind von Globalisierung und jeder Spatz pfeift vom

Hausdach herunter den Kanon der Interdependenz. Aus dem Umstand, dass eben alles mit allem verbunden und unser Planet in jeder Hinsicht ein Gesamtsystem ist, entstehen akute Anforderungen und Notwendigkeiten, denen wir uns stellen müssen. Dies gilt für den ökologischen Kontext ebenso wie für den sozialen, denn auf dem Globus ist es eng geworden. Wir können, wenn wir mit unseren Nachbarn nicht übereinkommen, nicht mehr einfach aufbrechen und ein neues Tal erkunden oder einen frischen Kontinent besiedeln. Abgelegene Inseln, die auf uns warten, gibt es auch keine mehr. Gleichzeitig sind für nahezu jeden indischen Bauern übers Internet die gerade aktuellen Weltmarktpreise für Hirse und die entsprechenden Handelsspannen von Großhändlern recherchierbar und zu dem ihm für seine Ernte angebotenen Betrag in Relation zu setzen. Und beinahe in der letzten Hütte kann man die neuesten Exzesse der großen Stars oder Protagonisten diverser Reality Shows mitverfolgen, oder beim Aufsammeln von Feuerholz kurz Facebook checken. Jedenfalls ist der Tenor der umspannenden Globalisierungskultur von den westlichen Technologiegesellschaften geprägt. Das bedeutet für jene, deren voller Futtertopf in diesen Gegenden aufgestellt ist, ein sattes Zugehörigkeitsgefühl, für viele in der Peripherie jedoch Sehnsucht und Begehrlichkeit, für andere wiederum die schiere Unvorstellbarkeit eines unerreichbaren, aber erwiesenermaßen existierenden Lebenskonzepts. Mit anderen Worten: Arm und Reich gab es immer und dies war früher genauso schlecht wie heute. Doch die Räume von Arm und Reich waren unsichtbar füreinander und getrennt. Das Elend des Volkes war Marie Antoinette so fremd, dass sie in ganz naiver Natürlichkeit ihren berühmten Sager vom Stapel lassen konnte, dass das Volk eben Kuchen essen solle, wenn es kein Brot hätte. Umgekehrt achteten die Reichen sehr genau darauf, ihren Luxus durch hohe Zäune und Mauern vor den Augen des gemeinen Volkes abzuschotten. Ausgrenzen und Mauern bauen haben als Strategie jedoch in dieser neuen vernetzten, globalisierten Technologiewelt nahezu ihr Ablaufdatum erreicht. Immer häufiger findet sich die bestehende Verteilungsungerechtigkeit als drohende Anklage in immer grelleren Farben an die Pinnwand der anstehenden Agenda geheftet. Immer mehr Menschen wenden ihrem eigenen Zuhause den Rücken zu, sei es aufgrund der Bedrohung durch Kriege oder weil sich in ihrer Heimat keine gesicherte wirtschaftliche Existenz entwickeln lässt. Sie machen sich auf, um in den Ländern, in denen wohl Milch und Honig im Überfluss fließen müssen, Zuflucht zu suchen.

So sehr unsere drei Wirkfaktoren Bevölkerungszuwachs, Wirkmächtigkeitszunahme und Entwicklungsgeschwindigkeitserhöhung vor allem im Bereich Technologie für unsere Position der evolutionären Superheroes stehen, so sehr werfen sie einen tiefschwarzen Schlagschatten existenzieller Bedrohlichkeit auf unsere nächste Zukunft. Versteht man die sich eröffnende Tragweite, so sind Verteilungsgerechtigkeit und Nachhaltigkeit weniger als schöngeistige Worthülsen zu verstehen, denn als Stoßgebete der Überlebenswilligen.

Als moderne Gesellschaft finden wir uns heute also in diesem seltsamen, gefährlichen Widerspruch wieder. Wir haben als Spezies auf unserer Reise unerhörte Abenteuer bewältigt und bisher jeden Drachen besiegt, der uns seinen feuerspeienden Atem entgegen geblasen hat, selbst wenn uns dabei die tödlichsten Krankheitserreger als dichte Wolke umgeben haben. Auch wenn wir bisweilen heftige Blessuren einstecken mussten, war unser Entwicklungsweg eindeutig ein erfolgreicher, einer, der unsere Lebensspanne nicht nur statistisch deutlich verlängert hat, sondern uns gleichzeitig immer mehr Möglichkeiten für eine erfüllende Gestaltung dieses Lebens zur Verfügung stellt.

Wir verfügen über die Fähigkeit zur kreativen Lösungsfindung, die sich verbinden lässt mit unserer Kompetenz, Dinge in unserem Kopf vorausschauend in einer Art risikolosem Probehandeln durchzudenken. Um diese Verbindung herzustellen, haben uns folgende Eigenschaften als Antriebsaggregate gedient: unermüdlicher Eifer und nicht bremsbarer Elan einem Traum zu folgen, schrankenlose Hingabe an die gestellte Aufgabe, übermenschlich anmutende Zähigkeit und gnadenlose Selbstanforderung zur Erreichung eines gesteckten Ziels, die mutige Bereitschaft, immer auch über den eigenen Schüsselrand des bisher als möglich Geltenden hinweg zu denken. Damit sind wir unschlagbar geworden! Es gibt, die Tiefsee ausgenommen, keinen Platz auf diesem Globus, den wir nicht vermessen hätten und über den wir nicht Bescheid wüssten. Sogar die umgebenden Galaxien sind vor den notorischen Vorstößen unserer Neugier nicht mehr gefeit. Wir haben in die intimsten Details und Geheimnisse der Schöpfung bis hinein in unsere eigene Reproduktion Einblick genommen. Was uns allerdings schön langsam dämmert und bei all dem Erfolg ein scharfes und vor allem bedrohliches Schlaglicht auf unsere Gesamtsituation als Spezies wirft, ist die Tatsache, dass wir uns in diesem System globaler Interdependenz befinden. Da kann man jetzt aufs Erste noch weghören, denn der technische Begriff klingt ja allemal nichtssagend. Er wird in seiner Tragweite und seinem Beängstigungspotenzial erst erkennbar, wenn man ihn ganz hausbacken übersetzt. Er bedeutet nämlich, dass alles mit allem verbunden ist, alles von allem abhängig ist. Diese gesamte Biosphäre, zu der wir nun mal auch gehören, ist ein in sich zusammengehöriges, durch feine Kraftlinien von wechselseitigen Regelsystemen verschachteltes Ganzes. Wenn man an der einen Seite ein bisschen zieht, muss auf der anderen nachgegeben werden. Das geht ganz fein. Wenn da viele sensibel und achtsam das Kräfteverhältnis beherzigend mitspielen, kann das ein lustiges Spiel sein, das immer wieder neue Figuren und Konstellationen entstehen lässt. Ein bisschen ist uns dies ohnehin geläufig, wenn wir uns manchmal durchringen, auf unsere Lieblingsserie zu verzichten und uns stattdessen in einem Vorabendprogramm von Biologen das Ökosystem eines Teichs erklären lassen. Das löst dann meistens einen Moment tiefen ehrfurchtsvollen Staunens aus, wenn wir den durch unzählige Wechselbeziehungen in Balance gehaltenen Kosmos dieser im Abendlicht glänzenden, schilfbewachsenen Wasserlache mit allen ihren Organismen und einander bedingenden Regelkreisen realisieren. Manche berührt das dann auch alles gleich so sehr, dass sie in ihrem Garten große Löcher ausbuddeln, um auch so einen Teich zu haben. Das Thema der Interdependenz ist allerdings größer als die Pfütze in meinem Garten und verdient gerade jetzt akutes Interesse, wo sich die ökologischen und sozialen Pufferkapazitäten des Gesamtglobus durch die Verschraubung der Schattenseiten unserer drei Grundfaktoren als zunehmend aufgezehrt erweisen. Im Handgepäck warten Fragestellungen von durchwegs globaler Bedeutung auf ihre Lösung. Auf den ersten Blick scheinen diese Fragestellungen irgendwo im Kampffeld zwischen Ökologie und Wirtschaft, also zwischen Sandalen und Fairtrade-Schals tragenden Aktivisten und Freaks auf der einen Seite und Managern und Bankern in genagelten Schuhen und seidenen Anzügen auf der anderen Seite angesiedelt zu sein. In Wirklichkeit jedoch leuchtet eine einzige Fragestellung am Horizont auf: die des Überlebens unserer Spezies. Wir steuern auf den Punkt zu, an dem wir die Toleranzgrenze einer Homöostase, eines delikaten Gleichgewichtszustandes, überschreiten. Daher sollten wir lernen, jedes Steinchen in diesem gigantischen globalen Puzzle mit Respekt und Achtung zu behandeln. Das gilt von der sich im Extrembiotop heißer Schwefelquellen behauptenden Cyanobakterie bis zur Quantität der global produzierten Treibhausgase. Man kann die Gesetzmäßigkeit der Interdependenz eine begrenzte Zeit über verleugnen, solange die Bandbreite von Kompensationsmechanismen oder Belastungsgrenzen einer Funktionseinheit noch nicht ausgeschöpft ist. Diese Zeitspanne einer globalen Galgenfrist ist natürlich auch von der Radikalität abhängig, mit der hier vorgegangen wird. Ganz im Klartext und ungeschminkt: Wir können durchwegs belasten, ausbeuten und ausrotten, wie wir ja bereits hinlänglich demonstriert haben, scheinbar ohne Konsequenzen. Doch dank unserer erreichten Wirkmächtigkeit haben wir darin bereits gefährliche Dimensionen erreicht und machen dabei die Rechnung ohne den Wirt. Wir denken in globalen Fragen weiterhin nationalstaatlich, wie das gerade wieder ein amerikanischer Präsident demonstriert. Dies ist auch ohne Highschool-Abschluss jedem fühlenden Menschen, dessen kognitive Fähigkeiten ausreichen, um über eine längere Zeitspanne als eine Legislaturperiode hinauszudenken, als blanke Selbstzerstörung unserer Spezies bereits in der kommenden Generation einsichtig. Doch das ist nicht alles, denn im Zuge unseres Besiedlungs- und explosionsartigen Vermehrungserfolgs ist es auf dem Globus als Gesamthabitat bereits recht eng geworden. Wir können kaum mehr voreinander ausweichen, sondern müssen uns miteinander arrangieren. Noch besser wäre es, im Sinne der viel bemurmelten Multikulturalität zu lernen, einander mit Respekt und Achtung in Vielfalt und nach globalen Spielregeln zu begegnen. Auch in dieser Frage haben wir einiges an Verletzung homöostatischer Spielregeln im Marschgepäck. Noch vor wenigen zehntausend Jahren ist es den meisten von uns ziemlich gleich mies im täglichen Überlebenskampf gegangen. Heute sind die Karten schon damit, wo man seinen ersten Schrei tut, ziemlich eindeutig vergeben. Wer in den Hamptons nach seinem Fläschchen schreit, auf den warten zumeist andere Lebensboni als auf den Säugling aus einer Slumgegend von Rio de Janeiro. Das erzeugt Spannung und Bewegung und zwar von größerem Ausmaß für unsere nächste Zukunft. Dank unseren gigantischen Gesamterfolgen und unserer nunmehr gewonnenen Wirkmächtigkeit stehen wir also heute in der besten aller Welten direkt fußfrei am Rande des Abgrunds! Wir sind gefordert, denn die Frage, die sich hier wieder einmal stellt, und zwar in der gesamten Härte ihrer Bedeutung, lautet: Wie soll hier überlebt werden? Und wer wird überleben? Als Spezies benötigen wir heute einen Quantensprung in unserer Entwicklung, und der sollte gelingen, sonst könnte es sein, dass wir ziemlich steil abstürzen und schnell im Nichts landen. Diese Einschätzung teile ich mit vielen Menschen; mit Menschen, die sich professionell, eben auf Basis von Daten hochrechnenden, analytischen Systemen mit dem Thema Zukunftsentwicklung in ihrem jeweiligen Fachgebiet beschäftigen; und genauso mit Menschen, die das mehr aus dem Gespür, dem Bauch, einer gefühlten Ahnung heraus so einschätzen, und denen ich seltsamerweise auf Schritt und Tritt begegne.

Dass wir als Spezies einen Quantensprung benötigen, ist leicht zu beweisen. Nehmen wir den Beispielfall eines in seinem Biotop äußerst erfolgreichen Organismus. Durch glückliche Fügung und Geschick hat er es geschafft, ideal in der Futterkette positioniert zu sein. Natürliche Feinde begegnen ihm kaum mehr und die verfügbaren Ressourcen sind ihm erstrangig zugänglich. Somit herrschen ideale Lebens- und Fortpflanzungsbedingungen. Angesiedelt in dieser Traumfabrik tut unser Beispielorganismus genau das, was sein evolutionärer Auftrag ist. Er trachtet danach, die gesamte vorhandene Biosphäre mit seiner genetischen Information zu überschwemmen, als gesamte Art wie auch als einzelner Organismus im Rattenrennen mit den anderen seiner Spezies um die besten und attraktivsten Futterplätze und Fortpflanzungspartner. Und wenn der Einzelne aus biographischer Benachteiligung oder genetischem Ausrüstungsmangel irgendwo abseits des großen Futtertrogs und erotisch unbeachtet dahinvegetiert, so versucht er doch zumindest sein Überleben zu sichern. Halten wir uns aber nicht mit dem Blick in die Lebenstagebücher der einzelnen Protagonisten unseres Modellorganismus auf, sondern betrachten wir in unserem imaginären Wasserglas das Schicksal der Gesamtart. Die Population wird wachsen, zuerst langsam. Wenn es keine Eingriffe durch bösartige, querschießende andere Organismen oder übergeordnete Ereignisse wie grobe Temperaturschwankungen oder Meteoriteneinschläge im Wasserglas gibt, wird die Gesamtzahl in Ermangelung ernstzunehmender Feinde immer rascher ansteigen. Dabei kommt es eventuell zu weiterer Ausdifferenzierung und zu Anpassungsleistungen, um die Umgebungsbedingungen noch besser nützen zu können. Andere Organismen müssen im Zuge dieses Erfolgskurses unseres Modellorganismus, seiner weiteren Ausbreitung und zunehmenden Inbesitznahme der vorhandenen Biosphäre, den Rückzug antreten. Sie werden verdrängt oder auch gänzlich ausgerottet. So ist das nun mal eingerichtet und hat sich als »survival of the fittest« ja durchwegs bewährt, solange sich auf immer neuer Ebene ein Gleichgewicht in diesem System einzustellen vermag. So kann das eine ganze Weile gut gehen, solange genügend Pufferkapazitäten und Ausgleichskräfte vorhanden sind und unser Starorganismus kann immer vorherrschender und in seiner Wirkmächtigkeit dominanter werden sowie seine Stellung mit immer größerer Geschwindigkeit ausbauen. Zumindest so lange bis die Gesamtressourcen aufgebraucht, die Pufferkapazität erschöpft und die unverwertbaren Abfallprodukte derartig summiert sind, dass das System kippt. Das ist dann jener Moment, wo wir mit großer Verwunderung beim Blick in unser experimentelles Wasserglas feststellen, dass wir hier nur mehr eine stinkende Brühe vorfinden. Und das, obwohl uns gestern erst gerade mal ein paar Eintrübungen zu erstem Nachdenken angeregt haben. Viel Lebendigkeit bleibt zu diesem Zeitpunkt von unserem bisherigen Superhero nicht mehr übrig. Derartige Entwicklungen kommen in Wassergläsern andauernd und in Tümpeln bisweilen ebenso vor und sind auch in größeren Systemen durchwegs beobachtbar. Als Menschheit haben wir mehrfach Einbrüche durch Seuchen oder Naturkatastrophen hinnehmen müssen. Namhafte Wissenschaftler gehen davon aus, dass der Ausbruch des Vulkans Toba vor etwa 70.000 Jahren dafür gesorgt hat, dass weltweit gerade mal zwischen tausend und zehntausend Exemplare der Gattung Homo sapiens überlebt haben. Der bittere Unterschied, den es hier jedoch hervorzuheben gilt, ist jener, dass wir im Begriff sind, eine etwaige zukünftige Implosion des globalen biosozialen Gesamtsystems durch einen Balanceverlust mit unseren eigenen Händen herbeizuführen. Die Frage, die sich also stellt, ist jene, wie unser Modellorganismus erfolgreich mit den Schattenseiten seines Erfolgs fertig werden kann? Dazu braucht es eine fundamentale Neuerung, ein Hinausdenken über das bisher Mögliche. Ein Quantensprung in unserer Entwicklung, und zwar einer zu unserer Selbstkonzeption als Homo sapiens muss also her und zwar ganz rasch, denn die Anzeichen mehren sich, dass wir bereits knapp vor dem Umschlagpunkt stehen!

Auf der Pack

Ich liebe meine Praxis in einem Altwiener Jahrhundertwendehaus im Zentrum von Wien. Schon die Atmosphäre des Gebäudes verbindet mich in sentimentaler Weise mit den großen Begründern unserer Zunft, mit ihrer rastlosen Hingabe, ihrem Vermögen, sich tastend und leidenschaftlich als selbstherausfordernde Gestalter im Dienst ihrer Patienten der Erforschung der Seele zu widmen, um einer Heilung Bahn zu brechen. Ich liebe auch den Geruch des hundert Jahre alten Parketts, der mir entgegen weht, wenn ich die Eingangstür aufschließe; genauso meine alten Teppiche und meine längst schmuddelige Teeküche mit Blick in den offenen Hinterhof dieses Bürgerhauses mit dem gegenüberliegenden Flachdach, das das ehemalige Fabrikgebäude einer alten Teppichweberei überzieht. Und ich liebe meine Rituale, insbesondere meinen Morgenkaffee, bevor ich mit der Praxis beginne.

Montagmorgen. Vor mir ein Cappuccino. Wie gewohnt blättere ich zu Wochenbeginn in meinem alten Papierkalender, auf dem ich immer noch zusätzlich zu aller Elektronik bestehe. Heute, Montag. Alle meine Lieben, die ich in den nächsten Stunden sehen werde, sind da fein säuberlich neben der entsprechenden Uhrzeit eingetragen. Plötzlich bleibt mein Blick an einem Termin am Nachmittag hängen. Da ist dieser Markus notiert, dieses Riesenkind, das letzte Woche mit dieser insistierenden Mutter hier war. Sofort verspüre ich solides Unbehagen. Mein Magen zieht sich beinahe schmerzhaft zusammen. Das ist ganz und gar nicht mein normales Arbeitsgefühl. Ich habe da in dieser Sitzung mit den beiden nicht die Zügel in der Hand gehalten, muss ich mir jetzt eingestehen, mich von dieser seltsam verzweifelten und gleichzeitig fordernden Frau unter Druck setzen und vereinnahmen lassen. Hat wohl etwas mit meinem eigenen Stolz und Narzissmus zu tun, dass ich nicht einfach habe nein sagen können. Selber schuld, so geht's allen, die den eigenen Geltungstrieb nicht im Griff haben. Aber ich werde das heute wiedergutmachen. Ich werde Markus freundlich, aber überzeugend, am besten so, dass er meint, es wäre seine Idee gewesen, aus meiner Praxis komplimentieren. Ich könnte einen anderen Kollegen vorschlagen, für Markus mehr in Wohnortnähe. Das wäre höflich, tröstlich und elegant. Außerdem ist dies, wenn man es bei Tageslicht nüchtern und realistisch betrachtet, sowieso ein Fall ohne jede positive Entwicklungsprognose. Warum also so tun als ob? Hier könnte man allenfalls stützende, begleitende Lebenshilfe als Zielsetzung formulieren. Das ist nichts für mich. Darin bin ich nicht wirklich gut. Ja! Dieser Plan fühlt sich stimmig an. Jetzt fühle ich mich besser. Ich nehme den letzten Schluck meines Cappuccinos. Nun kann der Tag zufrieden losgehen.

Pünktlich um 16 Uhr steht Markus vor meiner Eingangstür.

Als ich öffne, sehe ich seine Mutter gerade noch von hinten in der Biegung des gewundenen Stiegenhauses hinuntereilen. Sie hat wirklich punktgenau sichergestellt, dass er bei mir landet.

Er hält eine Papiertüte mit dem Aufdruck der Bäckerei von gegenüber in der Hand und kaut noch. Na, das fängt ja gut an. Nicht übermäßig freundlich weise ich ihn an, in mein Praxiszimmer vorzugehen und Platz zu nehmen. Als ich in den Raum komme, spielt er auf seinem Handy irgendein Spiel. Er hat, wie gar nicht anders möglich, wieder auf meiner Couch Quartier bezogen. Neben ihm liegt die geplusterte Papiertüte, in der wahrscheinlich weitere Verpflegung wartet. Noch während ich einen meiner grünen Lederfauteuils so nachjustiere, dass wir einander gegenübersitzen, spielt er. »Während unserer Sitzung hätte ich gerne, dass wir uns darauf einigen können, dass du weder isst noch spielst«, eröffne ich. »Dauert ja nicht so lange.« Mein Ton ist eindeutig zu kühl und der Nachsatz wäre überhaupt nicht nötig gewesen. Was ist mit mir los? »Kontrolliere dich«, ermahne ich mich und streiche meinen Rock wie zur Bekräftigung für mich selber energisch glatt, obwohl da keine Falten sind.

Markus seinerseits knüllt jetzt das obere Ende der Papiertüte genauso energisch und demonstrativ zusammen. Es entsteht ein unangenehm schleifendes, raschelndes Geräusch, das den Raum über Gebühr einnimmt. Dann wickelt er das dünne Kabel der Ohrhörer mit voller Konzentration quer um sein Handy und steckt es betont langsam in die Seitentasche seines Sweaters.

Mein Gott, das Ding geht ja als Hauszelt durch. Irgendwie wirkt der ganze Ablauf wie eine Provokation. Wir sind also beide mit unserem Zusammensein hier unzufrieden und geladen.

Als Alternative bietet er mir dann sogleich seine virtuose Passivität. Bohrt wieder seinen Blick in meinen Teppich vor sich, als gälte es, bis zum Erdmittelpunkt vorzudringen.

Irgendetwas ist an ihm, das mich meine therapeutische Contenance nicht richtig finden lässt. Er vermag in mir starke Gefühle auszulösen. Im Moment eindeutig Ärger. Was reizt mich so? Ich bin doch ein alter Hase. Da wird es mir klar. Er hält Ohnmacht und Selbstaufgabe sehr viel besser aus als ich. Wenn es nach ihm ginge, könnte er die ganze Stunde so zubringen. Am Ende würde er einfach seine Tüte mit Fressalien nehmen, sein Handy zücken und gehen, um sich dann nächste Woche genauso unbeteiligt wieder von seiner Mutter hier anliefern zu lassen. Damit setzt er mich unter Druck, denn das bewirkt Untergangsstimmung in mir. »Erzähl mir etwas von dir«, beginne ich nicht gerade originell.

Markus schweigt als Antwort und hält seinen Blick weiter auf den Teppich gerichtet.

»Okay.« Mein Ton soll überlegen wirken. »Wir können das auch so stehen lassen.« Was auch immer das heißen soll. Ist mir selber nicht klar. Wahrscheinlich versuche ich, Gelassenheit zu demonstrieren. Wir schweigen. Das Geräusch des regelmäßig durch diese Wohnstraße fahrenden Linienbusses tritt in der angespannten Stille des Raums stark in den Vordergrund. Es ist, als ob er zwischen uns beiden durchfahren würde. »Du bist nicht wirklich überzeugt von dem, was wir hier veranstalten«, nehme ich den Faden auf.

Er reagiert nicht.

Verdammt! Sein Blick ist an den Teppich geschmiedet, wie Prometheus ans Kaukasusgebirge. Ist er ein Vorausdenker, der die Sinnlosigkeit des Unterfangens hier bereits begriffen hat? Ich muss doch wenigstens ins Gespräch mit ihm kommen. »Ich kenne die Gegend, aus der du kommst«, versuche ich es erneut. Irgendwie ist mir jetzt alles gleich, jeder gelernte Kunstgriff kommt mir platt vor. »Ich war als junges Mädchen sehr viel auf der Pack. Es waren ganz seltsame Umstände. Vollkommen absurd, wenn ich heute daran denke. Ich war etwa so alt wie du und mein damaliger Freund war wie ich Medizinstudent. Sein Vater hat nach dem Krieg die »schlagenden Verbindungen« in Österreich wiederaufgebaut. Ich hab nur gar keine Ahnung gehabt, was das bedeutet. Ich war, wie man so sagt, politisch total naiv. Als Kind bin ich ein paar Mal zur Jungschar gegangen, weil man dort besser Völkerball spielen hat können.

Und vorm ersten Mai war ich bei den Roten Falken, weil die so viel Krepppapier zum Fahnenbasteln für uns Kinder gehabt haben. In meiner Familie habe ich gelernt, dass es besser ist, nie über Politik zu sprechen. Und dann bin ich jahrelang immer mit meinem Freund im Sommer auf die Pack gefahren, um seine Eltern zu besuchen. Ich hab nicht gewusst, dass sich da die »alten Herren« mit ihren Familien treffen. Ich bin immer wieder in Jeans und mit Palästinensertuch angereist, weil dort ja die Abende auch im Sommer recht kühl sind. Das Tuch hab ich am Flohmarkt billig bekommen. Der Fauxpas war mir echt nicht bewusst. Seine Mutter hat mich jedes Mal gleich in ein Dirndl gesteckt und mir ein Trachtentuch gegeben. Der Speck und die Hauskeks dort auf der Pack waren allerdings echt gut.«

Markus lächelt mich an. Im ersten Moment weiß ich gar nicht, wie mir geschieht. Etwas ist passiert. Die Spannung zwischen uns ist weg. Scheinbar hat uns meine Erzählung verbunden. Wir beide auf der Pack, im selben Boot, beide ein Unikum, er mit seiner riesenhaften Fettleibigkeit, ich mit meiner damaligen unangepassten Aufmachung, wir beide in einem Gegensatz zu unserer Umgebung. »Ist eine schöne Gegend, die Pack«, sagt er jetzt. »Ich mag Natur sehr gern. Alte Bäume haben eine besondere Energie und tiefe Wälder, in denen man immer weiter und weiter gehen kann, mag ich besonders. Aber ich kann nicht mehr weit gehen«, setzt er hinzu. Und schon beginnt sich nach dieser kurzen Lockerung der Stimmung wieder dieses sumpfige Gefühl von Resignation wie eine zähe Masse im Raum auszubreiten. »Ich wollte als Kind Forstwirtschaft studieren«, fügt er noch ganz leise hinzu.

Wie einen Stich in meinem Herzen fühle ich seine letzten Worte, die im Ton geklungen haben, als würde er von einer Absurdität sprechen. Rasch, einfach um den dünnen Faden zwischen uns nicht abreißen zu lassen, frage ich ganz ohne Konzept: »Was magst du sonst noch?«

»Oliven«, antwortet er. »Oliven in jeder Form. Grüne, schwarze, eingelegte, mit Käse oder Paprika gefüllte, unterschiedlich marinierte oder auch die kleinen verschrumpelten, eingesalzenen.«

Er scheint da wirklich Experte zu sein. Wir lachen. Beide. Aus dem dünnen Faden wird ein schmales Band. Das macht mich mutig: »Wann genau soll deine Magenband-OP stattfinden?«

»In etwa einem halben Jahr«, flüstert er. Seine leisen Worte klingen eindringlich, sehr ernst. »Ich mach das für meine Eltern.«

»Wieso nicht für dich?«, frage ich nach. Gleichzeitig offenbart sich mir auch mein Widerstand. Wieso für ihn? Will ich überhaupt mit ihm arbeiten? Will ich es überhaupt versuchen? Er will ja eindeutig selber nicht.

Markus' Blick ist wieder zu seiner ursprünglichen Fixierung auf den Teppich zurückgekehrt. Die Stimmung droht wieder zu kippen, das Band zu reißen.

»Warum nicht für dich?«, schiebe ich nochmals insistierend nach. Jetzt will ich es wissen. Jetzt muss er sich bekennen und dann kann ich ihm guten Gewissens sagen, dass er bei mir falsch ist.

»Schauen Sie mich an, Frau Doktor.« Er hebt den Kopf abrupt und fixiert mich mit seinem Blick, in dem plötzlich vollkommen wache, unbarmherzige Klarheit liegt. »Ich bin während meiner Kindheit zu einem Monster herangewachsen. Ich gebe da niemandem die Schuld. Sie konnten damals ihr Palästinensertuch einfach ablegen und in ein Dirndl schlüpfen und damit war alles geregelt. Aber bei mir ist das anders. Bei mir ist es aussichtslos. Ich mach das nur für meine Eltern, damit sie nicht die Hoffnung verlieren. Für mich ist doch schon alles vorbei. Ich bin ein spielsüchtiger Fettsack, ohne Freunde, ohne Vertrauen in andere Menschen und ohne Zukunft. Nach der Magenband-OP werde ich nicht mehr fressen können. Aber mögen wird mich deswegen trotzdem niemand. Jetzt bin ich ein fetter Loser, dann werde ich vielleicht ein weniger fetter Loser sein, äußerlich zumindest korrigiert und begradigt. Ich werde in den optischen Dimensionen besser eingefügt wirken, einer, dem man nach dem Abnehmen die halbe Bauchdecke wird wegsäbeln und einen künstlichen Nabel wird machen müssen. Aber das ist auch alles. Ich werde um nichts mehr Vertrauen in andere Menschen haben und auch keine Zukunft.« Er seufzt tief. »Zukunft gibt es sowieso keine mehr, wenn Sie sich genau umschauen und eins und eins zusammenzählen. Ich habe einiges gelesen, zur Gesellschaft und zur globalen Ökologie und Verteilung. Geben Sie es ruhig zu«, beschließt er seinen Exkurs und sein Gesicht nimmt jene versteinerte Härte an, die man an Menschen sieht, die viel Zurückweisung ertragen mussten. »Sie glauben doch auch nicht daran, dass ich eine echte Chance habe. Ihnen wäre doch auch lieber, ich wäre hier nie aufgekreuzt.«

Ich fühle mich ertappt. Klarheit und Sensitivität seiner Bestandsaufnahme machen mich tief betroffen. Seine Verzweiflung und seine nüchterne Resignation als einzig logische Konsequenz seines eigenen Seins stehen wie tonnenschwere Steinsäulen im Raum. Der Junge ist sensibel, hochintelligent und macht sich haufenweise Gedanken zur Welt und ihrer Entwicklung.

Noch bevor ich einhacken kann, setzt er fort: »Vielleicht bin ich ein extremes Symbol dieser Gesellschaft. Sie kennen ja die Geschichte, wie sie meine Mutter erzählt. Aber es bleibt gleichzeitig mein Leben und ich habe schon oft darüber nachgedacht, einfach irgendwo auf der Pack in den Wald zu gehen und mein Leben zu beenden. Aber ich will nicht, dass meine Eltern das erleben müssen.«

Ich spüre die tiefe Verwundung, die er trägt. Parallel dazu steigen unbändige Wut und lauter Protest in mir hoch. Das kann doch nicht alles sein! Da sitzt ein nicht einmal volle zwei Jahrzehnte altes Menschenkind vor mir und erklärt mir, dass sein Leben bereits zu Ende ist. Gestorben, bevor er noch beginnen konnte, selbständig zu leben. Und das Ganze ist das Ergebnis von wohlmeinenden Akteuren in einer hochzivilisierten Gesellschaft, die sich als reflektiert und bemüht legitimiert und an jeder Ecke ein passendes Helfersystem positioniert hat. Das kann ich so nicht stehen lassen. So kann ich ihn jetzt nicht wegschicken. Weder mit verbindlichen Worten noch mit einem: »Na, das wird schon! Du wirst schon sehen. Und ich habe da einen wirklich hervorragenden Kollegen gleich bei dir ums Eck, der könnte dich viel einfacher betreuen.« Da kann ich mich gleich in die Spitzenposition in der Reihe der Verräter einreihen. »Hör mal, Markus«, setze ich jetzt an und neben dem starken Herzklopfen, das ich verspüre, wird mir bewusst, dass auch ich in meinem Ton jetzt glasklar und sehr direkt bin. »Ich glaube das nicht. Ich kann das nicht akzeptieren. Es ist die beste aller Welten, in der wir jetzt leben. Ich kann dir das beweisen. Auch wenn wir als Gesellschaft gerade fußfrei vor dem Abgrund stehen. Ich bin überzeugt, dass wir es als Menschheit schaffen werden. Und wir werden gerade Menschen wie dich, die eine besondere Schwere des Seins kennengelernt haben, dafür brauchen, denn es wird rasch gehen müssen. In eurer Generation muss das klappen, sonst könnte es tatsächlich zu spät werden.«

Markus blickt mich jetzt fragend an.

»Ich möchte dir einen Deal vorschlagen«, setze ich fort und halte kurz inne, um Luft zu holen. Diese Sitzung mit Markus geht mir echt nahe, schlägt eine tiefe Glocke in mir an. So aufgeregt war ich schon lange nicht.

Sein fragender Blick bleibt weiter still auf mich geheftet. Immer noch ist er der Riese, der nichts von mir will.

»Ich schlage dir Folgendes vor«, wiederhole ich. »Wir haben sechs Monate Zeit. Du und ich werden jetzt jede Woche gemeinsam arbeiten. Wir werden den ganzen Seelenmüll in dir durchkämmen, sortieren und aufarbeiten. Du wirst redlich und ehrlich in dem ganzen Morast und Schmerz herumwaten und ich werde mich exponieren, mich allen deinen Anschüssen stellen und mich vielleicht lächerlich in meinem Versuch machen, dir glaubhaft zu vermitteln, warum ich glaube, dass diese Welt eine wunderbare sein kann und dich braucht. Wenn du dann am Ende noch immer das Gefühl hast, dass du die Magenband-OP nur für deine Eltern machst und nicht für dich selbst, dann werde ICH ihnen sagen, dass der Eingriff keinen Sinn macht.« In der nachfolgenden Stille im Raum wird mir erst bewusst, dass ich viel lauter gesprochen habe, als es sonst meine Art ist.

In rasender Geschwindigkeit baut sich eine abwartende Spannung zwischen Markus und mir auf. Er mustert mich eindringlich und auch ich blicke ihm sehr gerade in die Augen. Er lässt sich Zeit.

Ich halte dem stand. Es ist wie ein Messen, ein Kalkulieren, ob man sich auf diesen Partner bei einer äußerst anforderungsreichen Forschungsexpedition in unbekanntes, gefährliches Gelände wird verlassen können.

Wirst du mich im Seil halten können? Das scheint sein Blick zu fragen. Schließlich richtet er sich sehr gerade auf.

»Sie würden meinen Eltern wirklich beibringen, dass ich die Operation nicht möchte?«

»Wenn du dieser Therapie eine ehrliche Chance gibst, ja.«

Einen Moment zögert er, dann streckt er mir seine Hand entgegen.

Spontan fasse ich sie. Diese Geste fühlt sich an wie das einzig Mögliche, angesichts der zwischen uns grimmig knisternden Ernsthaftigkeit. Auf was für einen Deal ich mich da eingelassen habe, frage ich mich in diesem Moment lieber nicht.

Der Quantensprung – was dieses unspektakuläre Tier so besonders gemacht hat

So sehr die Forderung nach einem Quantensprung in der Entwicklung wie die Beauftragung mit etwas Unmöglichem klingt, so sehr entspringt sie der Notwendigkeit der Situation, wenn die Menschheit weiter auf Erfolgskurs bleiben soll. Vielleicht offenbart sich an dieser Stelle sogar eine Besonderheit dieses speziellen Tiers mit Namen Homo sapiens, das eigentlich nichts wirklich besonders gut kann, sondern gerade einmal ein wenig schwimmen, ein bisschen laufen, bescheiden kriechen und das auch nicht wirklich viel im Weit- oder Hochspringen vorweisen kann, das nicht erwähnenswert zu tauchen vermag, gerade ein paar Meter hangeln kann, nicht einmal von Ast zu Ast zu segeln und schon gar nicht zu fliegen vermag. Es ist ein Tier, das auch im Katalog seiner Wehrhaftigkeit wenig aufzuweisen hat, weder scharfe Reißzähne noch beeindruckende Krallen, das auch keinen Schutzpanzer trägt oder über ein solides, zuverlässiges Tarnkleid verfügt. Das Einzige, das dieses Tier vor allen anderen auszeichnet, ist, dass sein Hirn im Verhältnis zu seinem Körpergewicht beeindruckend groß ist, nahezu doppelt so groß wie bei vergleichbaren, gleichgewichtigen Säugetieren. Die Evolution setzt in diesem Fall also auf eine solide CPU als Joker für Lebensgestaltung. Und wie es aussieht, haben unsere Ahnen von diesem speziellen sozialen Organ bislang erfolgreich Gebrauch gemacht. Unser Hirn bietet bemerkenswerte Möglichkeiten, die ständig wachsen, immer mehr und immer neue, nur Vertretern unserer Spezies zugängliche Welten eröffnen, vom Kosmos bis zur Nanotechnologie. Solche Quantensprünge in unserer Entwicklung, die man auch als Entwicklungsweggabelungen bezeichnen könnte, sind nicht ganz neu. Der aufrechte Gang, der Werkzeuggebrauch unserer Ahnen in den Urzeiten wären da zuallererst als bahnbrechend für unsere Spezies für diese Kategorie von entscheidenden Entwicklungsschritten anzuführen, die den Bestand und Wirkmächtigkeitszugewinn der Spezies zu sichern halfen. Und geben wir es ruhig zu: Beim Thema der Zähmung des Feuers mit allen daraus folgenden Annehmlichkeiten wird uns noch immer warm ums Herz. Natürlich heute alles ein alter Hut, aber das musste einem damals jeweils erst einmal einfallen. Dazu brauchten wir zuerst eine kritische Masse an Hirnschmalz im Oberstübchen mit der wahrscheinlich noch grob fliehenden Stirn und genügend verschaltete synaptische Verbindungen, um überhaupt von den Bäumen runterzukommen und in Richtung Menschwerdung zunehmend aufrecht weiter zu marschieren. Die Entwicklung des Lautsystems über ein Signalsystem als Warn- und Sozialsystem und dann weiterführend zur komplexen Sprache war als spezieller Meilenstein auch nicht zu verachten. Schließlich wollen wir ja an den Gattungsnamen Homo noch ein sapiens dranhängen, auch wenn uns die neuen Kürzel der technologischen Sozialsprache in den Social Networks gerade belehren, dass sich Komplexität der Sprache heute spielend abkürzen lässt: LOL! Damit Sie jetzt auch wirklich wissen, wie Sie gerade zu reagieren haben, lieber Leser! Aber dass Sprache ein wesentlicher Organisator sozialen Zusammenlebens, von Abstimmungs- und Austausch- wie emotionalen Prozessen ist, liegt sonnenklar auf der Hand; genauso die daraus folgende Tatsache, dass sich damit größere Gruppen in gemeinsamer Überlebensaktivität fruchtbarer akkordieren konnten. Das passierte in jenem Zeitraum, der vor etwa 70.000 Jahren begann und vor 30.000 Jahren endete, der neue Denk- und Kommunikationsmöglichkeiten hervorbrachte und als kognitive Revolution bezeichnet wird. Wahrscheinlich durch eine Genmutation kam es im Homo sapiens-Gehirn zu einer völlig neuen Verkabelung, die die Ausbildung einer extrem flexiblen Sprache, die unter Zuhilfenahme einer überschaubaren Zahl von Lauten und Zeichen die Formung einer schier unendlichen Zahl von Sätzen ermöglichte. Damit ließen sich erstmals gewaltige Mengen von Information über die Umwelt aufnehmen und an Artgenossen weitergeben. Man konnte diese Sprache aber zu noch viel mehr benutzen, nämlich zum Tratschen und Klatschen. Sosehr dies heute in Misskredit geraten ist, sosehr ist für ein Herdentier wie den Homo sapiens der Austausch von Informationen über Artgenossen von wesentlicher, ja überlebenswichtiger Bedeutung. Mit wem jagt es sich gut? Wer ist fair in der Beuteaufteilung? Wer ist ein guter Paarungspartner? Der Pferdefuß an der Sache ist nur der, dass selbst der notorischen Klatschbase Grenzen gesetzt sind. Die magische Grenze liegt irgendwo bei 150 Personen. Mehr können wir nicht in Evidenz halten und als Beziehungen pflegen. Mit einer größeren Anzahl von Personen funktioniert Gruppenbildung nicht.

Dem Klatsch als sozialem Bindungs- und Orientierungs-
mittel sind also Grenzen gesetzt. Doch das allerbeste, das
wirklich Einmalige an unserer Sprache ist, dass wir uns
auch über Dinge austauschen können, die es gar nicht
gibt! Soweit es der Wissenschaft bekannt ist, kann dies
nur der Homo sapiens. Und es ist gerade diese Möglichkeit des Sprechens über das Fiktionale, die den Quantensprung bedeutet hat. Damit konnten wir Geschichten und
Mythen erfinden, Ideen verbreiten, Legenden generieren,
Götter und Religionen auftauchen lassen, die Menschen-
rechte entwickeln oder das Wesen eines Unternehmens,
die Bedeutung von Aktien, eines Bankkontos, Google oder
den modernen Rechtsstaat definieren. Und das Beste daran ist, dass man diese Dinge gemeinsam tun kann und
dann gemeinsam an ihre Existenz glaubt. Dann werden
sie nämlich zur geteilten, verbindlichen Wirklichkeit. Das
wurde zum Erfolgsgeheimnis des Homo sapiens. Indem er
kollektiv neue Ideen und Überzeugungen zu entwickeln
vermochte, gelang es ihm, an der schwerfälligen biolo-
gisch-genetischen Entwicklungsfront auf der Überholspur
vorbeizuziehen. Man muss dann nur noch darauf achten,
dass es möglichst alle glauben, und die Spielregeln für eine
unbegrenzt große Anzahl von Menschen erweisen sich als
verbindlich festgelegt. Damit war eine Organisationsform
gefunden, die Menschen in grundsätzlich unbegrenzter
Zahl sozial organisiert. Stellen Sie sich tausend Menschen
in der Wiener Staatsoper vor und dann ersetzen Sie in diesem Bild die Menschen durch tausend Schimpansen, von
denen uns, auch wenn wir das nicht gerne hören, gene-

tisch gar nicht so viel trennt. Damit wäre dann wohl jedem Skeptiker klar, dass der Quantensprung zum Eroberungsfeldzug des Homo sapiens auf diesem Globus mit dieser Möglichkeit vollzogen wurde, kollektive Überzeugungen zu generieren und diese in den Rang gefühlter Realität und Wahrheit zu erheben.

Die Neolithische Revolution, fast schon in der Nähe zu historischen Zeiten angesiedelt, war dann eindeutig ein weiterer ganz großer Wurf, eben auch so ein Quantensprung, ein markanter Zeitabschnitt, in dem eine neue folgenschwere Entwicklungsrichtung in unserer Biographie als Spezies Gestalt annahm. Dies wurde übrigens durch das massige Auftreten von Gras – Getreide ist eben eine Grassorte – möglich. Damit trat dann als ganz große und noch nie dagewesene Neuerung die Sesshaftigkeit auf die Bühne unserer Lebensorganisation. Das muss man sich einmal vorstellen! Das war eine echte Revolution: Stetes notwendiges Herumgerenne, die überwiegende Zeit mit grobem Hunger im Bauch und solider Angst im Nacken eintauschen zu können gegen einen bequemen Platz auf der noch groben Bank vor der eigenen Hütte! Und wenn dann die letzten goldenen Strahlen der niedergehenden Sonne hinter der Hügelkette am Horizont verloschen waren, konnte man erstmals einfach reingehen und fand da so etwas wie Vorräte, um zumindest mehrmals pro Woche den Bauch voll zu bekommen. Gänzlich revolutionär war das, wenn man sich als Alternative vergegenwärtigt, dass man davor nahezu jeden Tag einfach weitermusste, weil man vor Ort nicht ausreichend zu beißen fand, es dauernd galt, aufs Neue irrtumsfrei einen sicheren Schlafplatz zu finden und vergleichsweise kleine körperliche Einbrüche bereits bedeuten konnten, dass man als wiederverwertbare Biomasse gänzlich aus dem Spiel flog. Eine Art »Hunger Games« für alle waren das. Sich an einem Ort häuslich einzurichten, war also sicher eine Jahrtausendidee, einfach der pure Wahnsinn an Glück! Muss sich aus der Perspektive des neolithischen Menschen angefühlt haben, als wäre der liebe Gott ganz persönlich mit den kostbaren Grasbüscheln unterm Arm vorbeigekommen. Ungefähr so, als würde unsereins eine unlimitierte goldene Kreditkarte geschenkt bekommen und könnte sich von nun an bis zu seinem Lebensende als Privatisierender denken, nur damit wir uns die Ausgangslage auch richtig vergegenwärtigen. Ein paar Generationen hatte man natürlich Zeit, um sich an das neue Lebensmodell anzupassen und einen neuen Lebensstil zu entwickeln. Das allgemeine Lebenstempo wurde damals schließlich noch nicht von der Tyrannei am Handgelenk oder gar Atomuhren bestimmt. Mit dem vollen Bauch wurde das Leben auf jeden Fall besser. Das kann jeder auch heute noch in heroischem Selbstversuch überprüfen, wenn er einmal mehrere Tage fastet und dies nicht in einem Vier-Stern-Meditations- und Gesundheitszentrum für eine überblickbare Periode der Entschlackung tut, sondern sich diesen Zustand als grundsätzlich und lebensbestimmend vorstellt. Durch das bessere Nahrungsangebot in dieser »grasbestimmten« Periode konnte das Hirn in der Folge auch weitere Entwicklung nehmen. Die Zahl an synaptischen Verschaltungen stieg deutlich

an; damit auch die Möglichkeiten, unser Oberstübchen
zu nutzen, uns Dinge durchzudenken und durchzufühlen,
oder gar höhere Voraussicht, Planung, Abschätzung von
Situationen und Vorausdenken zu entwickeln. Das war
auch notwendig, denn Sesshaftigkeit und mit ihr Vorrats-
haltung boten erfreulicherweise erhöhte Lebenssicherheit, ja vielleicht sogar königliche Behaglichkeitsgefühle in
den ersten windschiefen, feuchten, von Ungeziefer wim-
melnden, stinkenden Buden unserer Vorfahren, brachten
aber auch insbesondere das Thema Eigentum in größerem
Stil als Problem und Neuerfindung mit sich; später auch
das komplexe Thema des sozialen Zusammenlebens in
größeren Siedlungen, irgendwann sogar Städten. Wie dem
zu begegnen wäre, um die neu gewonnenen Vorteile fürs
Überleben nicht durch neu gewonnene Nachteile zu ver-
spielen, darüber muss der neolithische Mensch in der neu
gewonnenen Freizeit auf der Bank vor seiner Hütte mit diesem neu entwickelten, jetzt neu verschaltetem Hirn wohl
intensiv nachgesonnen haben. Alles neu! Wir befinden
uns eben in Revolutionszeiten, auch wenn die Zeiteinheit
noch Generationen heißt. Fazit: Regeln, Gebote und in der
Folge Schrift, Geld, alles Quantensprünge in der sozialen
Organisation, Verwaltung, Gesetze und Ahndung mussten
her. Auch deswegen, weil nicht alle Abel, sondern manche
Kain hießen und mit der erweiterten CPU manchmal auf
gedankliche und tatsächliche Abwege kamen, die dem Ge-
samtkollektiv schadeten, wenn man sie durchgehen ließ.
Ja, und auf höherer Ebene hat das bedeutet, dass wir dort,
wo wir früher einfach ausgewichen sind, nun Konfrontati-

on oder Verteidigung leben mussten, denn wenn man viel hat und das dann auch noch Heimat zu nennen beginnt, kann und will man nicht weg. Wir mussten also über bisher erlebte Konflikte und ihre Lösung hinaus auch noch den soliden Krieg erfinden.

Die nächsten paar tausend Jahre waren wir dann ordentlich beschäftigt, um diesen Globus, der ursprünglich mehrere voneinander weitgehend geschiedene Ökosysteme umfasste, zunehmend zu besiedeln. Erobern ist wohl der authentischere Begriff, denn zimperlich war der Homo sapiens seit jeher wenig. Seine Handschrift ist, wo auch immer er hingelangte, in erster Linie die der Ausbeutung, Verdrängung und Ausrottung der bestehenden Flora und Fauna.

Dieser Homo sapiens, wie wir uns selbst benennen, hat sich als Kulturmensch hart an der für sein Leben und Überleben entscheidenden Grenzlinie zu seiner Umwelt mit ihren jeweils neuen Anforderungen geschaffen. Er hat sich seine Realität, sein Selbstverständnis, seine Überzeugungen, seine Wahrheit der Dinge gegeben, und zwar durchgreifend und kollektiv und entlang der Leitlinie: Mach dir zu Untertan! Und das scheint schließlich, betrachtet man den evolutionären Erfolg, so ganz recht gewesen zu sein. Bis in unsere Tage hinein hat sich dieses Konzept letztendlich als sinnvoll erwiesen. Eigentum bedeutet Sicherheit, nicht umsonst steht es als Metapher für Macht und Möglichkeiten. Da kann man nicht drum rum. Dass Armut krank macht und die Lebenserwartung negativ beeinflusst, ist uns allen klar, auch ohne dass wir die globalen Berichte der WHO mit allen ihren statistischen Details durchhecheln. Die Superreichen ihrerseits leben uns diese bisherige Wahrheit bisweilen in grotesker Form vor. Welchen anderen Nutzen, wenn nicht die Demonstration von Macht und Möglichkeiten, könnte es sonst haben, zum Beispiel quadratische Wassermelonen zum Stückpreis von 800 Dollar oder gar eine Rebe der perfekt runden Ruby Roman Trauben für 4.000 Dollar für eine Party einfliegen zu lassen oder all den anderen Wahnsinn zu veranstalten, an dem man nur kopfschüttelnd vorübergehen kann. Die Botschaft lautet: Ich bin im Leben sicher aufgestellt, ich habe alles unter Kontrolle. Und dass die ganzen Ikonen des Glanzes der Macht früher oder später genauso von Krankheit, Siechtum und Tod dahingerafft werden, schafft auch nicht wirklich ausgleichende Gerechtigkeit, wenn man vom gemeinsamen absoluten Endpunkt aller Menschen absieht. Denn Vermögende können Alter, Krankheit und statistisch auch den Tod nach hinten verschieben und jedenfalls komfortabler gestalten. Eigentum macht also Sinn. Mehr Eigentum macht noch mehr Sinn. Das hat bisher immer gegolten. Nicht umsonst sind Eigentumsverlust durch Vertreibung häufig bis in die Enkel- oder sogar Urenkelgeneration hinein schwer in der Familienchronik nachwehende Ereignisse. Und unsere Geschichtsbücher quellen über von all den Konflikten, in denen es letztendlich um das Thema des Eigentums geht.

Blicken wir uns in unserem Leben des 21. Jahrhunderts als Vertreter der postmodernen Technologiegesellschaft um: Die Version Homo sapiens bestialis, wie ich ihn nenne, der für die Erreichung seiner Ziele auch die Vernichtung von Seinesgleichen, sei es mit Lächeln oder Bedauern in Kauf nimmt, war äußerst erfolgreich. Bis jetzt! Bis gerade eben! Das gebe ich offen zu. Doch jetzt könnte uns gerade das, ein Festhalten an dieser Idee, auf den Kopf fallen. Wir haben nämlich heute tatsächliche globale Wirkmächtigkeit erreicht. Und es ist nicht immer alles in seinen Auswirkungen und Konsequenzen gut durchdacht, was wir so anstreben mit unserer Wirkmächtigkeit, ob wir das Paradies schaffen werden oder die Auslöschung der meisten von uns. Nehmen wir zum Beispiel das Stichwort Regenwald. Wir haben heute eine Technologie, sprich Maschinen, zur Verfügung, welche die Wälder, die unsere Atmosphäre stabilisieren, mit weitaus höherer Geschwindigkeit vernichten können, als sie wieder nachzuwachsen vermögen.

Und neben den abgeholzten Sauerstoffriesen findet sich noch eine elendslange. Liste von Klägern, die unser kurzsichtiges, rein momentanem Gewinn verpflichtetes Streben anprangern. Da kommen sich auf unserer Prioritätenliste die alten Wünsche nach mehr und die neuen Wünsche nach einer vorausschauenden, für das große Ganze dieses Globus verantwortungsbewussten Entscheidungsfindung in die Quere. Das ist gefährlich, richtig gefährlich! Für uns selbst natürlich! Unser Problem scheint zu sein, dass wir im Gleichgewichthalten bisher nicht als wirkliche Genies anzusehen sind. Dazu fehlt uns noch ein sinnvolles Betriebssystem. Stattdessen haben wir ein ziemliches Ungleichgewicht erzeugt, ja sogar ein äußerst gefährliches in vielen Bereichen, wenn wir die Probleme von Ökologie über Soziales bis hin zur Ökonomie global betrachten. Die bereits angesprochene Pufferkapazität, in deren Schatten wir bisher gedankenlos werken konnten, geht eindeutig zur Neige. Wir sonnen uns noch gern im Gefühl unseres unbestreitbaren Fortschritts, die tatsächlichen Herren dieser Welt geworden zu sein, und wir vermögen auch bereits in nahezu alles einzugreifen. Ob es sich dabei um die Beeinflussung des Wetters oder den Eingriff in pflanzliches oder tierisches Erbgut oder auch in unser eigenes handelt, egal, wir sind dabei und können es. Und wir können einander natürlich auch hervorragend vernichten. Abgesehen von ein paar in alten Ideologien Eingegrabenen will zwar heute kaum noch einer diese wirklich so phantastischen Bomben hervorholen, die wir gebaut und gelagert haben und die uns in die Position versetzen, wirklich alles menschliche Leben auf der Oberfläche dieses Globus zu vernichten. Dennoch befinden wir uns in einem Krieg, der noch viel härter werden könnte als das Meiste, das uns als bleischwerer Albtraum zu verfolgen vermag. Denn mit der steigenden Wirkmächtigkeit geht als Kleingedrucktes, das anscheinend nur wenige lesen, eine steigende Verantwortlichkeit für unser Tun im Hinblick auf seine Konsequenzen einher. Der Mangel an sozialer Balance, erzeugt durch krasse und chronisch weiter ansteigende Verteilungsungerechtigkeit, ist Zündstoff von globaler Dimension und bringt nicht nur bei Hitzköpfen das Blut in unberechenbare Wallung, sondern treibt verzweifelte Millionen in die Völkerwanderung. Auch in Sachen globales Ökosystem, also an der tatsächlichen, unverhandelbaren Grenzlinie unserer Existenz, stehen wir am bekannten Abgrund, selbst wenn ein amerikanischer Präsident seinen Kopf in den Sand steckt. Nicht dass dies alles den Globus ernsthaft stören würde. Und auch ein eventueller Baumeister aller Welten würde ganz sicher nicht aus seinem Polstersessel aufstehen, auch nicht, wenn die Kruste dieses Globus für ein paar hundert Millionen Jahre verkarsten würde. Aber mit uns, mit der Krone der Schöpfung, könnte es steil bergab gehen in Richtung Auslöschung. Irgendwie liegt es nahe, dass, wenn wir das auf der Prioritätenliste ganz oben stehende Thema von globaler Interdependenz lösen wollen, für uns jetzt also wieder eine Revolution angesagt wäre, eine des Denkens. Ein neuer Quantensprung, einer der tiefen Werte unserer Selbstkonzeption, muss her. Und es muss rasch gehen! Wir stehen am Umschlagpunkt. Es könnte sonst vielleicht wirklich ziemlich eng werden. Wir müssen uns an dieser schon zitierten Grenzlinie zwischen uns selber und den nunmehrigen Anforderungen und Bedingungen unserer Lebensumwelt neu denken und uns als Sozialwesen neu erfinden. Wir müssen Altes, heute Unbrauchbares über Bord werfen und es unterscheiden von jenen Edelsteinen des solid Zukunftsweisenden, auf dem wir aufbauen können. Wir müssen all unsere moderne Technologie in unser Reisegepäck legen und den mühsamen Weg der Erkenntnis mit mehr als zügigen Schritten beschreiten, um dem Homo sapiens socialis oder auch dem echten Homo ethicus zum Auftritt auf der Weltbühne zu verhelfen. Keine Sorge, ich blase hier nicht zur Enteignung sämtlicher

Schrebergartenkolonien, sondern zur kritischen Hinterfragung wie globale Wertschöpfung verteilungsgerechter im Alltagsleben eines jeden von uns erfolgen kann und wie das Thema von Balance in seinen verschiedenen Facetten erkannt und implementiert werden kann.

Ein neues Mindset muss her

Wahrscheinlich klingt dieses »wir müssen uns selber neu denken« für nahezu jeden Leser recht fantastisch. Und das soll es auch, denn es soll Wirklichkeit werden. Unsere Fantasien bestimmen nicht nur unsere Wirklichkeit, sondern haben uns als Spezies so erfolgreich gemacht. Alles, woran man lang genug glaubt, kann irgendwann Wirklichkeit werden. Wir sind seit der kognitiven Revolution einzigartig darin, interpersonelle Netzwerke auf der Basis von Fantasien zu knüpfen. Damit lassen sich Menschen und ihre Interessen hervorragend bündeln und auf einen Nenner bringen, sprich zur Zusammenarbeit motivieren. Manche von unseren unhinterfragten Glaubensgrundsätzen fußen auf global umspannenden Ideen und Fantasien, an die wir alle glauben, die den Rang von echten Überzeugungen und ganzen Wahrheiten haben, da würden wir getrost unser gesamtes Geld darauf verwetten.

Weil wir gerade von Geld sprechen: Geld ist auch so eine globale Fiktion, etwas, das erst durch unsere gemeinsam getragene Überzeugung seine real erlebte Macht bekommt, weil wir alle diese Fantasie in den Rang einer Wahrheit erhoben haben und uns dementsprechend verhalten. Alles Fantasie? Oder glauben Sie wirklich, dass irgendein gewöhnliches Hausschwein Kartoffeln gegen einen Zehn-Euro-Schein eintauschen würde?

Dieses neue Mindset muss globaler Balance und sozialer Verbundenheit verpflichtet sein und einen achtsamen Umgang in der Alltagskultur als selbstverständlich beinhalten. Die ökonomische Messlatte für die Beurteilung von Erfolg muss die Balanceförderung in sich tragen. Das klingt wie die schöngeistige Fiktion einer ältlichen Naiven, die in ihrem Elfenbeintürmchen sitzt und gute Ratschläge erteilt? Wer genau hinzusehen vermag, sieht, dass dieses Mindset bereits erste zögerliche und durchwegs tollpatschige Schritte in seinen Kinderschuhen gehen möchte. Immer mehr Menschen bekennen ihre Unzufriedenheit und Besorgnis und suchen nach Alternativen, wollen nicht mehr mitmachen, nicht mehr dem Diktat der Konzerne bezüglich ihrer Lebensgestaltung entsprechen. Immer mehr Menschen wollen aus dieser Box heraus, die maximal gentechnisch verändertes Brot und seichte Spiele für sie bereithält.

Ich meinerseits setze ganz pragmatisch auf die Macht des Konsumenten. Auch nicht neu, aber bisher immer noch marktbestimmend. Der Homo sapiens socialis hat einfach begriffen, dass es in allererster Linie auch für ihn selber und sein eigenes Überleben Sinn macht, nur mehr Produkte zu kaufen, die in Respekt und Achtung vor der Natur erzeugt werden, in deren Fertigungskette alle Beteiligten verantwortungs- und einsatzgerechten

Lohn erhalten; Produkte, für die garantiert ist, dass der erwirtschaftete Mehrwert nicht mehr nur einigen wenigen Shareholdern zufließt, sondern ein gewisser Prozentsatz dem Gemeinwesen zurückgeführt wird. Der Homo sapiens socialis kauft dann einfach nur mehr ethisch produzierte Güter. Er ist ja nicht blöd! Er weiß, dass er zum Beispiel das, was er vorher beim Erwerb von qualitativ fragwürdig erzeugten Lebensmitteln einspart, später bei den auftretenden Erkrankungen mehrfach hinblättern darf, abgesehen von der Kleinigkeit eigenen körperlichen Leidens. Und es ist ihm darüber hinaus auch ein Anliegen, dass möglichst viele Menschen nicht mehr so einkaufen müssen, denn das Gesundheitssystem muss ja finanziert werden. Der reine, gierige, eben bestialische Eigentumsbegriff muss überwunden werden. Wir müssen uns jetzt als eine, die Teilhabe am Ganzen fühlende, und mit der damit verbundenen Verantwortung positiv gestaltende Menschheit neu erfinden und Respekt und Grundachtung als Entscheidungskompass tief in uns tragen. Noch nie ging das so einfach wie es jetzt ginge, wenn wir nur wollen! Ganz leicht und nahezu selbstverständlich, wenn ich mir zum Beispiel die Wunschliste von Maturanten ansehe, gelingt vielen von uns das, was früher nur wenigen Entdeckern vorbehalten war: Aufbrechen zu andern Kontinenten und Kulturen, um unseren Horizont zu erweitern und festzustellen, dass wir bei aller Unterschiedlichkeit auch viel Verbindendes als Ausgangspunkt weiterer Entwicklung finden können. Über Internet, Facebook und Social Media kann ich überall auf diesem Globus mit meinem Beziehungsnetzwerk verbunden sein. Wenn ich die richtigen Fragen zu stellen weiß, gelingt es mir, Information und Wissen aus Bibliotheken zu generieren, zu denen ich physisch sonst nie Zutritt bekommen könnte. Alles kommt auf die richtige innere Haltung an, auf das kollektive Selbstverständnis von uns selbst. Das heißt, es kommt letztendlich darauf an, was nach unserem gesamtgesellschaftlichen Verständnis den Menschen ausmacht. Das definieren WIR! Ja, das bedeutet Revolution und wir befinden uns bereits in ihr. Nicht weniger als eine radikale Neudefinition unseres Selbstentwurfs ist gefordert, sonst besteht die Gefahr, dass die Zukunft einfach in einer linearen Weiterentwicklung der bestehenden Systematik stecken bleiben könnte. Auch das ist in der Vergangenheit bereits mehrfach passiert. Da reden wir dann von den ausgestorbenen Seitenzweigen unseres Stammbaums oder inflexiblen Volksgruppen, die eine Adaptierung an neue Lebensumstände nicht geschafft haben. Nur könnte diesmal durch die von uns als Spezies bereits erreichte Wirkstärke der größte Teil unserer gesamten Art ausgelöscht werden. Und über den Rest darf man gern geteilter Meinung sein, was das Menschsein betrifft. Die Transhumanisten, Söhne und Töchter der neoliberalen Nützlichkeitsdoktrin, malen sich als konsequente Protagonisten des Homo sapiens bestialis die Zukunft zuerst einmal auf der Verschmelzung von Mensch und Maschine basierend aus. Das klingt überall dort, wo es nur um Chip-Implantierung geht, für leicht Vergessliche und in der Selbstorganisation schlecht bewanderte sogar nach einer bequemen Lebenserleichterung. Doch kann das Thema noch viel mehr und bietet unter dem Titel »Human Enhancement« Aufpolierungsmöglichkeiten meiner physischen Begrenztheit vom Feinsten, künstliche Gliedmaßen inkludiert. Klingt auf den ersten Blick wie ein Horrorkabinett, doch im Silicon Valley rund um die Singularity University ist alles einschließlich der Kartographie meiner persönlichen Genkarte und der daraus abzuleitenden Interventionen zur Gesunderhaltung bereits weit über jedes Versuchsstadium hinausgewachsen, schon zu einem Business Model geworden. Die Produkte und Dienstleistungen rund um Human Enhancement versprechen allesamt ein längeres und gesünderes Leben und erhöhte Konkurrenzchancen. Da braucht es keine stille Stunde, um festzustellen, dass das verlockend klingt. Der Homo sapiens bestialis träumt also von einer Superrasse. Dabei ist, wer es zahlen kann. Die Übrigen sind verelendendes Fußvolk oder vielleicht sowieso weitgehend verzichtbar.

Seid also Revolutionäre und Wegbereiter des Homo sapiens socialis! Traut euch mehr zu als nur Urban Gardening und denkt über mehr nach als die nächste Episode eurer beliebtesten Sitcom. Selbst wenn man euch als sozialromantisch, zu wenig konkurrenzorientiert oder nicht ausreichend steigerungsaffin beschimpft: Es schadet nicht, ein gefühltes Bewusstsein davon zu entwickeln, dass wirklich alles mit allem verbunden ist, jedes einzelne Teilchen dieses großen Gesamtkunstwerks Gaia, zu dem auch wir gehören. Wenn das Teilchen in Balance seinen Platz einnimmt, stützt es gleichzeitig auch alle anderen, mutiert jedoch zu einem gefährlichen Gewicht, wenn das Gleichge-wicht verlustig geht und die Ladung verrutscht.

Denkt daran, dass Revolutionär zu sein heute einfach ist und auch nicht gefährlich. Früher hat man sie ans Kreuz genagelt oder im besten Fall als Spinner unter Feigenbäu-men oder am Rand eines Flusses sitzen lassen. Sie mussten in konsequenten Hungerstreik treten oder sich erschießen lassen, einfach weil sie von ihrem Traum sozialer Gleich-heit erzählten. Wir haben es heute so viel einfacher. Wir sitzen daheim an unserem Laptop und eine Facebook Gruppe kann genügen.

Wir, die Generation der heute Erwachsenen, müssen beginnen diesen neuen Menschheitsentwurf des Homo sapiens socialis zu denken. Wir tragen die Verantwortung dafür, unsere Kinder in ein Selbstverständnis von sozia-lem Individualismus statt narzisstischem Individualismus einzuführen, sie dabei von ihren frühen Lebensjahren bis hinein in ihre Autonomie zu begleiten. Das nannte man früher Erziehung. Wir kommen ganz ohne Geschnörkel, dafür ziemlich direkt und simpel, gleich darauf zurück. Denn die Generation unserer Kinder wird jene der großen Entscheidungsträger und Weichensteller für die richtige Wahl an dieser Weggabelung zwischen Homo sapiens bes-tialis, dem narzisstisch orientierten Individualisten und Homo sapiens socialis, dem sozial orientierten Individua-listen sein, einer Weggabelung, die zwischen Himmel und Hölle entscheiden könnte. Die Tyrannenkinder spüren dies am stärksten und schreien in ihrer Art als Kinder ganz laut nach Orientierung und Vorbereitung, um gerüstet zu sein.

Bleiben sie ungehört und in diesem Thema alleingelassen, erfolgt in der Konsequenz der Rückzug und ihr Potenzial droht tatsächlich verloren zu gehen.

Es wird also Zeit anzufangen!

Wir sind es unseren Kindern schuldig!

Soziale Blindheit

Markus kommt tatsächlich regelmäßig. Wir haben jetzt bereits ein paar erste Sitzungen hinter uns. Der Prozess ist nicht einfach. Wir tasten uns vorsichtig voran, nehmen den Ausgangspunkt in seiner gegenwärtigen, sozial so zurückgezogenen Position und beleuchten vorsichtig, den Scheinwerfer zunehmend auf die dunkleren, weiter hinten gelegenen Ecken seiner Biographie ausgerichtet, wie sich die Teile zum Gesamtbild zusammenfügen. Die Entfremdung seiner Eltern, die nachfolgende Scheidung und die so belastenden Jahre als Kind zwischen den verfeindeten Haushalten haben sich tief in ihm eingebrannt. »Auch wenn sich alle beständig um mich bemüht haben, war ich ein Spielball der Feindschaft meiner Eltern«, beschreibt er seine Gefühle bitter. »Wenn ein Wochenende mit meinem Vater vor der Tür stand, dann war Mama schon ab Mittwoch ganz gestresst und Oma hat mir immer ganz speziell gekocht, weil ich bei Papa ja dann ›nichts Ordentliches‹ zu essen bekommen würde. Dabei war das gar nicht so. Und Papa wollte immer alles ins Wochenende reinpacken, was ging, hat beständig über Mama und die Großeltern geschimpft und darüber geredet, dass er so unglücklich ist, weil er mich so wenig hat. Ich hab mich die meiste Zeit einfach nur beschissen gefühlt. Was habe ich mit dem zu tun, dass die beiden nicht mehr miteinander können? Ich bin doch kein Ding, das man hin und her schieben kann.« Doch vieles vermittelt den Eindruck, dass es genau so ist. Denn dauernd gibt es Gerichtsverfahren und Streitigkeiten, besonders ums Geld für das Kind. »Mein Vater hat gemeint, er kann diese Art der Kontaktregelung nicht akzeptieren. Meine Mama sei nur geldgierig und deswegen zahlt er nur das Minimum, weil sie mich von ihm deswegen fernhält, damit er mehr Alimente zahlen muss. Das Ganze hat mich so wütend auf alle gemacht. Irgendwann habe ich mir dann gedacht: Dann will ich eben davon profitieren und habe mir einfach dauernd Sachen, meistens Computerspiele und so gewünscht. Dann haben sie begonnen, sich damit gegenseitig auszustechen. Alles total irre. Dabei haben sie alle die ganze Zeit gesagt, wie sehr sie mich lieben und wie sehr sie sich Frieden wünschen. Aber keiner wollte nachgeben. Jeder wollte seine Kränkung wie eine Hostie vor sich hertragen und recht haben. Wie sollst du da Vertrauen in die Welt der Erwachsenen entwickeln?« Seine letzte Frage bleibt im Raum hängen. Sein tagtägliches Leiden als Kind, die tiefe Verwirrung und Zerrissenheit, der an ihm zerrende Loyalitätskonflikt, all das wird sichtbar als zäher, unter der Alltagsoberfläche liegender Mahlstrom, der die kindliche Seele zerreibt.

Auch die Welt der Gleichaltrigen bietet wenig Trost. Parallel bahnt sich durch seine beginnende deutliche Übergewichtigkeit und sein typisches Auftreten als »sozial blindes« Tyrannenkind in dieser so kritischen Periode bereits gröbere Dissonanz mit andern Kindern an. »Wir hatten da einen in unserer Klasse, der war ein echter Arsch«, erzählt Markus. »Vordergründig ein angepasster Striegelbubi aus einer Akademikerfamilie. Unsere Volksschullehrerin ist vor seinem Vater, einem Uni-Professor, immer auf dem Bauch gelegen, wenn der ihn abgeholt hat. In den ersten Klassen war das noch in Ordnung, aber Ende der dritten und in der vierten Volksschulklasse ist es dann total arg geworden. Er hat mich ewig wegen meinem Gewicht gehänselt, aber auf so eine heimtückische Art. Hat zum Beispiel immer Witze erzählt, in denen ein Dicker vorgekommen ist. Und der war dann der Idiot. Meistens hat er andere angestiftet, mir etwas wegzunehmen oder mich auszuschließen, oder er hat Situationen erzeugt, in denen ich dann wegen meines Gewichts nicht so konnte wie die anderen. Einmal in der Vierten waren wir in einer Gruppe auf dem Heimweg und er ist dazu gekommen und mit uns gegangen. Zuerst war er ganz nett, sogar echt freundlich. Ich war ganz erstaunt. Und dann war auf einmal die Idee da, über einen Zaun in einen verwilderten Obstgarten zu klettern. Ich hab gleich ein schlechtes Gefühl gehabt. Aber alle waren dabei und so hab ich auch mitgemacht. Und ich hätte es sicher geschafft. Als ich dann gerade drüber wollte, hat er den Zaun zum Wackeln gebracht und ich bin ausgerutscht und hängen geblieben. Das war echt mies.« Markus bricht ab. Er kann für einen Moment nicht weiterreden. Das Gefühl des Wiedererinnerten und der Bloßstellung ist zu stark. Seine Hand ist zur Faust geballt. Tränen sind in seinen Augen. Einsam, verwirrt und verspottet zu sein, ist das Empfinden, das nun aufsteigt. Ja, es fühlt sich sogar noch schlimmer an: »Ich hab das Gefühl gehabt, dass ich vollkommen wertlos bin und nicht dazugehöre.« Und das, obwohl ihm jeder in seiner Familie beständig versicherte, dass er ihn liebe. Der Schmerz liegt jetzt offen da. Die Wunde muss mit Trauer und Akzeptanz gefüllt werden. Wir geben seinem Weinen den Raum, den es braucht. »Hängst du zum Trocknen am Zaun?«, hat der andere gejohlt und die restlichen Buben haben alle mitgelacht. »So viel Bosheit, so viel Gemeinheit, ich hab ihm nie etwas getan. Erklären Sie mir, warum er das mit mir veranstaltet hat?«, ist etwas später, als er sich wieder gefasst hat, seine Frage an mich. Wir arbeiten auch das durch. Markus erkennt, dass er sich mit seiner so viel Aufmerksamkeit von seiner Klassenlehrerin fordernden Art und dem Wunsch, selber immer im Zentrum zu stehen, in der Klassengemeinschaft nicht gerade in einer Beliebtheitsposition befunden haben kann. Besonders für andere Kinder mit Führungsanspruch muss er damit zu einem Dorn im Auge geworden sein. Und durch sein zunehmendes Gewicht, das ihn zu stigmatisieren begann, ist er zu einer willkommenen Zielscheibe geworden. Der Sadismus des Striegelbubis bleibt im Dunkel von dessen eigener gequälter Seele. Markus erkennt, dass er seinen eigenen Teil bisher noch nie zu sehen vermocht hat. Jenen Beitrag, den sein eigenes Verhalten als Tyrannenkind geleistet hat, um ihn an den Rand der Klasse zu stellen. Das versöhnt ihn heute und gibt ihm Stoff zum Nachdenken für seine

Zukunft, auch wenn in der Chronologie seiner Biographie noch viele schmerzhafte Erlebnisse auf ihn warten, durch die wir uns noch durchwühlen müssen.

Im Gymnasium wird es nämlich nicht besser. Noch ein weiteres fundamentales Thema fügt Markus eine tiefe, in ihm festsitzende Kränkung zu. Während für alle anderen Burschen im Verlauf der höheren Klassen Mädchen in immer größere Nähe rücken, scheinen sie sich im Kosmos von Markus immer weiter aus seiner Reichweite wegzubewegen und zu unerreichbaren Gestirnen zu werden. Eine Klassenkameradin, ein eher schüchternes Mädchen mit Pickeln, einer runden Brille und halblangem braunen Haar, verehrt er besonders. Sie ist nicht gerade eine Prom Queen, doch in Markus löst sie erste zarte Gefühle von Sehnsucht aus. Aber auch hier erleidet er Enttäuschung. Sie lässt sich zwar von ihm kleine Geschenke machen und mit Aufmerksamkeiten bedenken, doch als es zu einem ersten sehr vorsichtigen Vorstoß seinerseits kommt, sich ihr anzunähern, weist sie ihn harsch zurück. Mit so einem Fettsack will sie in Sachen »miteinander gehen« nicht in Zusammenhang gebracht werden. Das wäre ihr peinlich.

Für Markus formiert sich ein immer klareres Weltbild: Wer nicht ausnützt, wird ausgenützt. Er ist vollkommen frustriert. Die Erwachsenen um ihn herum versuchen dem damit beizukommen, dass sie ihm möglichst alle materiellen Wünsche erfüllen, um ihm so ihre Liebe zu zeigen und sich gegenseitig als feindliche Familiensysteme auszustechen. Markus hat das Spiel seinerseits gelernt und beherrscht es so gut, dass er sich in der Zwischenzeit in seine pseudobehagliche Einbunkerung zwischen Spielkonsolen und Mikrowelle als reizbarer Potentat zurückgezogen hat und diese ihn immer mehr isolierende Welt verbittert verteidigt.

Wir machen die verantwortlichen Mechanismen klar, wir ringen mit der damit verbundenen Ungerechtigkeit, wir geben dem Schmerz Raum und auch der Wut. Ich versuche, Markus' achtsame und mitfühlende Begleiterin zu sein. Mehr als einmal in seiner Geschichte der Vereinsamung spüre ich deswegen auch bei mir, dass ich mich bemühen muss, Tränen zurückzuhalten. Aber am Ende bin ich unerbittlich, denn er alleine muss jetzt lernen, für das Ergebnis Verantwortung zu übernehmen. Nur so ist echte Veränderung möglich. Sie tun mir so leid diese Tyrannenkinder, denn ihr Weg ist so schmerzhaft weit.

DER TYRANNENKINDER ERZIEHUNGSPLAN

Unsere Kinder brauchen uns!

Kein Säugetier kommt derartig hilflos zur Welt wie ein Menschenjunges. Man könnte glatt zu dem Schluss kommen, dass es sich hier um eine bedauerliche Fehlkonstruktion, eine grausame Spielart der Natur handeln muss, wenn man sich den Status von maximaler Unfertigkeit, in dem der Mensch in die Welt geworfen wird, vor Augen führt. Affenbabys vermögen sich unmittelbar, wenn das Fruchtwasser aufgetrocknet ist, selber im Fell ihrer Mütter zu verkrallen, sodass diese ihrem üblichen Tagesgeschäft von Futterbeschaffung und Überleben möglichst unbeeinträchtigt nachgehen können. Auch junge Hunde oder Katzen sind schnell aus dem Gröbsten heraus. Fluchttiere, zum Beispiel Zebras, leben uns ihre Fitness für den Lebenseinsatz noch beeindruckender vor, wenn sie bereits wenige Stunden nach der Geburt mit der Herde weiterziehen. Undenkbar etwa eine Szene, in der eine Stute beim Leithengst vorspricht, um für ein paar Wochen »Grasen vor Ort« zur Anpassung an das neue Leben für sich und ihr Fohlen zu fordern. »Kleine, lass es liegen, lohnt nicht den Aufwand, ich mach dir ein Neues«, wäre hier sicher die Antwort zwischen zwei gerupften Grasbüscheln und einem genervten Schnauben. Wir, der Homo sapiens, hingegen betreiben unwahrscheinlichen Aufwand bei der Aufzucht dieser physiologischen Frühgeburt. Zuerst einmal dauert das Ganze sehr sehr lange. Wären wir noch Nomaden, müssten wir die Jungen erfahrungsgemäß vier bis fünf Jahre mit uns herumschleppen, ehe sie mit der

Gruppe halbwegs zuverlässig Schritt halten können. Zumal damals mit ziemlicher Sicherheit kein wirklich kinderwagengängiges Gelände vorhanden war. Damit aber nicht genug. Durchschnittlich dauert es – zumindest in unseren Breiten – achtzehn bis zwanzig Jahre, manchmal auch länger, bis so ein Kind autonomie- und tatsächlich selbsterhaltungsfähig wird. Mögen es in früheren Zeiten durch die hauptsächlich rurale Lebensweise und kürzere Ausbildungszeit ein paar Jahre weniger gewesen sein, jedenfalls bleibt immer noch eine unwahrscheinlich lange Zeitstrecke elterlicher Zuwendung, parentaler Investition, wie das so schön heißt. Das ist verdammt aufwendig und riecht schon grundsätzlich nach einer wirklich großen Aufgabe. Damit hier auch jeder bei der Stange gehalten wird, hat sich die Evolution einen ganz besonderen Kitt einfallen lassen: die Liebe! Zuerst einmal jene zwischen Eltern und ihren Kindern und dann auch noch jene zwischen Mann und Frau. Damit geht die Möglichkeit zur langfristigen Paarbildung einher. Die ganze Aufzucht so eines unfertigen Jungen unserer Spezies verbraucht derart viel Ressourcen und erfordert Garantie in der Stabilität, sodass geteilte Verantwortung ein deutlich größeres Erfolgsversprechen bedeutet. Selbst der eingefleischte Misanthrop kann sich diesem Mechanismus nicht entziehen, denn das ICH vermag sich erst durch das DU zu erschließen. So sind wir aufgesetzt, ja konstruiert bis in jede Zelle, bis in jedes Molekül und Atom hinein. Was uns zusammenhält, sind die Bindungskräfte. Wenn wir es von aller kultureller oder religiöser Überformung und damit von den Interessen eines jeweiligen Establishments entkleiden, so bleibt übrig, dass es biologisch vorgesehen ist, dass wir aus der liebevollen, lustvollen Umarmung zwischen einem Mann und einer Frau entstehen, in ihr unsere Begründung und unseren Ursprung finden. Und schon unser erster Schrei, mit dem wir in die Welt eintreten, unser aquatisches Vorleben beenden und den Luft-Lungenkreislauf anwerfen, ist der Schrei nach dem Gegenüber, dem DU, das uns aufnehmen und so, wie wir sind, rückhaltlos annehmen möge. Überlebensentscheidend ist dieser Moment der ersten DU-Begegnung für jeden von uns. Das illustriert die alte römische Sitte, jedes Neugeborene auf die Schwelle des »domus«, des Hauses, zu legen und dem Herrn des Hauses die weitere Entscheidung über sein Schicksal zu überlassen. Erst wenn er es aufnahm, war sein Leben ein wertes. Wem Fortuna nicht so hold war, dass es ihm gelang über ein Hintertürchen wieder in einen großen Haushalt hereingeschmuggelt zu werden, oder den ein mild gestimmter Hirte irgendwo abgelegt fand und aufzog, der brachte besser gerade Glieder, kräftiges Schreien und natürlich einen Penis als vorteilhafte Ausgangsbedingungen mit, um elterliche Investition plausibel zu machen. Wenn keine Sitte oder Regel unser Empfinden lenkt, hat Mutter Natur, unermüdlich um Erfolg in der Weitergabe und Weiterentwicklung von Erbgut bemüht, sinnvollerweise über eine ganze Kaskade von biopsychischen und neurochemischen Mechanismen dafür vorgesorgt, dass wir uns üblicherweise sofort rückhaltlos und vollständig in unser Kind, dieses neue DU in unserem Leben, verlieben. Und unser Kind verliebt sich natürlich vollkommen unsterblich und grenzenlos in uns. Im wahrsten Sinne des Wortes übrigens. Unsterblich deswegen, weil, so hilflos wie das Kind geboren ist, dem Betreuenden Garantenstatus für sein Überleben zukommt. So jemanden kann man nur unsterblich lieben, sich auf ihn einstellen, ihm gefallen wollen, sein Handeln, Wirken, Tun und etwas später seine Sichtweisen, also sein Weltbild, als erste Offenbarung und damit als richtig und wahr annehmen, zumindest bis man beginnen kann, selber etwas ausgiebiger zu denken. Und auch als wirklich grenzenlos ist die Liebe des Kindes zu seinen Eltern oder primären Bindungspersonen wahrlich zu bezeichnen. Ganz zu Beginn ist diese Grenzenlosigkeit sogar so stark ausgeprägt, dass sich das Kind gar nicht als getrennt von seiner Hauptbezugsperson erlebt, sondern als ein vereinter Organismus. Diese Tatsache muss man sich einmal in ihrer Bedeutung vor Augen führen. Das Kind hat zu Beginn noch kein von der Bezugsperson gesondertes Ich-Bewusstsein. Illustriert das nicht in hervorragender Weise, dass dieser neue Mensch sich erst in einem kontinuierlichen Prozess als zunehmend physisch autonomes und soziales Wesen nach der ersten Phase seines intrauterinen Werdens herausbildet, der Zäsur seiner Geburt in die Welt hinein, gleich einer »emerging theory«, einer auftauchenden, sich gestaltenden Figur? Erst etwa neun Monate nach der Geburt ist dieser neue Mensch erstmalig von sich selbst aus imstande, den Körper der vertrauten Bezugsperson zu verlassen. Diese ersten Lebensmonate sind ebenso wie die allererste intrauterine Periode noch als besonders mit der engsten Betreuungsperson verbundene anzusehen. Die eigentliche Getrenntheit von dieser Sicherheit bietenden Person und das eigene Selbst werden erst schrittweise entwickelt. Wunderbar und von großer Hand gefügt muten die einzelnen, aufeinander aufbauenden, notwendigen Schritte an. Eine berührende Weisheit steckt in diesem langsamen Prozess, das eigene Sein und den umgebenden Raum zu erobern. Ganz aus dem Inneren kommend, entwickelt sich das Kind hinein in die innige Umarmung des äußeren Getragenwerdens und dann vorsichtig experimentierend in die eigenständige und eigenwillige Bewegung, später in die selbstverwaltete Gestaltung seines Seins. Gelungene Bindung und Beziehung sind dabei Ausgangspunkt, Mut gebender Antrieb, Rückversicherung und Fluchtpunkt für Unterschlupf und Trost, wenn sich das Kind einmal zu weit vorwagt und an die Grenze des Bewältigbaren stößt. Eindrucksvoll demonstrieren junge Kinder dies, wenn sie mit dem hartnäckigen Elan von Eroberern die ersten Male von ihrer Bezugsperson oft noch motorisch ungelenk wegzukrabbeln versuchen und den eigenen Blick immer wieder sichernd rückwenden, um in der Spiegelung der Augen ihrer Mutter Bestätigung für sich selbst zu finden.

Doch gehen wir noch einmal kurz zum Anfang zurück. Warum in drei Teufels Namen ist dieses Menschenkind derart hilflos und imperfekt? Warum wird es so verletzlich und auf Gedeih und Verderb intensiver und langer Betreuung bedürftig in die Welt entlassen? Da kann doch in so vielen Situationen so viel schiefgehen. Alle anderen

Säugetier-Babys können bei ihrer Geburt so viel mehr und sind für ihre Mütter eine weitaus geringere Belastung. Wenn nicht laufen, so doch wenigstens stehen oder zumindest sitzen, oder die Brust selber finden oder sich ordentlich festhalten können, sollten doch wenigstens als Grundfähigkeiten auf der Einstiegstanzkarte des Lebens vorzufinden sein. Sogar zum Lagewechsel auf den Bauch brauchen sie etwa vier Monate, ehe sie diesen halbwegs sicher hinbekommen. Eine echte Katastrophe! Keine sichere Instinktverschaltung weit und breit, nicht mal stabile soziale Verhaltensgrundprogramme, die man dann in der frühen Jugend ordentlich trainieren und einüben könnte. Alles, was über vitale Grundfunktionen und über die elementare Selbstregulation dieses Körpers hinausgeht, muss erst erworben werden. Natürlich ist da auch keine Sprache, sondern nur dieses Schreien; in zugegeben differenzierter Form, aber wiederum auch kein wirklicher Hit bei der Kommunikation mit Betreuungspersonen, die sich da erst mühevoll einhören lernen, um es in seiner unterschiedlichen Bedeutung oft schweißgebadet dechiffrieren zu können.

Was hat sich Mutter Natur, sonst doch so eindeutig Fitness bevorzugend, bei dieser Konstruktion Menschenkind nur gedacht? Es ist unser Hirn, das unser größtes Handicap und zugleich unsere größte Chance ist. Kein Säugetier verfügt im Verhältnis zu seinem Körpergewicht über eine derart große CPU. Darauf, auf die ungeheuren Verwendungsmöglichkeiten, die dieses große Hirn bietet, und auf seine gigantische Plastizität setzt die Evolution beim Entwurf der Spezies Homo sapiens. Das bringt allerdings für den Lebensbeginn massive Einschränkungen mit sich, die mit mühevoller langer Versorgung, Pflege, Betreuung und Anleitung des Menschenkinds wettgemacht werden müssen. Anders war das für Mutter Natur nicht zu lösen. Denn der aufrechte Gang, unverzichtbarer Wettbewerbsvorteil in Savanne und offenem Buschland, setzt wegen Statik und Schwerkraft dem Beckendurchgangsdurchmesser Grenzen. Daher sind dem Hirnvolumen beim Eintritt in die Welt Grenzen gesetzt, obwohl sich während der Geburt knöcherne Stücke des Schädeldachs teilweise übereinander schieben. Obwohl der Schädel bei der Geburt des Menschenkindes im Verhältnis zum Restkörper eindeutig der beeindruckendste Teil ist, muss das Hirn danach noch ordentlich an Größe zulegen. Was aber wirklich faszinierend an diesem Hirn anmutet und für seinen durchschlagenden evolutionären Erfolg verantwortlich zeichnet, ist, dass es in hohem Ausmaß plastisch und aufnahmebereit wie ein Schwamm für wirklich alle Eindrücke seiner Umgebung ist. Natürlich hätte uns die Evolution mit starren Instinktprogrammen ausrüsten können, die wir allerdings nur dort haben, wo es wirklich ums Eingemachte geht. Diese maximale Unfertigkeit oder Plastizität, diese Freiheit in der Ausbildung von synaptischer Verschaltung, eröffnet nämlich andere, wirklich großartige Erfolgsräume, die die Mühe und das Risiko dieses Beginns als wahrlich maximal hilfloses und angewiesenes Wesen lohnen.

Man könnte sagen, unser Hirn ist als maximaler Opportunist aufgesetzt, dem damit maximale Anpassung an die jeweilige Umgebung und gerade damit ein Überleben in ihr und in der Folge auch sinnvolles Eingreifen und Gestalten in jedem Lebensraum möglich wird. Etwas charmanter gesagt, ist gerade diese Unfertigkeit unser großer Erfolgsgarant. Das bewirkt diese bis auf ihr basales Betriebssystem nahezu »leere Festplatte«. Das Menschenkind wird teilweise erst nachgeburtlich »programmiert«. Unser Hirn ist ein soziales Organ, die große offene Schnittstelle zwischen der uns umgebenden Umwelt und uns selber. Unermüdlich und in unserem Wachzustand pausenlos ist es darum bemüht, jeden verfügbaren Bruchteil dessen, was an Information über unsere sensorischen Kanäle hereinkommt, in bewusster und noch viel mehr in uns gar nicht bewusster Form aufzusaugen und daraus ein inneres situatives Abbild der äußeren Umgebung anzufertigen. All das steht, wenn wir bis zum ursprünglichen Sinn dieser komplexen Konstruktion gehen, im Dienst unseres Überlebens. Unser Hirn beschäftigt sich beständig mit unserer systemischen Einpassung ins Gesamtpuzzle der gegebenen Situation, um Einschätzung, Orientierung, eigene Positionierung, Handlungsmöglichkeiten und notwendige Reaktionen ableiten zu können, mit anderen Worten, um uns bestmöglich in jeder Situation durch ein gegebenes Lebensumfeld navigieren zu können. Das ist ein anstrengender Prozess. Um ihn zu erleichtern, versucht das Hirn als großes, Regeln generierendes Organ, aus den vielen tausenden erlebten Momenten und Situationen Analogien zu filtern, Wahrscheinlichkeiten abzuleiten, um Berechenbarkeit, Erwartbarkeit und sogar Sicherheit für eine Situation entwickeln zu können. Die dabei in Verwendung stehenden Methodologien und den Spannungsbogen zwischen heuristischem oder algorithmischem Vorgehen samt möglicher Fehlerquellen lassen wir hier bewusst bei Seite. Wir bleiben lieber fernab von wissenschaftlicher Betrachtung der persönlichen Erfahrung verbunden. Denn auch wenn wir noch nie genauer darüber nachgedacht haben: Eigentlich ist uns die Arbeitsweise unseres Hirns samt der Mühe, die sie bedeutet, aus unserem eigenen Leben bewusst. Neue, noch nie von uns erlebte Situationen oder auch erstmalig besuchte Orte führen bei den meisten von uns zu einem Anstrengungsgefühl, selbst wenn wir uns darüber freuen, dass wir jetzt gleich erstmals und nach entspannter Nachtruhe einen Ausflug an die Chinesische Mauer unternehmen werden oder uns auf den lang geplanten Besuch der Pyramiden freuen. Auch große Menschenansammlungen, so sie nicht durch ein deutliches äußeres Leitsystem kontrolliert werden, lösen bei den meisten von uns Unbehagen und Unsicherheitsgefühle aus. Zu vielen Menschen auf einem Haufen können wir nicht trauen, da unsere Wahrnehmungskapazität an ihre Grenzen stößt, weshalb dem Hirn die sichere Einschätzung der Situation nicht mehr möglich ist.

Gänzlich anders geht es uns in bekannten, immer wiederkehrenden Situationen, für die unser Hirn schon längst alle Regeln herausgefiltert hat und in denen wir uns mühelos und leichtfüßig, ja entspannt bewegen, weil wir von einer sicheren Einschätzung unseres Umfelds ausgehen können.

Der erste Schultag in einer neuen Schule ist anstrengend. Paul und Sophie sind »von so viel Neuem« fix und foxi! Wie viel anders, entspannter und eingestellter präsentieren sich beide Kinder ein paar Wochen später, wenn diese Schule und ihr Klassenverband zu »ihrem Territorium« geworden sind, sprich, wenn es ihrem Hirn gelungen ist, in unermüdlicher Arbeit während jedes Schultags alle verfügbaren Informationen zu einer großen Orientierungscollage für Paul und Sophie zusammenzufügen. Paul und Sophie wissen jetzt sprichwörtlich auf allen Ebenen, wo es hier langgeht, kennen die Räumlichkeiten des Schulgebäudes samt ihrer unterschiedlichen Bedeutungen und ihren Möglichkeiten, haben ihre Erfahrungen mit der Schulkultur und dem Grundumgang untereinander gemacht, sich rangdynamisch in der Klasse oder sogar im ganzen Jahrgang positioniert, die Persönlichkeiten ihrer Lehrer kategorisiert, mit einer Etikette versehen und entsprechende Reaktionsmodelle ausgebildet. Bingo! Und jetzt erst können sie sich wirklich auf den Stoff hier konzentrieren.

Was das Hirn eines Kindes die ganze Zeit über tut, trägt auch einen anderen Namen: Es lernt! Das tut es übrigens permanent, denn nicht zu lernen ist so ziemlich das Einzige, was man mit unserem Hirn nicht anstellen kann. Das Tempo, das Kinder dabei hinlegen, ist gigantisch. Nachvollziehbar, denn sie befinden sich ja in dieser ersten, sehr prägenden Lebensphase, in der es gilt, Grundspielregeln des Lebens und der Welt um sie herum zu verinnerlichen und den Umgang damit zu lernen. Ein Kind, das im Amazonas als ein Vertreter eines Stammes der letzten Ureinwohner geboren wird, wird ein anderes Weltbild und Regelsystem verinnerlichen müssen als ein Baby, das in einem Wiener Akademikerhaushalt nach Planung und Überwachung auf einer schadstofffreien Biokokoskernmatratze mittleren Härtegrades seine Nächte zubringt, oder eines, dessen Familie in einer Siedlung am Rand von Kapstadt um ihr Überleben kämpft. Egal wie wir die jeweilige Ausgangssituation eines Kindes bezüglich des sogenannten zukünftigen Lebensleistungserfolges prognostisch bewerten mögen, das Hirn jedes dieser Kinder ist rastlos bemüht, seine Realität in ihrer Regelhaftigkeit möglichst rasch und umfassend zu begreifen. Denn für jedes dieser Kinder ist seine Realität einfach die Realität, die einzige und wahre. Dass auf diesem Erdball durchwegs verschiedene Realitäten nebeneinander existieren, voneinander oft nur durch die angrenzende Wohnungstür getrennt, das vermag ein Mensch erst viel später herauszufinden; und nicht ein jeder schafft das.

Vorderhand ist das Kind rasend darum bemüht, zu verstehen, was um es herum läuft und wie alles läuft. Parallel dazu vollzieht sich die zunehmende Inbesitznahme der eigenen Körperlichkeit samt ihrer Fähigkeiten und Möglichkeiten. Die Zielsetzung dabei ist, zu lernen, wie es sich hier selber optimal einpassen muss, um zu überleben und seine komplexen Bedürfnisse nach Schutz, Nahrung, Zuwendung, Akzeptanz, Gesehenwerden, Unterstützung und Anerkennung, kurz die Rückspiegelung solider Zugehörigkeit befriedigt und bestätigt zu bekommen. Darum wollen uns

Kinder in Wirklichkeit auch immer gefallen. Jedes Kind, das sich »aufführt«, uns durch launisches, freches oder tyrannisches Verhalten belastet, fühlt sich nicht geborgen und lässt diese innere Not Gestalt werden, will verzweifelt auffallen. Zu solchem Verhalten ist das Kind getrieben.

Dieser erste Prozess des Lernens über die Welt, wie sie funktioniert, wie man sich in ihr zu bewegen und was man von ihr zu erwarten hat, diese Entwicklung einer inneren Landkarte über die äußere Welt hat große Wichtigkeit, da man erst dann, wenn man Orientierung in einer Situation hat, diese auch mitgestalten und nach eigenen Vorstellungen formen kann. Für derart wichtige Dinge im Leben gilt es als erwiesen, dass die Unterstützung durch erfahrene Menschen sehr sinnvoll ist. Diese Unterstützung nennt man Erziehung. Zuständig für diese Unterstützung und verantwortlich dafür, dass Kinder sie tatsächlich erhalten, sind nicht nur Eltern und Großeltern sowie die erweiterte Familie. Auch der Staat und, seit wir sie erfunden haben, die Institutionen, in denen sich Kinder bewegen, sowie jeder, der als ein echter Bürger durchgehen möchte, sie alle sind zuständig. Erziehung ist ein Kinderrecht! Da darf niemand wegschauen.

Diese Unterstützung mit Namen Erziehung geht weit über ein erstes Begreifbarmachen der Welt hinaus. Sie reicht in ihrer Bedeutung noch tiefer. Erziehung entscheidet unter normalen Umständen in hohem Maße darüber mit, in welcher Art und Weise das Kind sich der Welt überhaupt nähert. Erziehung hat also nicht unerhebliche Bedeutung dafür, ob ein Kind zur Überzeugung kommt, es bewege sich in einem kalten, ungnädigen Kosmos oder in einer Welt, die ein prinzipiell spannender Ort ist. Ein Kind, das in nur geringem Maße über die Fähigkeit verfügt, sich und seine Bedürfnisse auszudrücken, das häufig feindselig zurückgezogen verharrt und bereits bar jeder Neugier zu sein scheint, wird in ein und demselben Kosmos ein ganz anderes Weltbild entwickeln als ein Kind, das sich diesem Kosmos offener anzunähern vermag. Es gibt ein Set an Grundkompetenzen, die, wenn sie im Kind gut angelegt und entwickelt werden, für dieses Kind eine wesentliche Hilfe bedeuten. Durch diese Grundkompetenzen kann es seine Welt nicht nur positiv erleben und ihre Möglichkeiten verstehen. Diese Kompetenzen erleichtern es auch, mit unvermeidbaren Rückschlägen im Leben gefasster und unbeeinträchtigter umzugehen. Es ist Aufgabe der Erziehung, den Kindern diese Haltungen zu vermitteln und ihnen dort, wo sie Unterstützung brauchen, den Rücken zu stärken:

- Forscher sein mit seiner natürlichen, lebensbegleitenden Lust am Neuen und am Lernen,
- Hilfsbereitschaft und Einfühlungsvermögen sowie Rücksichtnahme gegenüber anderen als selbstverständlich leben,
- es als normal erleben, sich frei mitzuteilen und ausdrücken zu können, was mein Anliegen ist,
- Ehrlichkeit und einen Sinn für Gerechtigkeit pflegen,
- kritisch und kreativ denken,
- unbekannte Situationen ohne Angst und mit Selbstwert angehen,

- bei globalen Themen die relevanten Zusammenhänge erfassen,
- bereit sein zur Auseinandersetzung mit anderen Ansichten, Kulturen und Traditionen,
- die Bedeutung von körperlicher und geistiger Ausgeglichenheit verstehen und leben,
- fähig sein, selbstkritisch und mit Humor die eigenen Stärken und Schwächen zu reflektieren – der Homo sapiens socialis definiert sich genau so. Wer all dies auf der Inventarliste seiner persönlichen Toolbox unter der Überschrift »Werkzeuge für ein großartiges Leben« findet und diese Werkzeuge pflegt, betritt die Weltenbühne gut gerüstet für die kommenden Jahrzehnte. Diese Werkzeuge sind allesamt Ausdruck einer Haltung von gelebtem Grundrespekt und Achtung gegenüber sich selber, allen anderen Menschen und der uns umgebenden Natur und Umwelt.

Erziehung, das ist in diesem Zusammenhang unser spezifisches Sein mit unseren Kindern und Kindern im Allgemeinen. Erziehung, das sind wir selber in unserer eigenen Haltung, gegenüber uns selber, anderen Menschen und gegenüber der Natur. Die Art und Weise wie wir diese Haltung leben, Bindungen und Beziehungen führen, und Interventionen bei unserem Kind setzen, ist wesentlich dafür, ob die zuvor beschriebenen Werkzeuge für ein großartiges Leben dem Kind plausibel und brauchbar für die Eroberung der Welt erscheinen und das Kind Anstrengung aufwendet, sie auszubilden und zu ergreifen. Dem wollen wir uns im weiteren Verlauf widmen. Eines dürfte an dieser Stelle allerdings bereits hinreichend geklärt sein: Unsere Kinder brauchen uns!

Elternschaft im 21. Jahrhundert – wie legen wir sie an? Haltung ist gefragt!

Livia ist attraktiv, sogar äußerst, und sie gehört zu jenen Frauen, die während einer Schwangerschaft nicht schon vom hustinettenbärigen Dunst des zukünftigen Muttertiers umweht werden, sondern an Sex-Appeal noch zugewinnen. Ihr Mann Thomas, ein energischer Strahlemann mit Karriereaussichten im Management, ist auch mitgekommen. Die beiden wollen es wirklich richtig machen mit ihrem zukünftigen Kind, das noch etwa zwei Monate in Livias zurzeit gerade mal melonengroßem Bauch seiner Geburt entgegenwachsen wird. Beide haben sich bereits umfassend in die gängige Ratgeberliteratur für werdende Eltern vertieft. Seltsam, dass man heute bereit ist, in einem so persönlichen Bereich äußeren Leitsystemen, wenn sie nur den Nimbus von Wissenschaftlichkeit tragen, so viel mehr zu vertrauen, als dem eigenen Spüren. Eigenverantwortung muss sich wohl zunehmend gefährlich anfühlen. Da ist ein großes Projekt im Werden, das ist mir sofort klar. Ein Projekt, das von viel Unsicherheit begleitet wird. Das ist ebenfalls sofort klar. Wenn ich den beiden jetzt aufschwatzen würde, sie müssten wöchentlich während des ersten Lebensjahrs ihres Kindes bei mir vorstellig werden, würden sie glatt einwilligen. Das berührt mich. So viel guter Wille und dabei so wenig Vertrauen, die Aufgabe aus eigener Kraft meistern zu können.

Gott sei Dank ist die Frage der Geburt schon entschieden. Kaiserschnitt! Da Livia Sonderklassepatientin ist, stand dieser Entscheidung wenig im Wege. Aber natürlich war es ein Ringen. Eine normale Geburt ist ja ein anderes Erlebnis für das Kind, als »geholt« zu werden. Wird sich das auf die Zukunft ihres gemeinsamen Sohnes und seine psychische Entwicklung auswirken? Das wollen sie von mir wissen. Die Horrorgeschichten, die man zu Verzögerungen bei Geburten im Internet lesen – oder noch schlimmer: ansehen – kann, mit zwei Tagen unergiebigen Wehen und dann doch Kaiserschnitt oder Saugglocke, waren schon eine Entscheidungshilfe. Was kontrolliert werden kann, sollte kontrolliert werden. Hoffentlich haben sie zumindest das »Machen« mit weniger Kontrolle hingekriegt, kann ich mir nicht verkneifen zu denken. Die beiden haben wirklich viel überlegt: Wie viel Zeit sollte der Vater einbezogen sein, damit er auch wirklich eine Bezugsperson wird? In welchem Umfang kann man die Betreuung durch andere Personen zulassen und ab wann? Soll man impfen oder doch besser nicht? Man liest so viel zu Komplikationen bis hin zu späteren geistigen und Verhaltensdefiziten, die auf angeblich stille Komplikationen zurückgeführt werden. Ab wann betreibt man sinnvollerweise eine Förderung des Kindes, vom Babyschwimmen abgesehen, für das Livia schon mit ihrem Sohn angemeldet ist? Ab wann sollte man eine Spielgruppe besuchen, um die Entwicklung sozialer

Kompetenz beim Kind nicht zu vernachlässigen? Wie kann man das Bewusstsein von Wahlfreiheit beim Kind stärken? Wie muss man ein Kind erziehen, damit man bestmöglich sicherstellen kann, dass es sein eigenes Potenzial voll in Besitz nehmen wird?

Gott sei Dank müssen wir nicht auch noch die ganze Schublade rund um »bio« und Kind durchnehmen. Da sind sie schon voll im Bilde. Aber irgendwie fürchte ich, dass wir einander doch noch öfter werden sehen müssen ...

Wie es war ... einfach und klar

Elternschaft war lange Zeit kein Gegenstand der Hinterfragung, sondern ein selbstverständliches Rollenset, über das niemand nachdachte. Das Leben erschien bis vor kurzer Zeit in logische Phasen gegliedert zu sein. Da war die Kindheit, die man erst ab dem Beginn des 20. Jahrhunderts erstmals höchstwahrscheinlich überlebte, zumindest in unseren Breiten. Dann ein paar Jugendjahre, in denen man überhaupt erst zur Kenntnis genommen wurde. Und dann kam das Erwachsensein, in dem naturgemäß Familiengründung als Ziel vorgesehen war, sofern man nicht gerade in Gottes Verwaltungsapparat oder in eine Lebensuntiefe geriet. Damit war klar, dass nun das Ausfüllen der Rollenbilder von treusorgender Ehefrau und rechtschaffenem Ehemann, und damit verbunden von Mutter und Vater, an der Reihe waren. Dagegen hat kaum einer aufgemuckt. Das war sakrosankt und unhinterfragbar, so wie

Wasser eben von oben nach unten fließt und nur ein Narr Erklärung erfragen möchte. Gehorsam war die durchgehende Leitlinie. Gott, der Vater und Herrscher, stand ganz oben. Dagegen hat auch lange nach Inquisition und Obrigkeitsstaat kaum einer eine große Lippe riskiert. Die Vertretung auf Erden übernahm dann regional der designierte Herrscher, in treu um sein Seelenheil bemühter Begleitung seines Beichtvaters. Und in der kleinen Zelle Familie gab es als Verlängerung dieser Herrschaftsordnung natürlich den Mann, lange Zeit ausgestattet mit einem anerkannten Züchtigungsrecht gegenüber allen Familienmitgliedern, einschließlich der Gattin, damit wir uns richtig verstehen. Bisweilen soll es übrigens vorkommen, dass Männer sich auch heute noch einreden, dass ein solches Züchtigungsrecht existiert. Die globale Grundspielregel heißt ja bekanntlich Patriarchat. Eheliche Vergewaltigung und geschlechtliche Nötigung, wie es so schön heißt, sind in Österreich erst seit 1989 ein Delikt. In Deutschland hat man diesen Durchbruch gar erst 1997 geschafft. So eine Geisteshaltung weht also lange nach, auch in schon längst demokratischen Zeiten. Dass die Norm für erfolgreiche Kindererziehung über Jahrhunderte hinweg Gehorsam geheißen hat, ist vor diesem Hintergrund logisch nachvollziehbar. Ein obrigkeitstreuer neuer Staatsbürger der nächsten Generation sollte her. Damit hatte man als gute Mutter oder ernsthafter Vater das Erziehungsziel erreicht und konnte sich wohlgefälligen gesellschaftlichen Kopfnickens sicher sein. Lange Zeit war also alles einfach und klar. Man kannte seine Rolle und wer unerwartete Fragen hatte, schlug in einem Ehehandbuch nach oder fragte einen Geistlichen. Kinder kamen selbstverständlich, manchmal sehr erwünscht, bisweilen unverhinderbar, aber bedingt durch eingeschränkte Möglichkeiten der Einflussnahme regelmäßig, ehelich wie unehelich. Letzteres war ein gewisses Problem, was sich lange Zeit in der bedeutend höheren Säuglings- und Kindersterblichkeit unehelich Geborener spiegelte. Über alldem thronte die Leitidee des Gehorsams in der Kindererziehung als stabile Grundkonstante. Und damit war auch Klarheit bezüglich der Rolle von Elternschaft verbunden.

Wie es ist ... gar nicht klar

Heute sind die Verhältnisse weit komplexer geworden. Die Pille und andere erfreuliche Möglichkeiten, endlich über die eigene Fruchtbarkeit Kontrolle zu bekommen, haben das Thema Kinderkriegen ordentlich aufgemischt. Ebenso die Emanzipation der Frau, auch wenn sie streckenweise unter dem Titel »Mein Uterus gehört mir!« – ja wem denn sonst, habe ich mich immer gewundert – zur Kampfansage an den Mann degeneriert ist. Die gesellschaftliche Aufrüstung zur narzisstischen Hyperindividualisierungskultur macht das Kind dann noch zu einem Thema, über das jeder einzelne Mann und jede einzelne Frau zuallererst für sich alleine zu entscheiden hat. Wie, wann, in welcher Beziehungskonstellation und darüber hinaus in welcher Betriebskultur ist dem Kind Raum in der Selbstinstallation des persönlichen Lebensentwurfs zu geben, um diesen zu bereichern? Wir leben in einem Zeitalter, in dem auch das Private der Ökonomisierung anheimfällt. Das neoliberale Wirtschaftssystem hat bereits eine von logisch-rationalen Überlegungen durchdrungene neoliberale Gesellschaft hervorgebracht, in der auch die Bindungs- und Beziehungsgeflechte nach persönlicher Nützlichkeit strukturiert werden. Ich bin doch nicht blöd und hänge mir etwas um, das mich in meinem eigenen Leben nicht weiterbringt! Die Selbstoptimierung der eigenen Lebenszeit, die beste Version des eigenen ICH unter dem Primat absoluter persönlicher Entscheidungsfreiheit hervorzubringen, gilt heute als der Königsweg gelungener Lebensgestaltung. Mit anderen Worten: In mein persönliches Micky-Maus-Leben alles hineinzupacken und zu konsumieren, was mich freut, und dieses Leben jederzeit verändern zu können, das ist das Glücksversprechen unserer Gesellschaft. Doch die Selbstvergötterung und das permanente Knien vor unserem eigenen Götzenbild halten tiefdunkle Schattenseiten bereit. Es ist etwa so wie mit den klitzekleinen, unbedeutenden Bedingungen, die der Teufel mit unschuldiger Unterwürfigkeit den von sich selbst Geblendeten in allen Volkssagen so erfolgreich unterjubelt. Bezogen auf das Thema Kind heute lässt sich diese klitzekleine, unbedeutende Bedingung klar benennen: Wahlverantwortung. Ihr vermag sich erfolgreich nur der integrierte, wirklich freie und damit auch zu Verzicht und Demut befähigte Mensch zu stellen. Die anderen verhungern sinnlich überreizt und emotional ausgezehrt, so paradox dies anmuten mag, reihenweise in diesem Schlaraffenland noch nie dagewesener Selbstbestimmung.

Potenzielle junge Eltern haben es heute daher wirklich schwer. Das Kind ist nahezu begründungspflichtig geworden. Einfach so aus einem Spüren heraus ein Kind zu wollen, weil ich in der richtigen Lebensphase angelangt bin, ein erwachsener, verantwortungsbereiter Mensch bin und Selbsterhaltungsfähigkeit erreicht habe, klingt dünn als Begründung und naiv. Das war vielleicht noch für die Generation unserer Großmütter zulässig. Heute hingegen muss alles logisch dem eigenen Vorteil und Fortkommen dienen, um klug zu sein. Der Kriterienkatalog, den es abzuarbeiten gilt, ist lange, noch dazu bei einer Entscheidung, die man nicht probeweise mit Ansichts- und Rückgaberecht fällen kann, wie wir das heute als Konsumenten so gerne haben. Ist ein Kind wirklich das, was ich will? Warum soll ich für einen anderen Menschen Verantwortung übernehmen und welche Einschränkungen wird das bringen? Was werde ich alles nicht mehr tun oder erleben können? Was tue ich, wenn ich feststelle, dass alles ganz anders läuft, als ich gedacht habe? Wie wird dieses Kind werden? Wann ist überhaupt der richtige Zeitpunkt? Wie müsste der ideale Partner fürs Kind sein und wie erkenne ich ihn? Was ist, wenn die Beziehung nicht hält? Wie stehe ich dann mit dem Kind da und wird es mir gelingen, meine Rechte zu sichern? Elternschaft ist nichts für Feiglinge!

Selbstbestimmung und Wahlfreiheit sind selbstverständlich erstrebenswerte Rahmenbedingungen, vor allem für jenen, der mit ihnen umzugehen vermag. Seltsamerweise allerdings finden die allermeisten Menschen ihre eigene Position viel überzeugter in Anlehnung oder in Opposition zu einer bestehenden äußeren, fixen Norm. Dies scheint den meisten wesentlich leichter zu fallen, als sich im großen freien Raum aller bestehenden Möglichkeiten mit eigenem Selbst-bewusst-Sein und Lebenssicherheit selbst zu definieren. Doch diese äußere fixe Norm, der feste Punkt, in unserem Fall die klare Rolle – und sei es auch eine, gegen die man sofort in den Harnisch steigt und die Streitaxt von der Wand nimmt – existiert für beide Geschlechter so nicht mehr. Und noch dazu müssen anlässlich der Lebensveränderung Kind auch zusätzlich noch die Spielregeln der Geschlechter untereinander jeweils individuell in jeder Beziehung verhandelt werden. Diese Situation produziert Unsicherheit in ganz großem Stil und schreit nach Ratgebern. Besserwisser finden sich dann an jeder Ecke zuhauf. Und wer es noch nicht bemerkt haben sollte: Professionelle, möglichst akademisch referenzierte, wenns geht noch durch Zertifizierung qualitätsgesicherte und damit geadelte Beratung hat längst das Leben selbst als Zielfeld ihrer Aktivität erobert. Konzepte zu unserem Thema Elternschaft stehen gleich einige zur Auswahl. Auch wenn sie nicht immer frei von Geschäftemacherei sind, so verleihen sie wenigstens so etwas wie Sicherheit, Zugehörigkeit und Wirklichkeit und besänftigen dieses Gefühl des Ganz-auf-sich-selbst-gestellt-Seins. Frauen können sich in die Wertewelt der Latte-Macchiato-Mütter einpassen oder sich einen Jugendtraum erfüllen und zur

Pippi-Langstrumpf-Mutter werden, also die starke große Schwester spielen. Dann wissen sie auch gleich, dass sie in Zukunft im selben trendigen Laden wie die Tochter ihre Klamotten beziehen werden. Die eher Ängstlichen finden im Helikopter-Modell Selbstentsprechung. Ehrgeizige mutieren zur Tigermutter nach asiatischem Handbuch. Manche werden notgedrungen – und ein paar, die lieber gleich alles in der Hand behalten, vorsätzlich – zur Mommaddy und managen die Daddy-Rolle gleich mit, während wieder andere sich im Projekt Kind als Profi-Moms selbst verwirklichen. Und das Rollenangebot für Laissez-faire-Mütter, das die daheim bestehende Disneyland-Diktatur als Selbstregulationsideal zu interpretieren trachtet, wird mehr und mehr zum Auffangbecken für andere verunglückte Entwürfe von Kindererziehung. Aber es soll keiner sagen, dass hier nicht über das Thema nachgedacht wird und Experten zu Rate gezogen wurden, statt dem eigenen Hausverstand und Gespür für das Notwendige zu folgen.

Dabei könnte alles so einfach sein! Versuchen wir doch Evolutionsbiologie und die Einstiegssituation unseres werdenden Kindes mit den Bedingungen des Aufwachsens in unserer modernen Globalisierungsgesellschaft und der Zielvision eines für seine Zukunft gerüsteten Menschen zur Deckung zu bringen. Ich gebe es vorweg ganz offen zu: Ein wirkliches Abenteuer, eben richtiges Leben, ein Sich-bewähren-Müssen erwartet uns. Doch keine Angst: Dafür sind wir geschaffen!

Nichts wird sein, wie es früher einmal war!
Willkommen in der Welt der Erwachsenen!

Unser Kind wächst hoffentlich friedlich und ganz eng mit uns verschaltet in unserer Gebärmutter vor sich hin. Äußerlich wird die Veränderung langsam sichtbarer. Hie und da legt der Partner sein Ohr an den so unüblich runden Bauch der werdenden Mutter, um überwältigt tief im Inneren einen Herzschlag unabhängig von dem ihren wahrzunehmen. Unter unseren staunenden, vorsichtig auf die Bauchdecke gelegten Händen sind erste schmetterlingsgleiche Bewegungen neuen Lebens zu spüren, die bald zu kräftigen Ausschlägen werden. Während wir die Entwicklung dieses Wunders mitverfolgen, muss uns eines klar werden: Nichts, rein gar nichts, wird mehr so sein wie zuvor! Das klingt nach einer unüblich harten Ansage in einer Gesellschaft, in der sich eine wehleidige Beliebigkeitskultur eingebürgert hat, die alle Kanten und Ecken gerne vermeidet, beständig zu relativieren und Hintertürchen zu basteln trachtet. Klare Aussagen werden rasch als Eingriffe in die Persönlichkeitsrechte oder zumindest als unstatthafte Forderungen erlebt und rücken den Sprecher in ein extremistisches Licht. Trotzdem, das nehme ich in Kauf! Nichts ist mehr so, wie es vorher war. Unser eigenes Lebensschiff läuft spätestens mit dem ersten Schrei und Atemzug unseres Kindes unter neuer Flagge: jener der Verantwortung! Wir haben Garantenstatus für unser Kind einzunehmen, unauflösbar und grundsätzlich 24 Stunden täglich. Wie wir das zwischen uns als Eltern aufteilen und es organisatorisch anlegen, bleibt Gegenstand späterer Betrachtungen, aber die Verantwortung, auch dafür, bleibt ganz bei uns. Wir befinden uns hier nicht in einer GmbH, die nicht über eine von vornherein begrenzte Summe hinaus haftet. Vielmehr müssen wir mit dem letzten Faden unserer Existenz in der Beziehung zu unserem Kind geradestehen. Klingt das uncharmant, wenig trendy, die persönliche Freiheit in der Lebensentwurfsgestaltung einschränkend? Das mag durchwegs sein. Mit dieser Aussage gewinne ich kaum einen Pokal in einer dieser Kuschel-Talkshows vom Format: »Meine Freiheit ist das Wichtigste!« Allerdings sprechen wir hier von evolutionsbiologischen Gegebenheiten und die sind unverhandelbar, auch in einer narzisstischen Individualisierungsgesellschaft. Ein Neugeborenes unserer Spezies braucht zumindest eine, besser zwei, wie schon erwähnt, erwachsene Personen, die es aufnehmen und sich ihm rückhaltlos widmen, Bindung und Beziehung anbieten.

Das Schlüsselwort des letzten Satzes war »erwachsen«! Wen also regelmäßig angstschwüle Albträume angesichts einer langfristigen Verbindlichkeit befallen, wer Eindeutigkeit und Festlegung als Einschränkung seiner Freiheit sieht, wer nicht weiß, ob er nicht morgen zur Selbstverwirklichung doch noch durch den Amazonas trampen möchte oder mal ein Jahr chillen, wem die Bindung an eine Frau oder einen Mann das Gefühl vermittelt, damit eventuell eine bessere Option zu verpassen und wer mit vierzig Pippi-Langstrumpf-Zöpfe nicht als modischen Gag, sondern als Bekenntnis ewiger Jugendlichkeit trägt oder wem die Kumpels, mit denen man um den Block zieht, noch immer Familiengefühl vermitteln, der möge sich das Kinderkriegen gut überlegen.

Jene, die all dies nicht mehr brauchen oder zumindest einige gute Jahre, sagen wir bis zur Midlife-Crisis, darauf verzichten können, hätten damit die erste Ebene der Grundkonstanten von erfolgreicher Elternschaft erklommen. Nun gilt es einfach zu akzeptieren, dass sich durch die Annahme dieser neuen Rolle als Mutter oder Vater, in die wir mit dem Kinderkriegen unvermeidbar hineinmarschieren, unser eigenes bisheriges Leben vollständig und auf allen Ebenen durch unsere primäre Zuständigkeit und Verantwortung unserem Kind gegenüber neu gestaltet. Wir müssen jetzt Erwachsene sein, die nicht nur für sich selbst, sondern auch für einen weiteren Menschen langfristig zu sorgen vermögen. Statt in unserem gewohnten jugendlichen oder selbstzentrierten Fahrwasser weiterzumachen oder ihm nachzuweinen, müssen wir erwachsen sein. Zumindest so erwachsen, dass wir uns zutrauen, dass wir die aus der neuen Situation der Familie resultierenden Anforderungen und Veränderungen positiv gestalten und für alle Beteiligten meistern werden, sodass sich wiederum eine beglückende Perspektive und Erfüllung für unser eigenes Leben ergibt. Das klingt zwar einfach. Doch Vielen bereitet es Kopfzerbrechen in einer Zeit, in der das EGO immer vorne steht und die Industrie mit zahlreichen Ablenkungen und verlockenden Angeboten den Konsumenten als eigentlichen erfolgreichen Lebensentwurf stilisiert. Das geht bis hin zum »Regretting Motherhood« als wirklich schrecklichste Version für das betroffene Kind. Nur wer also wirklich erwachsen genug ist, um weiterzuwachsen, und für eigene Entwicklung offen ist, hat ideale Ausgangsbedingungen. Ist dies so, werden wir bald feststellen, dass selbst wenn wir gewohnte Dinge tun, wir sie jetzt anders erleben, weil wir selber zu anderen werden. Man muss allerdings bereit sein, sich dem auszusetzen, dieser Weiterentwicklung des eigenen Selbst. Das gilt für Banales und bisweilen auch für sehr ernsthafte Dinge, die bisher als unverrückbar gegolten haben. Oft habe ich Mütter und manchmal auch Väter getroffen, die mir von ihren rasenden Karriereplänen erzählten, die angesichts ihres Kindes plötzlich ohne viel Schmerz und Verlustgefühl adaptierbar wurden. Ebenso habe ich erlebt, dass einen das früher mit Zähneknirschen als wichtig erlebte Ranking im Tennisturnier seines Clubs plötzlich kaltlässt. Das ist ein nicht unübliches Phänomen. In der neuen Rolle von Mutter oder Vater vermag sich manch eine(r) unerwartet zu entfalten und an persönlicher Tiefe zu gewinnen, auch wenn das von der Umgebung, die weiter dem Konsumideal verhaftet bleibt, mit Kopfschütteln quittiert wird.

Beziehung und Autorität. Im Detail liegt die Kraft!

Häufig werde ich, was ja in gewisser Weise naheliegt, nach Vorträgen gefragt, was gute Eltern denn machen sollen, um erfolgreich ihre Kinder zu begleiten. Meine Antwort lautet: Treten Sie bewusst und als ganzer Mensch in diese neue Lebensphase mit Kind ein und seien Sie bereit für die

Transformation, die mit Ihnen passiert. Und machen Sie vor allem zwei Dinge:

Erstens: Werden Sie zum Beziehungsexperten für Ihr eigenes Kind. Überlassen Sie diese Expertenrolle niemand anderem.

Zweitens: Werden Sie zu einer positiven Orientierungs- und Führungsautorität für Ihr Kind, indem Sie Ihren gegebenen Erfahrungsvorsprung als Leitungsverantwortung leben.

Der Teufel steckt auch hier im Detail, in der grundsätzlichen wie alltäglichen Umsetzung. Diese beiden Leitideen, Beziehungsexperte für das eigene Kind zu werden und Führungsautorität zu leben, sollen hier näher erläutert werden, um nicht Verwirrung zu stiften.

Um es gleich vorweg zu sagen und jeder Fehlinterpretation einen Riegel vorzuschieben: Beim Thema der Führung geht es hier nicht um eine Wiedererweckung des autoritären Erziehungsmodells. Und wer in der Beziehung mit seinem Kind Probleme hat, tut auch in Zukunft gut daran, qualifizierte Hilfe einzuholen, nicht um Lösungen oder Rezepte serviert zu bekommen, sondern gerade um Experte für das eigene Kind zu werden.

Fangen wir mit dem Thema der Beziehung zwischen Eltern und Kind an, denn diese ist Voraussetzung, um überhaupt glaubhaft Orientierung bieten und Leitungsattraktivität für das Kind erlangen zu können.

Beziehungsexperte für mein Kind – nicht »besonders«, sondern »einzigartig«

Was ist also damit gemeint, wenn ich Eltern aufrufe, zu Beziehungsexperten für ihr Kind zu werden? Jedes Kind ist einzigartig! Soweit sind sich alle einig, auch wenn häufig damit gerne das Gefühl verbunden wird, in Gestalt des einzigartigen Kindes auch noch ein besonderes, ein herausstechendes vor sich zu haben. Das allerdings verneine ich dann gerne kategorisch und rasch, indem ich wiederhole: Ja, jedes Kind ist einzigartig. Auch Ihres! So wie alle anderen auch! Und das ist auch schon alles. Alle sind sie gleich einzig-artig. Selbst wenn dieses Kind im zarten Alter von sechs Jahren mit einer Hand sieben Bälle jonglieren kann, während es Tempel hüpft und dreistellige Zahlen miteinander im Kopf multipliziert, so will ich es dennoch nicht als ein gegen die anderen hervorgehobenes ansprechen. Ich will lernen, es für sich zu sehen und anzunehmen in dieser seiner persönlichen Einzigartigkeit, zu der eben diese Eigenschaften, Fähigkeiten, Talente und Leistungen gehören. Es handelt sich einfach um seine persönliche Seinsweise. Man könnte auch sagen: Das alles macht einfach DICH ganz persönlich aus. Ich weise die Hervorhebung gegenüber anderen zurück und fokussiere stattdessen auf die persönliche Einzigartigkeit jeder einzelnen Person. Diese Grundeinstellung ist wichtig, damit jede Kommunikation auf Augenhöhe erfolgen kann. Es ist auch die wesentliche Grundhaltung in der Eltern-Kind-Beziehung, um mit seinem eigenen Kind eine stabile Beziehung von Herz zu

Herz aufbauen zu können, die auf einem Fundament be-
dingungsloser Annahme fußt. Die Botschaft an mein Kind
lautet: Du bist ein einzigartiges Kind, so wie alle anderen
Kinder übrigens auch. Ich bin einzigartig als Mutter/Vater,
so wie die anderen Eltern übrigens auch, denn auch mich
gibt es nicht nochmals! Ich will dich annehmen und »lesen« lernen als dieses einzigartige Kind, das du bist.

»Und wenn aber mein Kind ein besonderes Talent hat,
oder aber eine besondere Einschränkung, was ist dann?«,
werde ich daraufhin häufig gefragt. Der springende Punkt
ist hierbei, dass wir dann eventuell ein Kind vor uns haben, mit dem ich viermal die Woche zum Fußballtraining
muss, weil es die Ansätze für sportlichen Kampfgeist und
goldene Wadeln bereits in der U6-Altersklasse gezeigt hat
oder ich ein Kind vor mir habe, dessen spezifische Bedürfnisse viel Kraft von Seiten der Eltern erfordern. Aber damit sollte schon das Ende der Fahnenstange erreicht sein.
Eine andere, darüber hinausgehende Bedeutung im Sinne von Wertigkeit sollten weder besonderes Talent noch
besondere Einschränkung per se begründen. Die U6-Al-
tersklasse entspricht einfach der speziellen Realität dieses
einzigartigen Kindes, sollte es aber auch mit Talent nicht
zu einem »besonderen« machen. Wichtig ist das deswegen,
weil sonst der Fokus in der Eltern-Kind-Beziehung von
der rein menschlichen, hoffentlich vom Grundton wechselseitigen Respekts und der Achtung getragenen Ebene
auf eine durch sachliche Zuschreibung vermittelte Ebene
verrutscht.

Johanna, damals vierzehn, habe ich nach ihrem Selbstmordversuch kennengelernt. Bis zu diesem Zeitpunkt war sie ein aufgehender Stern in der Welt der Konzertpianisten. Neben ihrem beinharten, von ihrer ehrgeizigen Mutter überwachten Üben hatte sie bereits zahlreiche Bewerbe und Aufführungen zu bestreiten. Sie galt als »besonderes« Kind, wurde als solches in der Familie und unter Verwandten gehandelt und scheiterte an der zunehmenden Belastung, ausgelöst durch die großen Hoffnungen ihrer Mutter, die sie nicht enttäuschen wollte. Unter diesem aushöhlenden Druck, vielleicht nicht gut genug zu sein, passierten ihr tatsächlich Fehler und ihre Leistungsfähigkeit litt enorm. Johanna erlebte ihren persönlichen Wert als untrennbar an ihr Klavierspielen gekettet. Das ging so weit, dass der schreckliche Versuch einer Beendigung ihres eigenen Lebens ihr angesichts der Enttäuschung ihrer Mutter über ihr Versagen als beste Lösung erschien.

Sibylle zeigte bereits als Fünfjährige große Begeisterung für das Eislaufen und eine wirklich überraschende Körperkoordination. Rasch war klar, dass hier ein beachtliches sportliches Talent zu heben wäre. In den nächsten Jahren steckte sie in zahllosen Trainingsstunden viel Zähigkeit und Ausdauer in ihre Entwicklung. Statt wie die Gleichaltrigen dem besonderen Vergnügen zahlreicher Kindergeburtstagsfeiern zu frönen, war sie auf dem Eis, um sich unter den strengen Fittichen einer Trainerin im Kunsteislauf weiterzuentwickeln. Sie war glücklich so und lehnte von sich aus jede Einladung ab, die ihre Trainingszeit beschnitten hätte. Ihre Freude überzeugte auch ihre Eltern, die sich geduldig als Hol- und Bringdienst abwechselten und oft frierend endlose Stunden am Eisring zubrachten. Selbst nach einem Knöchelbruch, den sie unter ganz anderen Umständen als Zwölfjährige erlitt, bestand sie nach der kürzest möglichen Zeit darauf, ihr Training noch mit Schmerzen wieder aufzunehmen. Ihre Eltern haben Sibylle wegen ihres Eiskunstlaufs nie als »besonderes« Kind gesehen, nur als ihre einzig-artige Tochter, die Eislaufen liebt und es deswegen von ihren Eltern ermöglicht bekommt. Als Sibylle sich mit sechzehn gegen jede zu diesem Zeitpunkt naheliegende Weiterentwicklung in Richtung Profisport entschied, gab es kaum Bedauern von Seiten ihrer Familie. »Das Eislaufen war wichtig für unsere Tochter während ihrer gesamten Kindheit. Und dann ist es für sie eben zu einem Ende gekommen«, beschreibt es ihr Vater, wenn er davon erzählt. »Sie hat es gebraucht, um sich selbst in ihrem Sein zu entwickeln.«

Sibylle, die gerade ihr Medizinstudium abgeschlossen hat, hat aus dem Eiskunstlauf mehreres mitgenommen: eine ihr eigene Zähigkeit und Ausdauer, Begeisterungsfähigkeit, verlieren zu können und enorme Verbindlichkeit. Schließlich hat sie diese Fähigkeiten als ganz normales, einzigartiges Kind über viele Jahre trainiert.

In diesen beiden Geschichten leben Kinder und Jugendliche ihre selbsttypische Seinsweise. Johanna ist dem Musischen verbunden, Sibylle hat eine Neigung zum Sport. Für Johanna wird die Tatsache, dass sie dies zum »besonderen« Kind macht, zum Verhängnis. Für Sibylle, die schlicht in ihrer Eigenart gesehen wird, bildet ihre intensive sportliche Erfahrung und das damit verbundene Erleben die Basis, um einfach hohe Selbstkompetenz für ihre weitere Lebensgestaltung zu entwickeln. Das »besondere« Kind, egal, ob dieser Status positiv oder negativ konnotiert ist, erlebt letztendlich, dass nicht mit ihm, sondern mit ihm als Träger einer speziellen Fähigkeit oder auch Einschränkung kommuniziert wird und es dafür gelobt oder abgelehnt wird.

In einer noch viel verbreiteteren Form wird diese Problematik darin deutlich, dass der überwiegende Teil aller Kinder dieser Steigerungsgesellschaft bereits innerfamiliär eine enge Beziehung zwischen ihrem Wert, der erlebten Liebe und ihren Leistungen während ihres Aufwachsens erlebt. Damit wird auch offensichtlich wie wenig es in unserer Kultur im Allgemeinen gelingt, unsere Kinder wirklich rückhaltlos anzunehmen. Die Eltern-Kind-Beziehung bleibt bereits an dieser ersten Stromschnelle konditionaler Liebe hängen. Ich werde geliebt und habe Wert, weil oder wenn ich Leistung erbringe oder besonders bin, das ist die vom Kind erlebte Wahrheit. Ein kleiner fußballbegeisterter Junge könnte über den ihm von seinen Eltern rückgespiegelten Status seiner Besonderheit im Vergleich zu anderen zum Beispiel auf die Idee kommen, dass er wegen seines Fußballspiels geliebt wird. Das kann in der Folge verheerende Konsequenzen zeitigen. Viel besser wäre es, sein Fußballtalent ganz unaufgeregt und entspannt seiner

»normalen« Einzigartigkeit zuzuordnen und die entsprechende Förderung als eine logische Konsequenz, damit er sich zu sich selbst und seiner eventuellen Bestimmung hin zu entfalten vermag. Manche Kinder sind eben zum Fußballer geschaffen und heißen später Hans Krankl, andere werden zu Valentino Rossi und wieder andere finden Faszination in einer Geige und werden Yehudi Menuhin. Bei manchen gräbt sich kein richtungsweisendes Talent an die Oberfläche ihres Seins, obwohl sie an vielem Freude entwickeln. Manche sind mit unwahrscheinlichem Antrieb ausgestattete, rasende Leistungsmaschinen, wie Dämme bauende Biber. Einige lieben ihrem Wesen gemäß langsame Beschaulichkeit. Und wieder andere sind auch behindert und eingeschränkt in ihren Gestaltungsmöglichkeiten und werden ihr Leben lang auf die Hilfe anderer angewiesen sein. Einzigartig ist jedes dieser Kinder, noch nie dagewesen und auch nie mehr kommend. Im Wert sind sie alle gleich. Damit sich dieses Gefühl eines stabilen Selbstwerts, das Vertrauen in ein selbstverständliches Angenommen-Sein als sicheres Grundgefühl entwickeln kann, sollte jede Kommunikation, jede Form des Austausches und des Miteinander-in-Beziehung-Tretens mit unseren Kindern alleine von diesem Tenor von Normalität und unaufgeregter Annahme dieses einzigartigen Gegenübers getragen sein, das ich als Vater oder Mutter »lesen« lernen muss.

In einer für das Kind noch viel schädlicheren Weise befindet sich die Eltern-Kind-Beziehung in einer bedenklichen Schieflage, wenn die Bedürftigkeit eines Elternteils nach eigener persönlicher Aufwertung das Zepter führt.

Kinder dieser stark narzisstisch beeinträchtigten Eltern müssen dann als Steigbügelhalter für deren Wunsch zu glänzen dienen. Es erfolgt gleichsam eine Umkehr in der Beziehungsrichtung. Viele dieser Kinder habe ich durch mein Ordinationszimmer ziehen gesehen, manchmal angespült wie Schiffbrüchige auf einer Insel. Bedingt durch die Erschöpfung des kindlichen psychischen Apparats erleiden sie sozialen Schiffbruch im Kleid mannigfacher Verhaltensauffälligkeiten und Symptome oder durch eigenes tyrannisches Verhalten.

Die elfenhafte Fiona, die ich lange begleitet habe, hat, als sie als Achtjährige wieder einmal die Erlaubnis erbettelt hat, auf meinem Schoß zu sitzen, die Misere ganz prägnant auf den Punkt gebracht: »Ich will dich nur ganz festhalten. Drück mich bitte auch ganz stark! Hier ist der einzige Platz, wo ich Ruhe hab. Draußen muss ich immer alles können und dauernd schauen, was Mama braucht.«

Tragisch sind diese Eltern-Kind-Beziehungen, in denen ein Projektkind heranwächst. In einem solchen Fall kann das Kind von seinem Elternteil in seiner Eigenständigkeit und eigenen Art als Mensch nicht wahrgenommen werden, sondern es wird quasi symbiotisch als Verlängerung des eigenen Selbst erlebt. Manche dieser Eltern sind selbst so schwer seelisch krank, dass sie grausam, gängelnd und mit harter Abwendung das Kind dort zu dressieren trachten, wo dessen eigenes Selbst sichtbar wird oder es nicht ihren Vorstellungen entspricht. Doch die meisten dieser Eltern wirken grenzenlos in ihrem Einsatz, aufopfernd, gewährend, flehentlich im Umgangston mit ihrem Kind.

Sie treten als Löwinnen im Kampf gegen jede Umwelt auf, die ihr Kind zu hinterfragen wagt, um gleichzeitig in einer Verschränkung mit ihrem Kind zu verharren, welche das Kind in seiner Entwicklung schädigt und oft blockiert.

Wenn wir es also ernst damit meinen, Beziehungsexperten für unser Kind werden zu wollen, müssen wir zuallererst unsere eigenen Hausaufgaben machen. Wir müssen unseren Tabernakel versteckter Wünsche möglichst leerräumen, alle Sehnsüchte, Ansprüche, Wiedergutmachungsbedürfnisse für eigenes Erlittenes in unserer Kindheit, Kränkungen und Träume außen vor lassen.

Als kleiner nackter und, wie schon erwähnt, äußerst auf uns angewiesener neuer Mensch liegt unser Kind zu Beginn unserer langen Beziehungsreise in diesem großen Moment der ersten Begegnung in unseren Armen und fordert von uns, dass wir uns mit der gleichen nackten Ehrlichkeit unseres Seins rückhaltlos einbringen. Wir sprechen hier von einer hohen Vorgabe, einer echten, wahren, tiefen Beziehung, in der wir für die ersten Jahre die Hauptverantwortung für das Gelingen tragen, die dann Ebenbürtigkeit und Weisungsfreiheit erreicht und die uns in unseren eigenen letzten Jahren Hilfe, Stütze und Mut verleihendes Geleit werden kann, wenn wir uns von dieser Welt verabschieden werden. Wenn wir bereit sind, kritisch und hinterfragend mit uns selbst umzugehen, haben wir im Zusammenleben mit unserem Kind die Chance, für uns selbst zu wachsen, während unser Kind mit uns eine Entwicklung zu sich nimmt.

Kindheitstrauma, keiner schuld und trotzdem passiert

Heute erwarte ich wieder einmal Markus. Meine Stimmung bezüglich unserer Arbeit hat sich grundlegend gewandelt. Ich vermag ihm nun mit gespannter Neugier und Arbeitsbereitschaft zu begegnen, wie ein Jagdhund, der seiner Natur entsprechend seinem Herrn dienen möchte. Er kommt jetzt bereits drei Monate zur Therapie. Wir kommen gut voran, arbeiten uns von Schicht zu Schicht vorwärts, vorsichtig tastend, und dort, wo nötig, auch mit Kraft, ja sogar Druck. Als ich ihm heute Nachmittag öffne, steht er mit einer großen Papiertüte vor mir.

»Kein Fresszeug«, meint er und lächelt verschwörerisch. Als wir dann in mein Therapiezimmer kommen, enthüllt er mir den Inhalt seiner Tragtasche. Zwei dicke Fotoalben. »Mein Kinderleben.« Er lächelt verschmitzt. »Alles dokumentiert.«

Wir sind jetzt im Untergrund seiner frühen Kindheit angekommen, jenem Bereich, in dem sich fetzenhafte Erinnerungen, tatsächliche Begebenheiten, unbewusste Stimmungsbilder und Mythen zu einem inneren Narrativ der eigenen Lebensgeschichte vermengen und dabei zur gefühlten Wahrheit werden. Wir blättern die dicken Bände gemeinsam durch. Markus ist eindeutig die zentrale Figur auf jedem der Bilder. Auf den ersten Fotos unmittelbar nach seiner Geburt sehen wir eine strahlende Brigitte und einen ernsteren Georg gemeinsam mit ihrem Sohn. Darauf folgen die frühen Baby- und Krabbelbilder. Dann kommt Markus' erster Geburtstag samt Riesentorte und er in einem Haufen von Geschenken sitzend. Weihnachten, Ostereier suchen, Markus im Prater ganz vorne in einer Lokomotive, die mehrere Wägelchen mit anderen Kindern nach sich zieht, zahllose Urlaubsbilder, Markus auf der Luftmatratze, mit einem Schwimmtier, Markus am Strand, knietief in der Adria, mit einem etwas ängstlichen Gesichtsausdruck, dann eine Muschel hochhaltend, eine Seite weiter mit einer Eistüte in der Hand. Immer ist Markus das zentrale Motiv. Und immer ist zu sehen, dass er es weiß. Hunderte Aufnahmen und nie eine andere Einstellung, immer ist die Linse auf Markus gerichtet. Er ist es gewohnt, zu posieren, im Vordergrund zu stehen und jede seiner Regungen als Offenbarung dokumentiert zu bekommen. Jetzt merkt er das schon selber. »Eigentlich irre, was die mit mir so veranstaltet haben«, meint er heute kritisch.

Ich fordere ihn auf, nochmals nach vorne zum Anfang zu blättern.

Da fällt es ihm auch auf. Die Furcht im Gesicht seiner Mutter und die Distanz seines Vaters, der stets eine Körperhaltung einnimmt, als möchte er aus dem Bild gehen. Die unendliche Angst und das nicht verwundene Trauma seiner Mutter über den plötzlichen Kindstod seines Bruders werden für ihn auf einmal emotional greifbar. Die Wirkung bleibt nicht aus. Er weint herzzerreißend über das Leid seiner Eltern. Eine neue Ebene des Verstehens und der Versöhnung wird spürbar.

Nach einiger Zeit blättern wir weiter. Er bleibt an einer Serie von Bildern eines Verwandtenbesuches auf einem Bauernhof hängen. Irgendetwas regt sich in ihm. Ein Erinnerungsbruchstück beginnt Gestalt anzunehmen, ein Widerstand gibt dem Druck von unten nach und ein verdrängtes Erlebnis taucht wie ein lange unter Wasser gedrückter Eisberg an die Oberfläche seines Bewusstseins. »Wir waren dort öfters«, greift er den Erinnerungsfaden auf, der sich gerade in seinem Inneren abzuspulen beginnt. »Das ist der Bauernhof vom Bruder meines Vaters. In Oberösterreich. Ich habe drei Cousins. Zwei sind etwas älter als ich, einer genau in meinem Alter. »Meine drei Orgelpfeifen« hat sie mein Onkel immer genannt, weil sie fast genau mit einem Jahr Abstand geboren sind.« Er blickt mich kurz an, und als er meinen aufmunternden Gesichtsausdruck wahrnimmt, beginnt er zu erzählen: »Es war irgendein runder Geburtstag, eine von jenen großen Familienfeiern, wo die ganze Verwandtschaft zusammenkommt.« Er wirkt nun stark nach innen fokussiert, sehr konzentriert, so als wäre sein Blick auf eine tiefe innere Leinwand gerichtet und er würde mir einen Film in seinem Inneren beschreiben.

»Was ist da passiert?«, frage ich sanft nach.

»Wir sind an der großen Tafel gesessen. Die Erwachsenen haben sich unterhalten und uns Kindern war fad. Mit dem Essen waren wir schon fertig. Auch die Torte war schon angeschnitten. Meine Cousins wollten raus zum Spielen und mich mitnehmen. Meiner Mutter war das nicht recht, aber sie hätte sich vor meiner Tante blamiert und ich hab ziemlich insistierend herumgeraunzt. Also hat sie erlaubt, dass mich meine Cousins ins Schlepptau nehmen. Ich war fünf oder vielleicht sechs und mein ältester Cousin so ungefähr acht Jahre. Wir sind also alle rausgelaufen auf den Hof und haben uns einfach so herumgetrieben. Das war so ein richtig großer Bauernhof mit allem Drum und Dran. Ich weiß noch, dass wir irgendwann in den Kuhstall gegangen sind. Das hätte meine Mutter nie und nimmer erlaubt, so ohne Erwachsene. Die riesigen Kühe sind da in einer langen Reihe angehängt gestanden und ich hab mich geschämt, dass ich mich vor ihnen gefürchtet hab. Ich hab Angst gehabt, dass sie mich als Stadtkind hänseln und nicht ernst nehmen. Aber der Geruch der Kühe war auch sehr warm und erdig und irgendwie auch wohlig, vor allem dann, wenn eine von ihnen gemuht hat. Daran habe ich mich angehalten, damit die Angst verschwindet. Eine Kuh hat besonders oft gemuht und dann haben mir meine Cousins ein ganz junges Kalb gezeigt, das extra in einem kleinen Kobel gestanden ist. Das war ihr Junges. Es war ganz neu geboren, erst vor wenigen Stunden, und das Fell hat noch an ein paar Stellen ganz nass geglänzt. Ich weiß noch, dass es riesige Augen gehabt hat und ich plötzlich sehr traurig war, weil es nicht bei seiner Mutter sein konnte. Doch meine Cousins haben gemeint, dass das so gehört und wir jetzt etwas echt Tolles vorhätten. Wir sind auf den Heuboden geklettert, der über dem Kuhstall war. Dort oben sind wir wie irre im Heu herumgesprungen. Irgendwer ist dann auf die Idee gekommen, wir könnten vom Heuboden auch hinunter in den Stall springen, dort, wo unter der Luke ein großer Heuhaufen war. Es war eine Art Mutprobe. Es war nicht wirklich hoch. Vielleicht dreieinhalb Meter, aber als Kind erscheint dir das wie ein Sprung von einem Hochhaus. Ich hab ziemlich Angst gehabt, aber Sebastian, mein ältester Cousin, ist einfach gesprungen. Und dann sein Bruder Florian gleich hinterdrein. Wir haben sie von unten lachen gehört. Und dann sind sie die Holzleiter wieder zu uns heraufgeklettert und haben begonnen, meinen jüngsten Cousin Gregor und mich zu hänseln, ob wir vielleicht Mädchen sind. Gregor ist dann auch gesprungen und ich wollte einfach dazugehören und auch mitmachen. Also bin ich auch zum Rand der Luke und hab hinuntergeschaut. Das war echt hoch.

Dann ist alles furchtbar schnell gegangen. Meine Mutter steht plötzlich unten und schreit: »Nein, Markus!«

Aber ich bin schon gesprungen. Nur hat mich ihr unvermutetes Erscheinen in der Konzentration gestört. So hab ich die Mitte des Heuhaufens verfehlt. Unten, am Rand von dem Heuberg, da ist eine Heugabel gelegen, die wir vorher nicht gesehen haben. Und auf der bin ich gelandet. Einer von den Eisenzinken hat meinen linken Unterschenkel durchstoßen. Dann war alles nur mehr Chaos. Mein Vater ist in der Zwischenzeit auch aufgetaucht. Es gab dann heftigen Streit zwischen meinen Eltern.« Damit beendet Markus seine Erzählung.

»Und dann?«, frage ich nach.

»Keine Ahnung«, meint er, jetzt wieder ganz in meinen Praxisraum und die Gegenwart zurückgekehrt. »Ich hab wirklich keine Ahnung, was dann passiert ist. Bis zu diesem Moment jetzt hier in dieser Sitzung hab ich mich an das Ganze nicht erinnert. War wie gelöscht. Als wäre es nie geschehen. Ich weiß nur, dass ich mich während meiner ganzen Kindheit nie irgendetwas außerhalb meines Kinderzimmers getraut hätte. Meine Mutter hat immer wie mit Argusaugen auf mich geachtet und für mich war das völlig normal. Wie eine geheime Absprache. Am liebsten war es ihr, wenn ich beim Fernseher war und später habe ich dann Computerspielen und Zocken entdeckt. Und irgendeinen Sport habe ich von vornherein nicht einmal probiert. Ich habe mich einfach vor allem gefürchtet und meine Mutter hat immer gemeint, das muss man respektieren, es ist mein freier Wille.«

Die Sitzung beendet Markus damit, dass er sein linkes Hosenbein aufzurollen beginnt, um nach einer Narbe zu suchen. Schließlich ist er bei seiner Fahndung erfolgreich. Er findet eine kleine, weiße, sternförmige Stelle im unteren Drittel seines massigen linken Unterschenkels. »Jetzt habe ich mit Ihrer Hilfe meine Achillesferse gefunden.«

Und in der Praxis?

In den vorigen Kapiteln haben wir uns mit den philosophischen und theoretischen Grundlagen der Eltern-Kind-Beziehung befasst. Aber was bedeutet das alles für unseren praktischen Lebensalltag? Also in Ordnung, ich arbeite zuerst an mir selbst, schminke mir alle Träume einer Pianistinnen-Karriere für meine Tochter ab, jene Pianistin, die ich selbst nicht geworden bin kraft der Unmöglichkeit, in meiner Kindheit auch nur ein Piano in eine Zwei-Zimmer-Gemeindewohnung zu stecken. Soweit zu mir. Aber wie mache ich es richtig mit meinem Kind? Im Prinzip ist das ganz einfach:

Ich bemühe mich, mein Kind unvoreingenommen kennenzulernen. Dies folgt genau denselben Gesetzmäßigkeiten wie jedes neue Kennenlernen. Ich setze mich der Situation aus, beobachte die speziellen Äußerungen und Reaktionen des Gegenübers, versuche sie in ihrer Bedeutung zu erfassen, die Bedürfnisse zu erahnen und im Laufe der Zeit immer sicherer zu deuten und zu beantworten. Dabei lerne ich viel über die Person auf der anderen Seite, ihre Art, die Welt wahrzunehmen, was ihr Freude bereitet, was ihr leichtfällt und was etwas schwerer erschließbar erscheint. Dieser Einstimmungsprozess, dieses frühe Kennenlernen in der Eltern-Kind-Beziehung ist übrigens nicht eines, das unilateral nur vom Elternteil zum Kind hin verläuft. Vielmehr ist auch der junge Säugling ein aktiver Partner, der bereits mitgestaltet und wesentliche erste Informationen über seine Eltern, ihre Seinsweise und auch Sichtweise der Welt wenngleich auf einer präverbalen Ebene mitbekommt und als erstes inneres Abbild dieser großen Welt, in der er nach Orientierung sucht, abspeichert. Die Wissenschaft spricht von co-regulierten-reziproken-affektiven Kommunikationseinheiten, wenn sie diesen Interaktionsstrom zwischen Betreuungsperson und Kind beschreibt. An dieser Stelle wird auch klar, dass unser eigenes Leben, wie wir es anlegen und wie wir auf Anforderungen und Gelegenheiten des Lebens reagieren, der stärkste Informationsträger für unser Kind ist. Denn auch unser Kind beobachtet uns beständig, will uns kennenlernen, Orientierung erhalten und gefallen, da es von uns gänzlich abhängig ist und erst Lebensgeborgenheit erarbeiten muss. Die Art und Weise wie wir unsere Lebenszeit zwischen Arbeit und Muße strukturieren, in welcher Form wir auf die Dinge des Alltags reagieren, wie leicht wir irritierbar sind oder ob wir in uns selber ruhen, ob wir zu Humor und Selbstdistanz fähig sind, andere Menschen neugierig-optimistisch sehen oder ihnen lieber grundsätzlich ablehnend gegenüberstehen, all das formt unsere spezifische Beziehungsgeschichte und gibt unserem Kind Eindruck von der Welt, in die es geboren wurde. Und auch unser Kind selbst, auch wenn es wie die berühmte Tabula rasa anmuten mag, bringt neben einigen grundsätzlichen, instinktiven Verschaltungen auch seine spezifische Seinsweise und Art zu reagieren mit. Manche Säuglinge »wirken« grundsätzlich entspannter als andere, die beim leisesten Ton irritiert und alarmiert reagieren. Einige sind rastlos und schrecken leicht aus dem Schlaf, während andere in den ersten Wochen fast nur der Hunger aus Morpheus Armen zu holen vermag. Auch wenn die Grundkonstellation der Aufgabenstellung in diesen ersten Wochen des Abenteuers Eltern-Kind-Beziehung immer dieselbe ist, so trägt sie jedes Mal ganz persönliche Züge. Wir müssen uns gerade darauf einlassen, auf diesen speziellen und ganz persönlichen Prozess zwischen unserem Kind und uns, uns Raum und Zeit dafür geben, statt unter Stress zu geraten, weil richtig »tolle« Fotos von unserem Kind endlich durch alle Plattformen und Social Networks, in denen wir registriert sind, gejagt werden müssen, um möglichst viele Comments und Likes einzufahren. Jungen Eltern rate ich gerne, die laut applaudierende Welt ein wenig auszusperren, sich ungestörte Zeit zum gemeinsamen Ankommen und Staunen zu nehmen, erst die eigene Normalität zu finden und dann in kleinen Portionen mehr Reize zuzulassen. Wenn sie sich dergestalt auf diesen ersten Kalibrierungsprozess einlassen und auf ein erstes wechselseitiges Begreifen achten, erleben die allermeisten jungen Eltern sehr wohl, dass sie IHR Kind und seine frühen Regungen und Bedürfnisse zu deuten und richtig zu beantworten vermögen, dass sie eben zu Experten bezüglich ihres Kindes werden.

Weil Fördern ja so wichtig ist ...
Einflugschneise der Besserwisser

Umso mehr erzürnen mich wortgewaltige Besserwisser von häufig nicht ausgewiesener Herkunft und zwielichtige Geschäftemacher, die mit Must-dos und Must-haves bewaffnet dieses erste Selbstbewusstsein, Beziehungsexperte für das eigene Kind zu sein, stören. Ein gesellschaftlicher Anforderungskatalog, um für die Verleihung des Verdienstkreuzes erfolgreicher Elternschaft nominiert zu werden, hat sich eingebürgert. Die Beraterinnen unseres langjährigen anonymen Online-Dienstes für Eltern wissen ein mehrstrophiges Lied davon zu singen. Natürlich ist es fein, schon Säuglinge ausgiebiger als nur in der Badewanne mit Wasser in Berührung zu bringen. Selbstverständlich sind Klang und Ton und alles Experimentieren damit schon für das Kleinkind eine feine Erfahrung. Unwidersprochen ist es zu begrüßen, dass das junge Hirn mit mehr als nur seiner eigenen Muttersprache in Berührung kommt. Und sicher ist dem zuzustimmen, wenn dem Kind die Möglichkeit geboten wird, seinen Körper in Anforderung und Bewegung zu erleben. Doch muss das alles immer gleich als spezieller Kurs verpackt und mit Standards ausgestattet, von Professionisten abgeführt und der Talentefahndung gewidmet sein? Es mutet so verkrampft, ziel- und leistungsorientiert an, kostet eine echte Stange Geld, degradiert Eltern zu Hol- und Bringpersonal, das am Geschehen nicht teilhat und sperrt vor allem all jene aus, die es sich nicht leisten können und dann auch noch ein schlechtes Gewissen entwickeln.

Es herrscht hier eine Überbewertung all dessen, was käuflich ist. Und vieles vom Angebotenen ist schlichtweg Blödsinn und wird unter falschem Titel verkauft. Kaum dass der Begriff »kreativ« in einer Kursbeschreibung vorkommt, haben hysterische Begeisterung und hektische Anmeldung zu folgen, wenn einem sein Kind wichtig ist. Ganz Schlaue veranstalten dann »Kreativpartys« auch noch als buchbare Geburtstagsfeiern im »Kreativkinderzentrum« für ihre Fünf- bis Siebenjährigen. Ältere Kinder lassen sich das nicht mehr aufschwatzen. Dort wird dann vorgefertigte Keramik in 75 Minuten kreativ von Kindern mit Glasur bepinselt, aber bitte rasch. Für die Unentschlossenen gibt es, damit später Eltern begeistert sind, sogar Vorlagen oder Hilfestellung durch die Betreuung, aber schnell soll es gehen, denn es gilt, auch noch ein Geburtstagslied zu singen, die Torte anzuschneiden und diese aufzufuttern sowie eine ganze Serie von »Bitte alle herschauen und lachen«-Fotos zu schießen. Ich gebe zu, man erspart sich eine Menge Vorbereitungs- und Aufräumungsarbeiten, die den Kosten gegengerechnet werden können, einschließlich der Vermeidung von nicht beseitigbaren Kakaoflecken auf weißen Polstergarnituren und einer Tierarztrechnung für den hoffnungslos überfütterten Familienköter. Aber das Kreative an der Sache ist höchstens wie Eltern einander im Wettbewerb »wer bietet seinem Kind mehr qualitätsvolle, lehrreiche Unterhaltung« auszustechen trachten. Ich gehe sowohl das Thema Feiern wie auch frühkindliche Förderung lieber familiär und langsam an. All diese 50-, 60-, 75- oder 90-minütigen Veranstaltungen oder Kurse fallen unter den Begriff Etikettenschwindel. Da ist nichts Kreatives dran! Da handelt es sich im besten Fall um Entertainment. Ich hatte die Möglichkeit, mich in einer ernsthaften, international besetzten Runde im Rahmen der Botín Foundation fünf Jahre lang mit dem Thema »Creativity in Education« intensiv auseinanderzusetzen. Das Ergebnis ist eindeutig. Kreativität ist Lebenselixier und wegweisend für die Gestaltung eines erfüllten Lebens. Aus Studien wissen wir, dass bei jungen Menschen, deren kreatives Potenzial während ihrer Kindheit nicht eingeschränkt wurde, im späteren Leben die Wahrscheinlichkeit, arbeitslos zu werden, um das Viereinhalbfache geringer ist als bei allen anderen. Doch planbare Kreativität auf Knopfdruck ist ganz sicher nicht der geeignete Zugang, auf jeden Fall nicht für junge Kinder. Die frühen

Jahre gehören der Familie und liegen in deren Verantwortungsbereich. Zuerst gilt es, die notwendigen Grundvoraussetzungen von kontinuierlicher Beschäftigungsbereitschaft, Leidenschaft, Ausdauer und Übung im Kind zu entwickeln, denn wie es so schön heißt: »Creativity and success hit the prepared mind!« Dazu braucht es nicht Kurszeiten, sondern Muße, freie Zeitsegmente, in denen sich ergeben darf, was als Idee kommt und Gestalt werden will. Und es braucht den sicheren Raum, den der geborgenen Beziehung. Die Natur schenkt uns dabei so vieles an Anregung. Waldspaziergänge, über Wiesen streifen, ein Strand mit seinen angespülten Schätzen, die geteilte Sammlerleidenschaft und ein sich entwickelndes Gestaltenwollen mit all dem Zeug, das sind herrliche Momente. Aus der Empfindung des positiven Miteinanders werden das Kind selbst und seine ihm a priori immanente Kreativität zum Antreiber. Gleichzeitig werden die Grundsteine für Ausdauer und Leidenschaft gelegt, somit Grundkompetenzen späteren Schaffens entwickelt. Erst solchermaßen vorbereitet hat das etwaige spezielle Talent, das zur Meisterschaft wachsen kann, wirkliche Chancen auf spätere Entwicklung. Denn ein solcher zukünftiger Weg fordert viel Mühe und Selbstverzicht, ja, wenn man die Biographien erfolgreicher Künstler studiert, sogar Qual und ein Ringen mit sich im kreativen Prozess. Lassen wir dem Kind also Zeit, achten wir darauf, dass es nicht vorzeitig vom grellen Scheinwerferlicht der Erwartung verzehrt wird. Vertrauen wir darauf, dass unser Kind sich zu sich und seine Fähigkeiten entwickeln wird, wenn wir ihm den Nährboden bieten, auf dem sich die Grundkompetenzen entwickeln können, sensibel und an das Kind angepasst, mit uns als Experten für die Bedürfnisse und Seinsweise unseres Kindes. Wir scharren doch in den ersten Märztagen auch nicht besessen den Schnee von jenen Stellen, von denen wir vermuten, dass dort unsere Frühjahrsblumen aus der Erde brechen werden. Sondern wir geben den Zwiebeln Zeit, sich aus eigener Kraft emporzuarbeiten, bis sie ans Licht gelangen. Dann erfreuen wir uns an ihnen und gratulieren uns zu unserer Umsicht und bedachtsamen Pflanzung und pflegen sie. Dann, wenn im solchermaßen vorbereiteten Kind ein Interesse Gestalt annimmt, ist der rechte Zeitpunkt zur Förderung gekommen. Und wir dürfen uns gratulieren, denn in unserem kleinen Land, das in seiner Bundeshymne die Zeile »Volk, begnadet für das Schöne« trägt, gibt es Möglichkeiten für diese Kinder und ernsthaftes Interesse an ihnen. Ob es den politisch Verantwortlichen wirklich bewusst ist oder für die Fortführung der großen Tradition erfolgt, sei dahingestellt, doch das Musikschulwesen Österreichs ist ein herrliches und hoffentlich noch ausbaubares Beispiel, wie jene zukunftsweisende Kompetenz der Kreativität gepflegt werden kann. Natürlich hoffen alle auf den ein oder anderen großen Künstler, der entstehen möge. Weniger spektakulär als diese Entwicklung der »Big C creativity«, doch noch viel wesentlicher, ist die hier zuhauf entstehende »little c creativity« oder »daily life creativity«. Lebenskompetenz nennt man das ganz salopp, denn hier werden ganz nebenbei und unsichtbar soziale Kompetenz, Selbstmanagement und Lösungskompetenz für das Alltagsleben erlernt.

Autorität sein

Wenn wir uns nun im ersten Aspekt, also zum Beziehungsexperten für unser Kind zu werden, nicht mehr verunsi-
chern lassen, so wird es Zeit, sich unserer zweiten wesentlichen Rollenverantwortung zu stellen: zur Führungs- und
Leitungsautorität für unser Kind zu werden. Führung und
Autorität gelten im allgemeinen Sprachgebrauch als Un-
worte. Seien wir ehrlich: Sie klingen, kaum dass sie auf
unserem Trommelfell aufschlagen, nach Drill, Gehorsam
und autoritärem Umgang. Irgendwie ziehen sie im Nach-
klang diese Assoziationswolke mit sich und führen zur fast
reflexartigen Ablehnung. Das ist historisch begründet. Ich
merke das immer dann, wenn ich diese Worte verwende
und sich betretene, abwartende Verhaltenheit in der Atmosphäre des Raums auszubreiten beginnt. Oft fühlt es
sich wie ein Lauern der Umgebung an, als ob jetzt gleich
die Hydra des autoritären Erziehungsmodells, das den
überwiegenden Teil unserer historisch belegten Geschichte wie ein Naturgesetz begleitet hat, in meinem nächsten
Satz wieder ihr Haupt erheben möchte. Dann spüre ich,
wie so manches Gegenüber die Hand am Schwert hat, um
mir gegebenenfalls argumentativ den Kopf abzuschla-
gen. Wenn man von Leitung oder noch besser Begleitung
spricht, hören das Menschen heute lieber. Am besten finden es allerdings alle, wenn man als Ideal ein Beziehungsverhältnis zwischen Eltern und Kindern beschreibt, das
irgendwo zwischen »beste Freunde« oder »großer Bruder/
große Schwester« angesiedelt ist. Den Leuten schwebt da-

bei emotional so eine Art Hollywood-Romantik vor: Große Szene irgendwo vor einer abgelegenen Waldhütte am Lagerfeuer, in der Vater und halbwüchsiger Sohn in berührender Weise ihre Lebensprobleme miteinander austauschen und zueinander finden. Am Ende viel Schulterklopfen und das Zischen gemeinsam geöffneter Bierdosen, während der Vater nochmals die Scheite im Feuer richtet. Oder Mutter und pubertierende Tochter, die einander am Morgen aus unterschiedlichen Schlafzimmern kommend im gestylten Knitterlook in der riesigen amerikanischen Wohnküche begegnen und sich nach dem obligaten verschämten Komplizinnen-Grinsen ihre Partnerprobleme schildern, wobei die Mutter der Tochter vermittelt, dass sie weiter an die Liebe glauben möge. Alles lieb, alles himmelblau oder rosarot in der Eltern-Kind-Beziehung, in der es keine Erwachsenen mehr gibt, sondern nur mehr lauter groß gewachsene ewig Junge. Das ist die Devise. Das schmeichelt beiden, sowohl den Eltern, die heute nicht mehr die Älteren werden wollen, wie den Kindern, die heute so gerne bitte ganz rasch als Erwachsene angesprochen werden sollen und älter sein wollen, als es ihre Geburtsurkunde bezeugt. Die »best friends« oder große Schwester/große Bruder-Version ist auch gleichzeitig eine oberflächliche Harmoniekonstruktion, in der die dahinter liegende Beziehungslosigkeit verschleiert bleibt. Solange jeder jeden sein Ding machen lässt und sich auf sich selbst konzentriert, funktioniert dieser Nichtangriffspakt scheinbar gut und verkauft sich für beide Seiten in ihrer jeweiligen Peergroup auch hervorragend. Richtig coole Sager, die einer amerikanischen Soap würdig wären, lassen sie da vom Stapel.

»Meine Alten quatschen mir sicher in nichts rein! So was lass ich nicht durchgehen«, klingt gut in Phillips Freundesclique, alles Dreizehnjährige. Etwas Ähnliches haben wir vielleicht auch behauptet, allerdings waren wir dann um 19 Uhr pünktlich beim Abendessen vorstellig, während Phillip tatsächlich abhängt, wo und wie lange er will. Und manchmal pennt er dann auch gleich dort, wo er eben gerade ist.

Seine Mutter hat Gegenrede längst aufgegeben und sich auf den freundschaftlichen Kuschelkurs mit ihrem Sohn geeinigt. Sie kommentiert die Situation ihrerseits so: »Phillip ist einfach schon so erwachsen, dass er alle seine Entscheidungen wirklich selber treffen kann. Ich mische mich da gar nicht ein. Mein Gott, wenn ich mich zurückerinnere; meine Eltern waren da extrem nervig! Noch als ich schon 17 war, wollten die von mir wissen, was ich abends so vorhabe.« Dass Phillip zunehmend mit dem nervigen Lehrerestablishment, das zeitgerecht Hausübungen haben will, in Konflikt gerät, fällt dabei unter den Tisch. Mit so einer Ansage wirkt man flott in versammelter Mütterrunde; vor allem, wenn es mit dem Ausdruck der Siegerin im Gesicht vorgetragen wird. Der Job ist erfolgreich erledigt, Kind selbständig, und das schon mit 13! Das ist die Botschaft, die aus vielen unterschiedlichen Gründen sehr gelegen kommt und an die man selber glauben möchte. Die Sorge um die weitere Entwicklung des Sohns taucht spätabends, wie ein während des Tages unter Wasser gedrückter Eisberg nach dem zweiten Glas Rotwein im Bewusstsein seiner Mutter auf. Aber dann ist sie bereits sehr müde. Phillip wird schon seinen Weg machen.

Alle wollen ihre Kinder selbständig und erfolgreich und sich selbst aus der Verantwortung entlassen sehen. Eine ebenbürtige Freundschaftsbeziehung ist der Top Hit in einer modernen Gesellschaft, die auch den Generationsfächer zwischen 15 und 65 Jahren auf eine gemeinsame Ebene von »jung bis fast noch jung«, solange man nur bitte so aussieht, einebnen will, damit sich praktischerweise auch alle gleichmäßig als Konsumenten ansprechen lassen. Dort wollen heute alle hin.

Doch die Leute verwechseln hier ein mögliches Ergebnis der Eltern-Kind-Beziehung mit einem Prozess. Wenn unsere Eltern-Kind-Beziehung gelingt, wir unbestreitbare Nähe und feste Intimität entwickeln und mein Kind sein eigenständiges, erwachsenes Leben vollständig in Besitz genommen haben wird, dann kann es vielleicht der Fall sein, dass ich meiner 35-jährigen Tochter davon erzähle, dass ihr 75-jähriger Vater schön langsam wunderlich wird und mir dies Kummer bereitet. Dann ja, zu diesem Zeitpunkt der vollkommenen Autonomie meines Kindes ist das passend, wenn unser sonstiges Beziehungsverhältnis diese Intimität enthält. Doch undenkbar ist dies während des Aufwachsens meines Kindes. Zu diesem Zeitpunkt habe ich einen anderen Auftrag, der sich nicht einfach, auch wenn dies bequem anmutet, überspringen lässt. Ich muss dieses Kind nämlich führen und ihm vertrauensvoll Autorität bieten können.

Ich spreche diese Dinge lieber klar an, auch wenn ich mich damit exponiere. Die so gerne geübte Kuschelversion der locker-lässigen Eltern-Kind-Beziehung, die in ihrer harmoniesüchtigen Verwaschenheit das Kind in Wirklichkeit alleine lässt, geht mir gehörig auf den Geist!

Die Frage nach dem richtigen Modus

Damit kommen wir zum essentiellen Punkt der gesamten Thematik: der Frage nach dem Modus. Wie führe ich mein Kind? Wie werde ich zur Autorität? Auch hier ist die Antwort einfach. Ich führe mein Kind durch meine Autorität und meinen Erfahrungsvorsprung auf dieser Welt, aber nie autoritär! Immer wieder muss ich mit Staunen feststellen, dass zahlreiche Menschen, und hier vor allem jene, die der jüngeren Erwachsenengeneration angehören, den Unterschied zwischen Autorität und autoritär nicht als signifikant wahrnehmen. Dabei liegen hier buchstäblich die berühmten Welten dazwischen. Zur Autorität wird jemand, der über besondere Kenntnisse oder Erfahrung in einem Feld verfügt und dessen Leitung, Führung und Rat man deswegen vertrauen kann. Das ist allerdings noch nicht genug. Wirkliche Autorität beweist sich durch Konstanz und Zuverlässigkeit und vor allem auch durch Integrität. Das heißt, die bestmögliche Lösung für eine Fragestellung bleibt immer die Leitlinie. Eigene Vorteile bleiben demgegenüber immer nachgereiht bis hin zur Inkaufnahme persönlicher Nachteile oder gar Anfeindungen. Wer die daraus resultierende Aufgabe der Führung auf sich nimmt, für den stehen Verantwortung für und Sorge um die ihm Anvertrauten im Vordergrund; oder für jene Menschen, die auf ihn und seinen Spruch vertrauen. Und zwar selbst dann, wenn er gleichzeitig in einer unbestrittenen exekutiven Machtposition steht und kraft dieser einfach nach Belieben herrschen könnte. Im Gegensatz dazu bezeichnet der Begriff autoritär ein Verhalten, das oft willkürliche, selbstzentrierte oder gar andere schädigende Handlungen oder Befehle setzt und auf simpler Machtausübung bis hin zu Terror begründet ist.

Unsere Geschichte und auch das persönliche Leben von vielen Menschen ist voll von Beispielen autoritärer Herrscher, Lagerleiter, Beamter, Chefs oder Väter und Mütter, die aus persönlicher Willkür zu ihrem eigenen Vorteil handeln, oft auch zur Befriedigung dunkler Begierden, kranker Ansprüche und sozio- oder psychopathischer Selbstüberhebung unter Ausnützung ihrer Machtposition. Solche autoritären Charaktere haben andere Menschen willkürlich und auch systematisch unterdrückt, ausgebeutet, gedemütigt, gebrochen, an Körper und Seele verstümmelt oder gar getötet. Wir haben also jeden Grund, dass uns dann, wenn wir autoritäres Verhalten wittern, die Gänsehaut aufsteigt und wir bereit sind, in die Rüstung zu steigen, um auf dem Turnierplatz gesellschaftlicher Normen dagegen anzutreten.

Doch unsere Geschichte ist auch voll von bewundernswerten Autoritäten, Menschen, die kraft besonderer

Kenntnisse oder Erfahrungen für andere zu einer Leitlinie geworden sind. Diese Menschen haben die ihnen verliehene und von ihnen innegehabte Machtposition unter dem Signum einer Verantwortung gelebt, die weit über ihr eigenes Leben hinausreicht, ja dieses oft sogar hinter die Bedürfnisse der ihrem Einflussbereich Zugeordneten gereiht. Sie haben mit Weisheit und zum Vorteil der ihnen Anvertrauten nach bestem Wissen und aufbauend auf einem inneren Kompass von Respekt und Achtung agiert. Von dieser Haltung, von der Bereitschaft, die Last der Verantwortung für andere auf sich zu nehmen, spreche ich. Diese Last gilt es zu tragen, wenn ich Eltern auffordere, zur Autorität für ihre Kinder zu werden und aus dieser Autorität heraus zu führen.

Für den geneigten Leser sollte der Duktus meiner Argumentation, wie ich inständig hoffe, nun logisch nachvollzogen und emotional erschlossen sein. Eine klitzekleine Fragestellung bleibt allerdings noch unbeantwortet: Wie wird man zu einer Autorität?

Wie erlangen wir Autorität?

Ich schicke es gleich voraus: Volkshochschulkurs, Retreat, indianische Schwitzhütte, Fernstudium oder auch durchwegs höher gegriffen: Universitätsstudium, eine Latte an akademischen Titeln und Würden, nichts von alledem bietet einen nachweisbaren Einfluss auf dem Weg, Autorität zu erlangen. Genauso wenig verhilft es zur Autorität, eine besondere Karriereposition zu erlangen oder rastlos die Anhäufung von materiellen Gütern zu betreiben und ein dickes Konto zu generieren, Prom Queen zu sein oder von einer unüberblickbaren Schar von Followern begleitet zu werden, eine öffentlichkeitswirksame Position zu erringen, um die einen alle beneiden, um den Globus zwischen Nordlicht und schwer zu ergatternder Südpolkreuzfahrt zu jetten, Extremsport zu betreiben oder es gar ins Guinnessbuch der Rekorde zu schaffen. Erwachsene lassen sich vielleicht von all dem beeindrucken, zumindest bis sie die betreffende Person näher kennengelernt haben, Kinder jedoch nicht! Kindern finden das ein oder andere vielleicht spannend oder interessant, anderes lähmend, aber Anerkennung als Autorität lässt sich durch nichts aus dieser Palette erreichen. So ein Kind ist doch nicht blöd! Erinnern wir uns. Hier geht es um Orientierung in einer komplexen, in ihren Gesetzen noch unerschlossenen Welt, schlicht gesprochen um Überleben und um vertrauensvolle Gefolgschaft, die das Kind zu seinem eigenen Entwicklungsvorteil leistet. Nehmen wir zum Beispiel jemanden, der sich über den Besitz seiner Sportwägen definiert: Trauen Sie einer solchen Person die Bewältigung einer derart komplexen Aufgabe zu, Ihnen die Welt zu erklären und Sie zu schützen, weswegen Sie dann auch wirklich seinen Anweisungen folgen? Der hat ja selber noch nicht behirnt, dass es brennendere Themen zu bewältigen gilt, als den Zustand seines Turboladers. Ist doch eine wirklich lächerliche Figur. Das versteht doch bitte jedes Kind! Kinder sind in ihrem Grundempfinden, bedingt durch ihre hohe

Abhängigkeit, nicht korrumpierbar. Ganz tief in ihnen, an der Basis ihres Seins, liegt der evolutionäre Auftrag des Überlebenwollens. Der ist in Stein gemeißelt und während dieser wunderbaren Phase Kindheit kulturell auch noch nicht nachhaltig überformt. Darum verstehen es unsere Kinder ja auch so hervorragend, uns unsere Schwächen und eigenen moralischen Untiefen mit vollkommener Unschuld und zugleich messerscharf vor Augen zu führen. Es heißt ja auch ganz treffend: Kindermund tut Wahrheit kund! Jedes Kind will in der Tiefe seines Herzens die Sicherheit spüren, dass sein zuständiger Erwachsener die Welt richtig einzuschätzen vermag. Trauen Sie das jemandem zu, dessen Seelenzustand vom Zustand seines Turboladers abhängig ist, der sich noch mit 45 in einer indianischen Schwitzhütte zu finden hofft, der Ihnen Ihren Lieblingsminirock klaut und meint, damit kaum von Ihnen unterscheidbar zu werden, zumindest was die Figur betrifft, der davon überzeugt ist, dass ihm zwei oder drei Buchstaben vor seinem Namen zu mehr Bedeutung verhelfen oder dass er es sich, weil er sich Dinge leisten kann, auch leisten kann, im Umgang mit anderen aufzutrumpfen? Die Antwort auf alle diese Fragen ist wohl eindeutig.

Doch wenn wir von der kurzfristigen, situativen Wirkung kommunikativer Taschenspieler und Rattenfänger absehen, denen wir ja sogar als Erwachsene häufig auf den Leim gehen, was brauchen Kinder wirklich, um kontinuierlich von der Führungsattraktivität ihrer Bezugsperson überzeugt zu sein?

Anatomie des Vertrauens –
wie positive Gefolgschaft entsteht

Setzen wir jetzt ruhig eine analytische Brille auf, während wir die Tiefenkonstruktion der Eltern-Kind-Beziehung näher betrachten. Probieren wir den Satz aus: »Kinder brauchen Geborgenheit und ein Gefühl angenommen zu sein, um sich einer Person als richtungsweisender Autorität anzuvertrauen.« Das klingt doch ausnehmend richtig. Das lässt sich auch empirisch und auf Basis von Alltagserfahrungen belegen. Nur haben wir es hier bereits mit äußerst komplexen und recht schillernden Begriffen zu tun. Wir wissen zwar hoffentlich alle wie sich Geborgenheit anfühlt oder wie es sich lebt, wenn man Zugehörigkeit und ein sattes Zuhausesein im Kreis der Familie, einer sozialen Gruppe oder am Arbeitsplatz erfährt. Doch diese Erfahrung sagt uns leider noch ausnehmend wenig darüber, wie wir zu diesem Zustand gekommen sind.

Gleichwertig, aber nicht gleichartig

Drehen wir also die Optik unseres sozialanalytischen Mikroskops um eine Vergrößerungsstufe höher. Um Geborgenheit oder auch entspannte Zugehörigkeitsgefühle, die mich offen für mein Gegenüber und seine Inhalte machen, erleben zu können, muss ich die Erfahrung machen, dass ich Bedeutung habe, dass ich wichtig bin. Wenn ich mich unwert oder zweitklassig fühle, werden sich diese Zielgefühle von Geborgenheit und Zugehörigkeit nicht oder nur bruchstückhaft einstellen. Ein Gegenüber muss mir signalisieren, dass ich Gleichwertigkeit habe. Nehmen wir uns kurz Zeit und stellen wir scharf, um den Begriff der Gleichwertigkeit, der jetzt auf unserem Objektträger liegt, genauer zu betrachten. Oder noch besser, führen wir rasch eine Kontrastfärbung durch, um seine Kernstruktur mit ihrer tragenden Funktion besser erkennen und fixieren zu können. Und sofort begegnen wir hier dem alten Thema Macht. Die Eltern-Kind-Beziehung ist die von zwei gleich-wertigen Personen, so behaupte ich. Ist dies nicht so, entsteht ein Machtgefälle. Ist mein Verhältnis zu meinem Kind auf meinem Machtanspruch begründet? Stehen meine Bedürfnisse grundsätzlich im Vordergrund, löse ich Konflikte mit Übermacht, egal ob dies mittels eiskalt-ruhiger Handschrift erfolgt oder mittels schlagender Hand? Ist mein Liebesverhältnis zu meinem Kind von meiner Stimmung, meiner Situation am Arbeitsplatz, vom Stand meiner Partnerbeziehung oder einem anderen Willkürfaktor abhängig? Dann bedeutet dies, dass ich mein Kind nicht als gleichwertige Person wahrnehme und es autoritär behandle, selbst wenn der Ausdruck meiner Macht im Alltagsmanagement subtil ist. Wenn anderseits die Bedürfnisse, Wünsche, Äußerungen oder Entscheidungen meines Kindes das Spielfeld unserer Gemeinsamkeit dominieren, damit das neue Ideal von maximaler Wahlfreiheit und Potenzialentfaltung erfüllt wird, wenn wir also in einer Art Disneyland-Diktatur leben und mir die Funktion des Steigbügelhalters, Chauffeurs, Aufräum- und Versorgungskörpers zufällt, so haben wir in dieser Eltern-Kind-Beziehung ebenfalls mangelnde Gleichwertigkeit, in der nun dem Elternteil die Rolle des Underdog zufällt. Die vielzitierten Tyrannenkinder leben diese ungewollte Machtposition, die sie schwer überfordert, oft mit einer skurril anmutenden Dominanz, die sich äußerlich von einem autoritären Machtverhältnis nicht unterscheidet, bis hin zu körperlicher Gewalt. In beiden Fällen hat unsere Beziehung starke Schlagseite und schlingert in ihrer Biographie böse dahin, wobei hauptsächlich das Kind die Belastung trägt.

Die jetzt in ihrer Bedeutung auf unserem Objektträger strahlend leuchtende Gleichwertigkeit in der Eltern-Kind-Beziehung kann somit als scharf und klar in ihrer existenziellen Bedeutung umrissen gelten. Doch halt, eine Kleinigkeit ist hier noch zu ergänzen: Eltern und Kinder sind gleichwertig, das heißt der Wert jeder Person steht außer Zweifel und ist gleich. Doch Eltern und Kinder sind nicht gleichartig. Das ist in Bezug auf das Thema »Entscheidungen treffen« höchst relevant. In demokratischen Zeiten wird gleichwertig gerne mit gleichberechtigt synonym gesetzt. Damit schütten wir das Kind mit dem Bade aus. Wir tun dies in unserer Angst, nur ja nicht autoritär zu sein und es nachweisbar mit der Gleichwertigkeit unseres Kindes ernst zu nehmen. Dabei handelt es sich um eine verheerende Begriffskonfusion. Das wäre ja ganz so, als ob wir beim nächsten Flug nach dem Einsteigen darauf beharren würden, statt dem Piloten gleichberechtigt das Flugzeug steuern zu wollen, weil wir bitte verlangen, als gleichwertige Personen wahrgenommen zu werden.

Das wäre vollkommen absurd, denn obwohl es zwischen uns und dem Piloten als Menschen kein Wertigkeitsgefälle gibt, ist uns sonnenklar, dass nur und absolut nur er diesen Flieger in die Luft und wieder zu Boden bringen wird; und dies zu unserem eigenen Vorteil. Eltern und Kinder sind also als Personen absolut gleichwertig, gleichzeitig allerdings ungleichartig, höchst ungleichartig sogar, und daraus abzuleiten in vielen Entscheidungsbereichen ungleichberechtigt. Genau genommen sind die Partner der Eltern-Kind-Beziehung durch Lebensalter, Interessen, Erfahrungslage und physische Unterschiede sogar grundverschieden. Doch das tut nichts zur Sache, ja erweist sich in der gelungenen Eltern-Kind-Beziehung sogar als große Bereicherung für beide Partner.

Konstanz, Konsequenz, Konsistenz, Zuverlässigkeit

Aber drehen wir am Mikroskop zum Okular mit der nächsten Vergrößerung. Für das Gelingen der Eltern-Kind-Beziehung haben wir Geborgenheit und ein sicheres Angenommenwerden als Grundvoraussetzungen identifiziert. Diese Gefühle können durch ein stabiles Sich-selbst-Erleben als gleichwertige Person in der Eltern-Kind-Beziehung erzeugt werden. Diese Gleichwertigkeit gilt es einem Kind glaubhaft zu vermitteln, um diesen jungen, unerfahrenen und sehr führungsbedürftigen und gleichzeitig neugierig explorativen Organismus zu kontinuierlichem Vertrauen in die Autorität seiner Eltern zu führen.

Was heißt dies nun im Detail? Wie gelingt es uns, diese Botschaft der Gleichwertigkeit, dieses »Ich nehme dich und deine Bedürfnisse wahr, respektiere sie und nehme deine Anliegen ernst« authentisch zu vermitteln? Der Blick durch unser Sozialmikroskop bringt eindeutige Strukturen zum Vorschein. Konstanz, Konsequenz, Konsistenz und Zuverlässigkeit bilden hier die Blätter eines Glückskleeblatts, wobei der liebevolle Grundumgang die erdende Verbindung bildet, die die Anlieferung der Seelengrundbausteine erst ermöglicht. Wenn sich das alles in ein stabiles Eigenmanagement in den Bereichen Affekt- und Impulskontrolle, eigene Bedürfnisverschiebung, Organisationsmanagement und Kommunikationsfähigkeit eingebettet findet und wir darüber hinaus über so etwas wie einen stabilen eigenen Wertekompass verfügen, wird uns unser Kind natürlich trotzdem beständig prüfen, aber gleichzeitig fest mit uns verbunden sein wollen.

Die letzten Sätze klingen nach einem Katalog voller ziemlich gewichtiger Anforderungen. Darum ist es mir wichtig hervorzuheben, dass das, wovon wir hier gerade gesprochen haben, weder tiefe Reflexion noch eine Ausbildung zum Kinderpsychologen braucht. Wir sprechen hier nämlich von einem Set von Verhaltenskompetenzen, über das der grundsätzlich erwachsene und entsprechend seiner kulturspezifischen Tradition nicht mehr als durchschnittlich neurotische Mensch sowieso verfügt. Wir sind also genau wieder dort, wo wir bereits vor einigen Seiten angelangt waren: Ein selbst erschlossener, erwachsener

Mensch, der mit Respekt und Grundachtung gegenüber sich selbst, anderen Menschen, die eigenen Kinder eingeschlossen, sowie Umwelt und Natur durch die Welt geht und sein Ding macht, braucht keine Industrie und äußeren Vorgaben, um sich seiner Elternschaft erfolgreich stellen zu können. Gerade eben haben wir dies ganz einfach nur in der Feinmechanik seiner Bedeutung für die Eltern-Kind-Beziehung beleuchtet, damit wir auch alle wissen, wovon wir beim Thema erfolgreicher Elternschaft wirklich reden.

Eltern stärken heißt hier die Zielsetzung, die sich auch als bestes Gegenmittel für unbeherrschbare Erziehungssituationen bewährt hat.

Noch ein letzter Blick durch das Elektronenmikroskop

Und um es richtig angreifbar und plastisch zu machen, legen wir unseren Objektträger, auf den wir die Eltern-Kind-Beziehung gepackt haben, jetzt noch kurz und exemplarisch unter das Rasterelektronenmikroskop der Alltagsgestaltung. Wenn ich Führungsautorität für mein Kind lebe und zum Beispiel zu meinem Kind sage: »Bitte warte und setz dich dorthin, während ich mit dieser Person spreche«, dann habe ich mir in diesem Moment bereits vergegenwärtigt, welche Wartezeit meinem Kind nun abhängig von seinem Lebensalter und dem momentanen Stand von Müdigkeit oder Hunger auch wirklich zumutbar ist. Wenn ich sage: »Wir gehen Sonntag ins Kino«, dann halte ich mich an mein Versprechen und kippe es auch dann nicht, wenn meine beste Freundin mir einen unvermuteten Vorschlag für eine interessantere gemeinsame Beschäftigung anbietet, selbst wenn wir einander schon länger nicht gesehen haben. Ich fordere beständig erinnernd die Erfüllung unserer Vereinbarung ein, den Mist zu entsorgen, selbst wenn mich das als nervig outet, und tue es nicht selber stillschweigend resignierend, um dann von Zeit zu Zeit explosiv die Unzuverlässigkeit meines Sohns brandmarken zu können. Genauso verfahre ich mit allen anderen Vereinbarungen des Familienlebens und lasse dabei den Vorwurf, unchillig zu sein, am Panzer meiner Rollenverantwortung abperlen. Ich lasse mich anderseits auch nicht vom Besuch meines Abo-Konzerts abbringen, auch wenn meine achtjährige Tochter dies mit einem Wutanfall gerne möchte, weil sie partout heute nicht bei ihrer Oma bleiben will. Denn auch ich bestehe auf Respekt für mich und meine Planungen. Genauso erwarte ich von ihr, dass sie meinen Mittagsschlaf respektiert und nicht währenddessen in mein Zimmer gestürmt kommt, um mir ihr neuestes Bild eines Monsters sofort nach seiner Fertigstellung zu präsentieren. Ich verwehre mich dagegen, dass ich »gemein« wäre, wenn ich derartige Übergriffe mit Ärger und Verweisen beantworte. Wenn ich rauche, so sage ich meinen Kindern trotzdem, dass dies eine ziemlich üble Sucht ist und ich ihnen dringend davon abrate. Ich bin ein gutes Beispiel dafür, wie es einem ergehen kann. Ich lasse den Glauben meiner Kinder an das Christkind, Santa Claus, den Osterhasen und die Zahnfee unbeeinträchtigt vor sich hin wuchern, solange sie dies möchten, lüge sie aber sonst nie an. Das heißt auch, dass ich eigene Fehler eingestehen und Schwächen bekennen muss. Wenn ich etwas vertrete, kann ich es argumentieren und wenn es nur eine Meinung ist, mache ich auch dies klar. Sonst warte ich dezent und zumeist übermüdet im Hintergrund ab, ob die Wohnungstür zur vereinbarten Rückkehrzeit ins Schloss fällt. Ich habe immer ein geladenes Handy, heiße Milch mit Honig und die Zutaten für eine Suppe auch nach Mitternacht bereit und halte mich selber in einer Verfassung, die es mir ermöglicht, stets Gewehr bei Fuß zu stehen, um entspannt wirkend auch um drei Uhr früh tiefschürfende Diskussionen zu Beziehungskisten führen zu können, schlichtweg zu trösten oder zu einem sozialen Rettungseinsatz auszureiten. Erfahrungsgemäß passiert Letzteres dann zumeist nicht wegen der eigenen Kinder, sondern wegen ihrer Freunde, die ihre Eltern nicht anrufen wollen. Ich verlange von meinen Kindern Zutritt zu ihren sozialen Mediennetzwerken, bis sie stabil genug sind, mit einem etwaigen Shitstorm selber umgehen zu können, und ich sicher genug, dass sie sich in diesem Fall an mich wenden werden. Ich bestehe auf Familienritualen und gemeinsamem Essen so lange, bis sie dies als normal erachten und selber fordern. Es ist also vollkommen klar und einfach. Ich bin einfach immer für sie da, denn ich habe die Letztverantwortung.

Grenzen setzen

Kinder zu erziehen, ihnen die Welt erschließen helfen, sie zu begleiten, bedeutet insgesamt nur eines: Beizutragen, dass dieses große, so plastische und in seinen kreativen Möglichkeiten so unübertroffene Sozialorgan Hirn all jene Informationen erhält, die es benötigt, um daraus ein für das Leben des Kindes und des heranwachsenden, zukünftigen Erwachsenen vorteilhaftes, seine Lebensposition sicherndes, inneres Bild von der spezifischen äußeren Realität und ihren Anforderungen zu schaffen. Darum ist ja auch unsere bevorzugte Methode zu lernen, jene der Imitation, des Lernens am Vorbild. Da haben wir dann nämlich schon einen vor uns, der für uns probehandelt, dessen Misserfolg oder Gelingen wir bequem und risikofrei beobachten können, um später selber solchermaßen gesichert zur Tat zu schreiten. Daher orientieren sich Kinder auch so gerne am Vor-bild ihrer Eltern. Uns sollte die damit verbundene Konsequenz auch klar vor Augen stehen: An der Evolution kommt keiner vorbei!

Erziehung ist jener Prozess, der Kindern Hilfestellung bei der Bewältigung dieses großen Auftrags, sich die Welt zu erschließen, bieten soll. Die Welt ist ziemlich groß, hat viele Nuancen, wunderbare Ebenen und unerwartete Untiefen. Die Welt, unsere Welt, gelagert auf dieser dünnen Kruste unseres Planeten, zwischen dem lichten blauen Himmelsgewölbe und dem glühenden, brodelnden Magmakern, bietet unwahrscheinliche Herausforderungen für so ein Menschenleben: Höhen des Glücksempfindens, die den Menschen sich am Gipfel wähnen lassen, verschmolzen mit allem Sein, und Abgründe existenziellen Zweifels, die aus einem tiefen Empfinden der Getrenntheit von allem resultieren.

Unsere Kindheit, das Bild der äußeren Welt, das uns in unseren frühen Jahren aufgeprägt wurde und im tiefsten Tresor unserer Seele als Festplatte liegt, hat wesentliche Bedeutung dafür, wie wir uns den Anforderungen stellen, die unser Lebensstrom mit sich bringen mag. Eltern tun gut daran, als Experten für ihr Kind diesem den jeweiligen Raum seiner Explorationsreise abzustecken. Nun sind wir beim Thema der Grenzsetzungen angekommen. Da ist jetzt gerade wieder ein großes böses Unwort gefallen, noch dazu verbunden mit einer Aufforderung. Das ist jetzt gar nicht mehr chillig. Grenzen setzen, das klingt so, als würde sich jetzt hier doch autoritäre Pädagogik wieder einen Weg bahnen wollen. Vorbehalte wegen Potenzial-Beschneidung und Selbstwert-Beschädigung tauchen reflexartig auf, wenn von Grenzsetzung die Rede ist. Ich kann keinen Leser am Zuklappen dieses Textes hindern, sondern nur darum bitten, noch ein paar Zeilen durchzuhalten. Erstens ist die von mir geforderte Grenzsetzung eine, die altersadäquates Vorgehen verlangt. Und zweitens soll sie in der Form ruhiger Festigkeit, die auf sicherer Autorität ruht, erfolgen und niemals autoritär. Das ist etwa damit vergleichbar, mit voller Stimme aus dem Bauch heraus zu singen und nicht schreiend und mit sich überschlagender Stimme einen Ton hinaus zu stemmen.

Der Begriff der Grenze hat in den letzten 25 Jahren eine bemerkenswerte Bedeutungsentwicklung genommen. Heute wollen wir Grenzen einreißen und auflösen, jene zwischen Ländern und auch die zwischen den Geschlechtern, Grenzen des bisherigen Anstands hinterfragen und hinausschieben oder fallen sehen und keine Einschränkungen unserer Freiheit und Gestaltungsmöglichkeiten durch Normen oder überkommene bisherige Grundsätze mehr akzeptieren. Dass diese als so schick und frei geltende Grenzenlosigkeit ihrerseits zu einer Eingrenzung wird und die Freiheit, Grenzen zu akzeptieren, verworfen wird, scheint in dieser gesellschaftlichen Phase allgemeiner Konterdependenz gerne übersehen zu werden. Grundsätzlich klingt diese starke Demonstration von Freiheitswillen ja wirklich gut. Es ist auch eine wunderbare Zielsetzung, darauf zu setzen und daran zu arbeiten, dass wir als Menschheit dahin kommen, dass wir äußerer Grenzen nicht mehr bedürfen, weil wir alle in unserem Inneren ein sicheres Leit- und Stützsystem tragen, das uns den Umgang mit unseren eigenen Grenzen und denen eines Gegenübers in Respekt und Achtung ermöglicht. Dass damit allerdings zurzeit noch viele Menschen, jene die sozial oder emotional in einem Feld von Unsicherheit wurzeln, überfordert werden, zeigt der starke Zulauf, den rechtsgerichtete politische Kreise verzeichnen. Was in der bestehenden Euphorie, die früher herrschende Zwingmacht von gesellschaftlicher Normierung aufgelöst zu haben, übersehen wird, ist die folgende Tatsache: Es gibt einen Unterschied zwischen rigider, auf Macht oder Konvention beruhender Grenze

einerseits und sinnvoller, Halt gebender Grenze andererseits. Diese Unterscheidung ist deswegen von Bedeutung,
weil der Begriff der Grenze nämlich noch eine weitere
Konnotation in sich trägt: die des Schutzes, der Leitlinie,
des Geländers, an dem als festem Punkt gestützt man sich
experimentell weiterentwickeln kann, bis man dieses Geländer dann wirklich nicht mehr braucht. Um diese Art
von Grenze geht es in der Erziehung.

Stellen Sie sich zur Illustration dessen, was hier gemeint
ist, eine Aussichtsplattform vor, zu der Sie gerade mit einem Aufzug hinauffahren; und zwar mit ihren drei Kindern, nennen wir sie Marion, Sebastian und Oliver und
lassen wir sie 8, 11 und 14 Jahre alt sein. Eine ganze Menge
Leute fährt gemeinsam mit Ihnen. Sie stehen deswegen
auch alle relativ gedrängt nebeneinander. Eine beleuchtete
Meterangabe zeigt in 25-Meter-Schritten an, wie hoch Sie
bereits sind. 25 Meter, 50 Meter, 75 Meter, 100 Meter, 125
Meter. Rasant geht es höher.
   Ihre Kinder sind fasziniert davon, dass man durch die
Glasdecke der Liftkabine auf den Innenschacht, die Seile
und die ganze Liftmechanik blicken kann, die sie rasch immer weiter hinaufbringt. Ausgelassen hampeln sie im Lift
herum, die Buben teilen untereinander Spaßknüffe aus.
   Sie ermahnen sie, wollen verhindern, dass andere Mit-
fahrende gestört werden, können aber ihre Aufregung
verstehen.
   Eine andere Mutter mit zwei kleinen Mädchen lächelt
Sie verständnisvoll an. Alle warten schließlich gespannt,

um endlich nach oben zu kommen. Ein unwahrscheinlich grandioser Ausblick mit Fernsicht bis zu den Bergen soll Sie auf der Aussichtsplattform an der Spitze des Turms erwarten. So wurde es bereits am Eingang angekündigt.

Wie Sie nun sehen, hat die Liftkabine gerade die 225-Meter-Marke passiert und Sie spüren, wie Ihre Fahrt nun gebremst wird. Die rote Neonschrift der Höhenangabe zeigt 240 Meter an, als der Lift schließlich zum Stillstand kommt. Mit einem leicht schleifenden Geräusch schwingen die beiden silbrigen Türen der Aufzugskabine zur Seite. Alle stürmen hinaus und vorwärts. Ihre Kinder sind ganz vorne dabei. Ein fettes Pensionisten-Ehepaar hat sich in letzter Sekunde beim Aussteigen zwischen Sie und Ihre Kinder geschoben. Sie wollen nicht unhöflich sein und drängen jetzt nicht nach. Gleich beim Aussteigen fühlen Sie die heftigen Windböen, gegen die Sie sich stemmen müssen. Doch in der Ankündigung wurde nicht zu viel versprochen. Vor Ihnen liegt der wirklich atemberaubendste Anblick, den Sie sich vorstellen können. Im Bruchteil einer Sekunde gefriert Ihnen jedoch das Blut in den Adern. Sie hören Ihren eigenen panischen Angstschrei. Denn diese Aussichtsplattform hat kein Geländer. Mein Gott die Kinder ... wo sind sie nur?

Ich gehe davon aus, dass wir alle in dieser beschriebenen Situation von mehr als milder Besorgnis ergriffen wären. Damit können wir uns nun dem praktischen Aspekt von altersadäquater Grenzsetzung im gemeinsamen Lebensalltag mit unseren Kindern widmen.

Auch hier gilt: IHR Expertenstatus für IHR Kind ist gefragt!

Sehr beliebt ist dieses Thema der Grenzsetzung bei Medien oder auch im Rahmen von Publikumsfragen bei Veranstaltungen. Das geht dann in die Richtung von Fragen nach einem wirklich guten Kuchenrezept. Rasch, unkompliziert, sicher und bitte in wenigen Schritten abhandelbar. Da kommen dann zumeist Fragen wie: »Muss mein achtjähriger Sohn alleine seine Hausaufgaben machen können?« Oder: »Welche Ausgehzeiten sind für 14-Jährige richtig?« Natürlich kann ich solche Fragen NICHT beantworten. Das betreffende Kind, seinen bisherigen Werdegang und seine sonstigen Lebensumstände sowie seine Persönlichkeit kenne ich ja nicht. Und 14-Jährige kommen bitte nicht aus einer Schablone. In der Alterskohorte der 14-Jährigen sind mehr als markante Unterschiede in Reife und psychischer wie körperlicher Entwicklung vorzufinden. Der Experte für das jeweilige Kind, um das es geht, ist und bleibt der Elternteil selber. Worin ich behilflich sein kann, ist, das Profil des jeweiligen Kindes mit der Anforderung, um die es geht, zu vergleichen. Ich kann Eltern bei der Entscheidung helfen, ob ihrem Kind in einem konkreten Fall schon Selbstverwaltung zumutbar ist oder äußere Grenzsetzung noch die bessere Unterstützung wäre und wie diese für das Kind nachvollziehbar umzusetzen ist.

Bleiben wir bei meiner These, dass eine Grenze ein Schutz für unser Kind sein soll, ein Haltegeländer und fester Orientierungsrahmen, von dem aus zuallererst der damit abgesteckte Raum im Bewusstsein von geborgener Sicherheit explorativ und experimentierend in Besitz genommen werden kann. Danach, wenn unser Kind im Selbstbewusstsein des »Siegers«, der seinen Raum erobert hat, anklopft und die bisherige Grenze zu eng zu werden droht, montieren wir dieses Geländer ab und errichten an geeigneter, weiter draußen liegender Stelle einen neuen Sicherheitskordon, mit dem wir unerwünschte, unser Kind überfordernde oder schädigende Einflüsse draußen halten und unserem Kind die Möglichkeit geben, sich weiter zu strecken, seine Erfahrungen zu machen und sich zu erproben.

Für den Lebensanfang unseres Kindes, so in etwa für das erste Lebensjahr, ist uns das allen sonnenklar. Niemand würde einen drei Monate alten Säugling in eine Sandkiste als geeigneten Explorationsraum für das Kind legen und damit die Aufforderung verbinden: »Spiel mal ein bisschen, Mama sitzt da drüben auf der Bank und liest die Zeitung.« Gänzlich undenkbar! Das tut einem schon als Vorstellung weh. Jedem von uns ist klar, dass wir ein Baby »ganz bei uns« halten. Nach der intrauterinen Periode mit ihrer engen Schutzgrenze der Gebärmutter und der mütterlichen Bauchdecke folgt in den ersten Monaten die Schutzgrenze unserer Arme beim Halten des Kindes oder des Getragenwerdens im Tragetuch, das dann zur Grenze gegen die Umgebung, zu einem Schutzmantel wird. Stubenwagen, Kinderwagen, Kindernest, alle haben die Funktion, dem Säugling bequeme, Geborgenheit vermittelnde Aufnahme und möglichst Abgrenzung gegen die Umgebung mit unerwünschten Einflüssen von Licht oder

Luftzug zu bieten. Zu diesem Zeitpunkt ist jedem klar, dass Grenze gleichermaßen Barriere und Schutz bedeutet.

Das erste Mal scharrt das Thema wie ein ungeduldiges junges Pferd, das ausreiten möchte, an unserer elterlichen Pforte, wenn unser Kind zu einer ersten selbstgewählten, weg von uns gewandten Bewegung fähig wird, also wenn es zu krabbeln beginnt. Und sogleich sind wir in dieser Phase unermüdlich zur Stelle, räumen alles, was gefährlich werden könnte, geflissentlich aus der Reichweite des Kindes und halten unsere Hand schützend vor jede im Explorationsfeld unseres Kindes auftauchende Ecke und Kante, die auf unserem elterlichen Radar auftaucht. Die meisten von uns hindern ihre Kinder daran, ausgiebig die Blumenerde der Zimmerpflanzen zu futtern oder unter diesen begraben zu werden. Wir bringen den Familienhund aus dem Zimmer, sobald er Anzeichen zeigt, dass dieser Welpe hier seine Langmut ausgereizt hat. Und auch sonst decken wir uns mit allen verfügbaren simplen oder ausgeklügelten Sperren, Schiebern, Abdeckungen und Sicherungen ein, um Blessuren unseres Kindes hintanzuhalten und unsere Nerven zu schonen. Was wir dabei tun, ist, dass wir Grenzen setzen, die die Umwelt unserer Kinder altersadäquat strukturieren. Dabei gehen wir so vor, dass wir auf Basis unseres Wissens und unseres Erfahrungsvorsprungs eine Einschätzung der Anforderungen oder Gefahren des Raums, in dem sich unser Kind bewegt, vornehmen und dies – als Experte für unser Kind – in Bezug zu seinen ihm aktuell zur Verfügung stehenden Fähigkeiten und Kompetenzen setzen. Dann setzen wir Grenzen dort, wo sich ein

Differenzbetrag zwischen Anforderung und Fähigkeit zu Ungunsten unseres Kindes ergibt. Es handelt sich hier um eine vollkommen klare Angelegenheit, die zu diesem Zeitpunkt des Lebens unseres Kindes auch noch niemand in Abrede stellen würde.

Schwierig scheint es dort zu werden, wo eine deutliche und oft kontrastreiche Willensbildung bei unserem Kind einsetzt. Dann ist der Zeitpunkt erreicht, zu dem bisweilen das situative Wollen unseres Kindes mit unserem besseren Wissen in Widerspruch tritt. Doch das ändert bitte nichts an unserem Auftrag! Was sich allerdings ändert, ist die Tatsache, dass wir nicht mehr unwidersprochen bleiben und auch nicht immer die große Plakette der »allerliebsten Mamilein« verliehen bekommen. Das muss man in Kauf nehmen. Es geht ja um das Entwicklungswohl des Kindes. Kritikern verdeutliche ich zudem gerne, dass dieser Kurs, der immer wieder verlangt, die alten Pfosten auszureißen, um sie ein paar Meter weiter im jetzt passenderen Gelände wieder im manchmal recht harten Boden zu verankern, weitaus anstrengender ist, als im beklatschten Selbstregulationsliegestuhl mit einer dicken Sonnenbrille auf der Nase über Wahlfreiheit zu referieren. Die Ergebnisse sind übrigens auch recht unterschiedlich! Ich kenne eine Menge junge Menschen, die im Schulterschluss mit ihren Eltern, die Pfosten der letzten äußersten Geländer gemeinsam abmontiert haben und in ein großartiges, selbstbestimmtes junges Erwachsenenleben hineingewachsen sind. Ich kenne aber leider auch eine ganze Masse junger Menschen, ja bisweilen fast noch Kinder, die, während der gesellschaftliche Freiheitsrap im Hintergrund abgespielt wurde, im für sie noch unüberblickbaren Gelände in Felsspalten gefallen, in reißende Bäche gestürzt, an Dornengestrüpp hängen geblieben, auf abschüssigem Gelände böse hingefallen sind oder von giftigen Pflanzen gegessen haben.

Auch wenn der Auftrag schwieriger wird – dranbleiben ist gefordert

Natürlich müssen wir damit leben, dass wir von unseren Kindern auch mit Widerstand konfrontiert werden. Wenn sie noch recht jung sind, weil sie sich noch »prälogisch« verhalten. Wenn sie dann etwas älter oder pubertierend sind, weil sie davon ausgehen, dass sie es sowieso besser wissen. Und von allen Altersgruppen, weil das gefühlte Bewusstsein ihres Wunsches derartig raumfüllend und imperativ für sie ist, dass unsere Sachargumente häufig wie zum Kentern verurteilte Nussschalen auf einem aufgepeitschten Ozean anmuten. Trotzdem, die Botschaft lautet: weitersegeln! Und zwar möglichst mit einem Lied auf den Lippen. Gemeint ist hier, zuversichtlich zu bleiben, fest, klar, wertschätzend, aber auf meinen Auftrag verweisend. Das ist ein wesentlicher Kunstgriff, über den Eltern verfügen sollten, weil er böse Eskalationen verhindern oder zumindest einzudämmen vermag. Er folgt ganz einfach der Regel: Zum Streiten braucht es zwei. Kinder erleben ihr Anliegen als ein sehr persönliches. Das liegt in der Natur der Sache und ist auch richtig so. Sie sollen ja lernen für sich, ihre Bedürfnisse und auch Wünsche einzutreten und nebenher auch zwischen Bedürfnissen und Wünschen unterscheiden lernen. Entsprechend dieser Ausgangslage nehmen sie es äußerst persönlich, wenn sie an eine von ihnen als unnötig erachtete Grenze gelangen, die sie dann als böse Einschränkung und nicht als hilfreiche Schutzeinrichtung einstufen. Und wir, nur wir, ihre Eltern, sind jene Bösewichte, die ihnen wieder einmal den Spaß versauen wollen, die zu alt, zu verkorkst, zu unfähig sind und kein Verständnis haben. Wir sind einfach zum Vergessen und verdienen auch keinen Vergleich mit den chilligen Eltern ihrer Freunde, die das alles erlauben. Richtig zum Kotzen ist das! Mit ziemlicher Sicherheit können wir davon ausgehen, dass unsere Kinder uns persönlich angreifen werden. Mit unliebsamen, oft beleidigenden oder untergriffigen Du-Botschaften werden wir dann konfrontiert. Ganz oben auf dem Spielplan stehen demonstrative Abgänge, um wenige Minuten später erneut auf dem vermeintlichen Kampffeld aufzutauchen. Unsere Kinder versuchen uns in einen Streit zu ziehen, uns Machtmissbrauch vorzuwerfen und auf diese Weise einen ihrerseits inszenierten Machtkampf für sich zu entscheiden. Zwei Techniken finden sich hier bevorzugt im Repertoire des heranwachsenden Kindes. Die eine, die darauf ausgerichtet ist, sich zu unserem Opfer zu machen, sodass wir, weil sie uns leidtun, im Spiegel ihres Leidens die Grenze relativieren und dann nachgeben. Die andere setzt darauf, den Druck zu erhöhen, so weit zu eskalieren, dass wir in ihre Sichtweise der Dinge einwilligen, weil der Wutausbruch zu heftig wird, wir beängstigt von der Reaktion unseres Kindes sind oder uns die Kraft für weiteres Argumentieren ausgeht und wir einfach wollen, dass der Streit zu Ende ist.

Der springende Punkt ist, hier zeitgerecht zur Seite zu treten und diese geballte Energie vorbeilaufen zu lassen. Dort, wo mein Kind den Rahmen sozialen Verhaltens über- tritt und einen Mangel an respektvollem Umgang mit mir zeigt, klage ich diesen ein, respektive setze ein geordnetes Gespräch als Grundbedingung für jede weitere Auseinan- dersetzung an. Das kann auch heißen, dass wir erst spä- ter nach einem Cool-down weiterreden können. In meiner Kommunikation als Elternteil achte ich auf wertschätzen- de, klare und zugleich unmissverständliche Formulierun- gen und bin nicht bereit, auf persönliche Angriffe einzu- gehen. Die lasse ich an mir abprallen. Ich habe in dieser Situation eine Funktion zu erfüllen, nicht mehr und nicht weniger.

Nehmen wir jene häufig sich bietende Situation, in der mein 15-jähriger Sohn mich mit seinem Ausgehwunsch konfrontiert. Ich schreibe gerade an einem Text, bin ziem- lich konzentriert und würde jetzt auch gerne nicht in meinem Gedankenfluss unterbrochen werden. Das hat natürlich überhaupt keinen Stellenwert für ihn, der eben von seinem Freund per Social Media über eine mögliche gemeinsame Aktivität informiert wurde. Geistig ist er be- reits dort und ein fantastischer Abend, ja die Nacht seines Lebens, wartet auf ihn. So eingestimmt wird er also bei mir vorstellig und versucht mir das Ganze als ein chilliges

Abhängenwollen mit ein paar Kumpels zu verkaufen, das etwas später werden könnte. Zu diesem Zeitpunkt meint er noch, meine augenscheinliche Fixierung auf meinen Laptop und mein spürbares Ringen mit dem Text könnten eine komplizenhafte Funktion zu seinen Gunsten einnehmen.

Doch mein Radar brüllt bereits und eine rote Signallampe ist angesprungen. »Etwas später?«, frage ich noch weitertippend über meinen Brillenrand hinweg.

»11 oder 12 Uhr halt«, kommt es dann pampig zurück.

Allerdings hat der junge Mann erst unlängst bewiesen, dass er noch nicht imstande ist, einen Busfahrplan in seiner unsäglichen Komplexität derart zu verstehen, dass es ihm möglich war, zur vereinbarten Zeit wieder zu Hause einzutreffen. Sorry, zurzeit habe ich keinen Anlass der Ansicht zu sein, dass es seiner Entwicklung förderlich wäre, die Ausgehgrenzen auszuweiten.

Das löst natürlich heftige Gegenrede und wüste Analysen meiner wahrscheinlichen Motivlage als verkorkste Spaßverderberin aus.

Da ich weiß, dass ich selber kein Kind von Traurigkeit bin und es sehr schätze, Spaß und Freude anderer zu fördern, lässt mich der Vorwurf ungerührt.

Das hindert ihn natürlich nicht, weiter die Situation zu eskalieren, worauf ich die ganze Show, die er jetzt im Lebensalter des frühen Testosteronrausches bietet, abbreche und auf Cool-down bestehe. Übellaunig und weiter vor sich her schimpfend verschwindet er in seinem Zimmer.

Ich atme mehrmals tief durch, mache mir einen Tee, weil ich jetzt sowieso vollkommen aus meinem Text gefallen bin und denke nochmals über sein Anliegen nach. Nein, es geht wirklich nicht! Er checkt es einfach noch nicht! Ich habe kein gutes Gefühl, wenn ich mir vorstelle, ihm das zu erlauben. Ich gehe zurück zu meinem Schreibtisch, um meine Arbeit wieder aufzunehmen. Als ich schließlich wieder in meinen Text gefunden habe und der erste neue Absatz formuliert ist, taucht er erneut auf, gekräftigt und bereit für neue Insistenz. Meine Haltung ist allerdings eindeutig, klar und fest. Ich habe einen Auftrag zu erfüllen und er muss einfach beweisen, dass er Vereinbarungen einzuhalten imstande ist. Dann habe ich absolut keinen Einwand, längere Ausgehzeiten zuzulassen. Ich mache ihm deutlich, dass ich das Lesen von Busfahrplänen zum Beispiel als zu seiner Verantwortung zählend sehe, ebenso die Erfüllung gewisser familiärer Verpflichtungen; schließlich geht es ja um Überblick und Zuverlässigkeit und darum, dass ich ruhigen Gewissens hier an meinem Laptop sitzen kann, während er irgendwo draußen ist. Ich möchte einfach wissen, dass er alle auf ihn wartenden Situationen überblickt und möglichst mit ihnen fertigwerden kann. Damit sind wir für heute am Ende. Ausgehen ja – aber im Rahmen der bisher gültigen Regelung.

Ich werde übrigens die Erste sein, die glücklich darüber ist, dass diese Grenzen nicht mehr notwendig sind. Dann stört mich endlich keiner mehr beim Schreiben.

Familie leben

Chronisch totgesagt, als bürgerliche Familie oft als dumpfe Brutstätte von Neurosen bezichtigt, erfreut sich die Familie trotzdem ungebrochen ihres Bestands. Über die Jahrhunderte hat sich ihr Gesicht mehrfach verändert. Wer kann Zugehörigkeit beanspruchen? Wie sieht die Aufgabenverteilung aus? Wie erfolgen die innere Machtverteilung und der äußere Auftritt? Wie sieht die Stellung der Geschlechter zueinander und jene der Kinder zu ihren Eltern aus? Welchen Stellenwert hat die Stammfamilie im Leben eines jeden Einzelnen und welchen nimmt dann die neu gegründete Familie des jungen Erwachsenen ein? Welcher schuldet man eigentlich größere Loyalität? Oder wird man in die Familie des Ehemanns oder die der Ehefrau eingemeindet? Menschen haben vielgestaltige Lösungsmodelle entwickelt, um ihr soziales Leben im kollektiven Bewusstsein von Richtigkeit zu regulieren. Die Familie als Trägerin dieser sozialen Konventionen ist die innerste und kleinste gesellschaftliche Funktionseinheit und gleichzeitig der höchstpersönliche und intime Raum jedes Einzelnen. In ihrer Organisation spiegelt sich die jeweilige kulturelle, religiöse, wirtschaftliche und politische Haltung, die alle eint, den Staat als solchen repräsentiert und von ihm gefördert wird. Familie ist somit Austragungsort des gesellschaftlichen Wandels. Gleichzeitig ist Familie jener Ort, der die sichere Sozialisierung des Einzelnen im jeweils gültigen staatlichen Normierungssystem sicherzustellen hat. Hier soll jeder auf Linie gebracht werden.

Familien – zumindest Familiensysteme von Menschen, die sich als Vertreter der modernen westlichen Globalisierungskultur mit ihrer stark auf Konsum und auf den Einzelnen ausgerichteten Haltung sehen – haben ihre stark disziplinierende, normierende Kraft längst aufgegeben. Der strenge »pater familias«, dem noch legitime Zwangsgewalt zukam, hat in unseren modernen Zeiten keinen Platz mehr. Genauso, dass ein Vater oder eine Mutter heute noch über die Berufszukunft ihrer Kinder zu entscheiden hätten. Bei Familienfeiern, Jubiläen von Verwandten oder Hochzeitstagen freut man sich, falls die halberwachsenen Kinder nicht unter einem lahmen Vorwand absagen. Und auch einen obligaten sonntäglichen Mittagstisch, zu dem alle regelmäßig anpilgern, findet man heute fast nur mehr in sogenannten konservativen Familien. Dabei ist die Wunschliste, die der Einzelne in einer Individualisierungsgesellschaft mit stark neoliberalem Wertehintergrund an die Familie hat, lang. Ungebrochen und ganz oben auf der Wunschliste junger Menschen steht »eine Familie haben wollen«. Vielleicht, so könnte man fast zum Schluss kommen, ist eine Umgangskultur mit stark utilitaristischem Aspekt, den eine Person im Berufsleben und in Freundschaften für die andere bedienen können muss, um nicht an Attraktivität zu verlieren, gerade die Wurzel dafür, dass Familienträume mit ihrem romantischen Geborgenheitsversprechen so attraktiv sind. Und auch in Partnerbeziehungen macht so manch einer oder eine die erschütternde Entdeckung, dass er/sie verzichtbar wird, wenn ernstere Probleme wie Krankheit oder Einbuße der Finanzkraft am persönlichen Horizont auftauchen. Die Stammfamilie wird dann vielleicht als der letzte Zufluchtsort eines sicheren Angenommenwerdens erlebt. Denn Blut ist und bleibt ein besonderer Saft! Das scheint trotz Social Media, globalem Jetten und tausenden Followern ganz tief in unsere Spezies eingraviert.

Egal wohin sich Familie in ihren vielen neuen Formen und auch im sogenannten traditionellen Modell weiterentwickeln mag, für unser Kind bedeutet sie die Wurzel seiner Existenz und muss einige Kriterien erfüllen, soll sie dem Kind Verankerung im Leben geben können und zur Stabilität und Identitätsbildung des Heranwachsenden beitragen, was letztendlich ihre große Aufgabe ist.

Familie, die eigentliche Kernfamilie unseres Modellkindes, ist heute unbestritten klein. Im Idealfall finden wir eine Frau und einen Mann, in homoerotischen Beziehungen zwei Partner ein und desselben Geschlechts, die sich gemeinsam die Verantwortung für ein Kind und je nach europäischem Land im Schnitt für 0,3 - 0,9 weitere Kinder teilen. Das ist nicht wirklich als ein großer Familienverband anzusehen. Selbst wenn dann die gesamte erweiterte Familie mit allen Brüdern und Schwestern der Eltern und auch allen hoffentlich noch lebenden und sich bester Gesundheit erfreuenden Großeltern zusammenkommt, so geht sich die ganze Sippe unter Abzug jener, die aus Gründen der hohen Mobilitätsanforderung noch abgerechnet werden müssen, weil sie gerade einen Job in Singapur machen, üblicherweise heute schon um einen IKEA-Tisch herum aus, wenn man die Mittelplatte zur Erweiterung einschiebt und ein paar Klappsessel dazu nimmt. Nicht zu vergleichen mit den runden Geburtstagsjubiläen älterer Verwandter oder den Goldenen Hochzeiten meiner Kindheit, für die man das Extrazimmer des ländlichen Gasthauses mit seiner riesigen, u-förmigen Tafel mieten musste, um Platz für alle am Tisch bieten zu können, weil erstens selbstverständlich alle sicher angeritten kamen und zweitens niemand weiter weg als zehn Kilometer einem Job nachgehen musste. Dieser Blick über diese mindestens hundert Köpfe am Festtisch hinweg, das vermittelte ein sattes Gefühl in meiner Kindheit. Dieses »wir gehören alle zusammen«, das sind lauter Verwandte und angeheiratete Verwandte, fühlte sich echt stark und sicher an. Und wir Kinder waren noch ein ganzes Rudel.

Identität ...

Diese Familie spendete ein befriedigendes Gefühl von Zugehörigkeit, Stolz und Identität. Nicht deswegen, weil sie die sogenannte erste am Platz gewesen wäre, sondern einfach deswegen, weil sie ihre eigene Geschichte und eigene Identität verkörperte. Und natürlich attribuierte sie sich im eigenen Erleben von sich selbst positiv. Es gab Geschichten aus der Vergangenheit dieser Familie, die sich immer um ein Familienmitglied und sein Handeln drehten und anhand derer sich quasi die Beweisführung entwickelte. Man könnte das auch als historische Mythen bezeichnen, in denen einzelnen Familienmitgliedern Heldenstatus zukommt. Auf so etwas steht unsere Spezies ganz besonders. Meistens beginnen diese Geschichten mit einem »Damals, als ...« gefolgt davon, dass ein Familienmitglied Mut, Klugheit, Durchhaltevermögen, Hilfsbereitschaft, besondere Nachbarschaftlichkeit, Zuverlässigkeit oder Fleiß gezeigt hat. Schließlich wird dieses Verhalten generalisiert als Grundkompetenz dieser Familie beansprucht. »Damals als alle im Dorf schon gemeint haben, dass die Landwirtschaft keine Zukunft haben wird, da hat der Anton nicht nachgegeben. Der hat einfach noch viel härter gearbeitet, ist schon aufgestanden, wenn es noch dunkel war und war noch am Feld, wenn alle andern schon im Wirtshaus gesessen sind. Der hat nur den Sonntag zum Kirchengehen gekannt, sonst war er im Stall oder am Feld oder es war noch immer was zum reparieren. Und seine Frau hat's ebenso gehalten. Recht hat er gehabt. Ein freier Bauer ist er geblieben und ordentlich was geschaffen haben sie beide, weil gehabt haben sie ja gar nichts nach dem Krieg, nur ein paar Felder von den Eltern. Aber das ist so in unserer Familie. Da rührt man sich eben und lasst keine Arbeit liegen!« Hat sich gut angehört diese Geschichte und viele andere, die ebenso für sich beanspruchten, das Profil unserer Familie zu skizzieren. Zu dieser Familie zu gehören, fühlte sich wie eine Art Vorschuss an, eine kleine Lebensgarantie, wenn man bereit war, den analogen Haltungskompass für sich zu akzeptieren. Und das war selbstredend, denn Zugehörigkeit ist immerhin eine unserer stärksten Triebfedern, vor allem für ein Kind. Hierbei geht es um archaische Regeln von Zusammengehörigkeit. Wir verkörpern eine Sippe, sind aus demselben Holz, haben eine gemeinsame, verbindende

Geschichte, eine Identität. Genau das ist die Botschaft. Das klingt jetzt alles so, als wäre es höchstens im tiefen Mittelalter à la »Braveheart« so gewesen. Doch wir stehen auch heute alle noch sehr darauf, auf diesen Identitätsbooster über Identifikation mit unserer Familie. Und jede Familie hat ihr eigenes Gesicht, ihre eigene Story! Das fällt unter: »Wir, die Müllers ...«, »Wir die Meiers ...« Wenn man so einen Satz in sich trägt, hat man dahinter eine stabile kollektive Familienidentität, auf die alle Familienmitglieder wie die Musketiere eingeschworen sind. Das gibt Sicherheit und macht unverwechselbar, hebt aus der Masse heraus und grenzt gegen alle anderen die eigene Seinsweise deutlich spürbar ab. Das ist vielleicht heute noch viel wichtiger, wo fünfzig oder gar hundert Drei-Personen-Familien jeweils in 80-Quadratmeter-Wohnungen leben, die wie Boxen aufeinander getürmt und in Sektoren nebeneinander gestapelt sind. So etwas kann beklemmend sein, man kann sich da als Einzelner leicht verlieren, in der eigenen Identität instabil werden und in der Folge unsicher oder gar depressiv werden. Wenn man da aus einer Familie kommt, die selber eine eigenständige, unverwechselbare Identität vorzuweisen hat, kommt man mit den Anforderungen des normalen Massenlebens und urbaner Sozialarchitektur besser zurecht.

Diese Suche nach der Identität meiner Familie, nach dem, was meine Familie speziell macht, ist auch der Grund, warum Kinder sich üblicherweise rasend für Familienchroniken, Stammbäume und für die Liebesgeschichte ihrer Eltern, die sie ja begründet hat, interessieren, auch wenn sie diese schon dutzendfach abgefragt haben.

Worüber Familien, wenn sie ein Hort der Stärke für ihre Kinder sein wollen, ebenfalls anstoßen nachzudenken, ist die Frage der Werte. Woran glauben wir? Wofür sind wir bereit einzutreten? Was sind unsere Überzeugungen? Werte sind, wie es so schön heißt: »Conceptions of the desirable«. Am Begriff der Werte ist übrigens nichts Schöngeistiges dran und auch ganz sicher nichts Philanthropisches, selbst wenn man das gerne assoziiert. Bei Werten handelt es sich in anderen Worten – und darin offenbart sich ihr eigentlicher Wert für den, der sie stabil in sich verankert trägt – um stabile Präferenzordnungen im Konfliktfall. Da geht es also um wirkliche Lebenshilfe für einen selber. Wir reden immerhin von einer Art innerem Wertekompass, einem sicheren Leitsystem im Bereich der Ethik, das in Krisenfällen Handlungsfähigkeit gewährleistet, einer situativen Manipulierbarkeit entgegenwirkt und verhindert, dass man Gefahr läuft, zum Fähnchen im Wind zu werden.

Nehmen wir einen jungen Mann, der sehr erfolgreich in seinem beruflichen Feld im IT-Bereich ist. Seine Eltern haben sich die Unterstützung für sein Studium vom Mund abgespart. Alles sieht danach aus, dass er eine strahlende, wirtschaftlich sehr erfolgreiche Karriere vor sich hat. Seine Firma plant, ihn vorderhand als ersten Schritt ins Ausland zu versetzen. Da erleidet sein Vater einen Schlaganfall. Unser junger Mann hat keine Geschwister und seine Mutter ist leider eingeschränkt durch ein schweres beidseitiges Kniegelenksleiden, weshalb sie im letzten Jahr sehr auf die Unterstützung durch den Vater angewiesen war.

Unser junger Mann befindet sich nun in einem Dilemma: Er kann das lukrative Angebot seines Unternehmens in den Wind schlagen und sich aktiv in die Pflege seiner Eltern einbringen. Er kann jedoch auch das Angebot zum Karrieresprung annehmen und mit dem mehr verdienten Geld eine Pflegekraft bezahlen, die statt seiner die Eltern versorgt. Schließlich kann er sich auch für die Misere seiner Eltern, der gängigen gesellschaftlichen Haltung seiner Freunde entsprechend, als nicht zuständig erklären und beide in ein Heim geben, in das er ihnen in Zukunft bunte Ansichtskarten schicken wird. Wer eine innere stabile Präferenzordnung in sich trägt, eine, die auf der Basis gemeinsamer, familiärer Prägung tief in ihm eingraviert ist, wird durch Moden und gesellschaftlichen Opportunismus in seiner Entscheidungsfindung wenig beeinträchtigt werden. Er ist dann einer, der einfach in sich fühlt, was richtig ist, wie er zu handeln hat, um selbstverantwortlich und mit gutem Gewissen am Morgen in den Spiegel schauen zu können, ohne den eigenen Augen ausweichen zu müssen. Er wird einer von jenen sein, die, sollte es wieder notwendig werden, auch »nein« zu sagen vermögen, wenn humanistische Werte in Gefahr sind. Er wird einer sein, der einem leichtfertigen Wertewandel nicht kritiklos zustimmen wird, sondern einer, der zu einer notwendigen Weiterentwicklung von Werten mit bedächtiger Ernsthaftigkeit und wohl argumentierter Genauigkeit beitragen wird. Wie wird er sich wohl entscheiden, dieser, unser junger Mann? In einer Hyperindividualisierungsgesellschaft, in der dem Einzelnen die Entscheidungshoheit in seinem Leben zufällt, wird seine Antwort in einem noch viel größeren Ausmaß davon abhängen, welche Erfahrungen er mit seinen beiden Eltern gemacht hat und für welche familiären Werte diese stehen.

Wofür wir brennen ...

Der dritte Aspekt, der Familie zu einem starken Hort und einer Bastion gegen die anbrandenden Wellen der Beliebigkeitskultur einer Spaßgesellschaft macht, findet sich in einem die Familie einigenden, gemeinsamen Anliegen oder Interesse. Das kann vieles sein. Von Bewegung oder Wandern in der Natur, über Sport, ein spezielles Hobby bis zum Musizieren eignet sich vieles, das gemeinsam ge- und erlebt werden kann. Genauso kann dies auch Beschäftigung mit einem gesellschaftspolitischen Thema oder ein soziales Engagement bedeuten. Ob man sich dann bei der Freiwilligen Feuerwehr in der Gemeinde, in der Rettungshundeausbildung oder in einem Bienenzüchterverein findet, dem Kampf gegen infektiöse Erblindung gemeinsam Energie widmet oder in einem Verein tätig ist, der die Patronanz für die Errichtung und den Betrieb eines Waisenhauses irgendwo in der Welt übernommen hat, oder schlichtweg einen lokalen Gesundheitslauf in der Gemeinde organisiert, ist dabei nicht wirklich wichtig. Wesentlich ist nur, dass die Familie für diesen Inhalt steht, was einende Kraft im Sinne eines gemeinsamen Interesses bietet.

Neben all diesen grundsätzlichen Überlegungen zur Förderung eines starken positiven Familienprofils ist Familie natürlich die soziale Trägermatrix von Alltagsgestaltung und bewältigung. Nach welchen Rhythmen laufen soziale Prozesse ab und in welcher Kommunikationskultur bewegt sich unsere Familie? Herrscht im Grundklima eigentlich immer Stress? Hört keiner keinem zu? Gibt es Gespräche und Anteilnahme der einzelnen Familienmitglieder aneinander? Ist unser Umgangston miteinander ein grundsätzlich wertschätzender? Tauschen sich alle Familienmitglieder untereinander zu ihrem Leben aus, sei es zu Kindergarten, Schule oder Beruf der Eltern? Oder macht hier jeder sein Ding und man weicht einander aus? Gibt es zeitlich fixe Räume, die für das Zusammensein reserviert sind? Gibt es Alltagsrituale? Teilen wir Mahlzeiten regelmäßig miteinander oder nimmt sich jeder dann, wenn er Hunger verspürt und versorgt sich selber? Gibt es Familienregeln zum Umgang mit TV und modernen Medien oder entscheidet das jeder selber? Gibt es eine Haushaltsbeteiligung der Familienmitglieder je nach ihrem Lebensalter und ihren persönlichen Möglichkeiten? Wie feiert unsere Familie, was wird überhaupt gefeiert und wer ist dann dabei? All das und noch viele weitere kleine Bausteine formen zusammen das, was man am Kind und häufig später am jungen Menschen als »Stallgeruch« erkennt. Es lohnt sich heute ganz sicher, sehr intensiv über diese unterschiedlichen Facetten kontinuierlich gelebter Alltagskultur nachzudenken, will man sich nicht irgendwann im als chillig gehandelten Ideal einer lässigen WG von ein bis zwei Jugendlichen mit ein bis zwei Erwachsenen wiederfinden, von denen nicht mehr unbedingt beide mit den Kindern blutsverwandt sind, die einander gerade noch dann in der Küche treffen, wenn sie warten, dass das jeweilige Mikrowellengericht fertig wird, während sie den Rest der Zeit zu Hause alle in ihrem Zimmer vor ihrem Bildschirm zubringen.

Großeltern

Ein Ehepaar hat um einen Termin in meiner Praxis gebeten. Sie Anfang sechzig, er Mitte sechzig und, so wie wir es uns alle für diese Lebensperiode so sehr wünschen, beide fit wie Turnschuhe vor dem Marathonlauf. Doch sie wirken bedrückt, deutlich niedergeschlagen, ja eigentlich verzweifelt. Rasch kommen sie zum Grund ihres Hierseins. Während der Großvater mich ins Bild zu setzen trachtet, beginnt der Strom der erlebten Ohnmacht als heftiges Weinen bei der Großmutter an die Oberfläche zu treten. Er ist um Fassung und neutrale Berichterstattung bemüht, doch in seiner Stimme liefern sich die Härte tiefer Wut und andererseits bodenlose Fassungslosigkeit ein spürbares Gefecht. Es geht um die Enkel der beiden, den 13-jährigen Florian und die 11-jährige Elisabeth. Die

Situation ist einfach eine Katastrophe. Die Kinder leiden schrecklich. Es handelt sich um die Kinder ihres Sohnes und dessen Noch-Ehefrau, ihrer zukünftig ehemaligen Schwiegertochter. Der Sohn, Verfahrenstechniker, 42 Jahre alt, sei immer ein vorbildlicher Familienvater gewesen. Nie habe er sich irgendetwas zu Schulden kommen lassen, stets sei ihm die Familie und deren Wohlergehen und die Förderung der Kinder das Wichtigste im Leben gewesen. Eben ein totaler Familienmensch. Er ist ja auch so aufgewachsen. Selber hatten sie ihre beiden Kinder, Söhne, viel früher als ihr Sohn und dessen Frau bekommen. Waren eben auch andere Zeiten. Sabine, die Großmutter, war gerade ein Monat lang 20 Jahre alt, als Hubert Junior geboren wurde. Und zwei Jahre später ist dann Michael gekommen. Sabine ist dann bei den Kindern gewesen und er hat als Elektriker mit Meisterbrief die Familie gut erhalten können. Beide Söhne haben studiert, Hubert wie schon erwähnt Verfahrenstechnik und Michael Betriebswirtschaft. Als Hubert geboren wurde, war die Großmutter von Hubert Senior gerade gestorben und sie konnten ein paar Monate später deren ziemlich renovierungsbedürftiges Haus in einer damals noch ländlichen Gemeinde nahe am nördlichen Stadtrand von Wien übernehmen. Das Grundstück daneben, damals ein Acker, hatten sie auch bekommen. Nach und nach hat sich mit viel Fleiß alles wirtschaftlich gut entwickelt. Nicht, dass ich falsche Vorstellungen hegen möge, kein Reichtum sei damit gemeint, aber er hat viel pfuschen können und die Verwandtschaft hat sich stets auch wechselseitig beim Bauen und Renovieren unterstützt. Da gab es kaum einen Sonntag, wo man nicht bei irgendwem auf dem Bau war. Stolz waren sie, richtig stolz auf ihre Söhne und auch sehr zufrieden mit ihrem Leben. Hubert hat dann Renate während des Studiums kennengelernt. Er war immer ein sehr ernsthafter junger Mann, beeilt sich seine Mutter hier einzuwerfen. Sie wusste gleich, dass das mit Renate, die zwei Jahre älter als ihr Noch-Mann Hubert ist, etwas sehr Ernstes war. Renate war für ihr Jus-Studium von Oberösterreich aus der Gegend um Freistadt nach Wien gekommen. Mit ihrer Familie hatte sie kaum Kontakt, fuhr nur widerstrebend und äußerst selten nach Hause. Ein strenger, jede Widerrede im Keim erstickender Vater und Schuldirektor hatte beide Töchter früh aus dem Haus getrieben und herrschte seitdem griesgrämig über seine pummelige, unterwürfige Frau.

Renate und Hubert kommen gut im Studium voran, während der Woche leben sie gemeinsam in ihrer kleinen Wiener Wohnung, die Wochenenden verbringen sie zumeist bei voller Verpflegung bei Huberts Eltern in deren Haus und Garten, um Sonntagabend mit Vorgekochtem und Mitgegebenem gut bepackt wieder nach Wien zu übersiedeln. Renate schließt sich stark an Huberts Familie an, fühlt sich gut aufgehoben. »Es war, als hätten wir jetzt auch noch eine Tochter«, beschreibt es die Großmutter. »Sie hat mit mir über wirklich alles geredet. Ich glaube, dass sie ein wirkliches Zuhause mit diesem Vater und der sich vor ihm fürchtenden Mutter nie gehabt hat.« Alle sind zufrieden und dass Renates Familie Einladungen beharrlich ausschlägt, passt nur ins Bild. Renate und Hubert schließen ziemlich gleichzeitig ihre Studien ab. Ein neuer Lebensabschnitt beginnt. Renate findet eine interessante Stelle in der Rechtsabteilung eines großen Konzerns, Hubert eine zukunftsreiche Position in einem internationalen Unternehmen. Familiengründung liegt als Thema zum ersten Mal in der Luft. Da stirbt Renates übergewichtige Mutter für alle Beteiligten völlig unerwartet an einem Herzinfarkt, während der Vater mit seiner Geliebten zum Wochenende verreist ist, was anlässlich des Todesfalls nicht weiter verborgen werden kann. Renate fällt in eine so tiefe Depression, dass sie psychotherapeutischer Unterstützung bedarf. Ihre Mutter hat es nicht geschafft, sich je gegen ihren Mann durchzusetzen, bis zu ihrem Tod.

Doch das Leben geht weiter. Hubert und Renate beschließen zu heiraten. Renate hat mit ihrem Vater gebrochen. Auch mit der jüngeren Schwester, die in Tirol als Erzieherin in einer Jugendwohngemeinschaft arbeitet, besteht kein Kontakt, sodass bei der Hochzeit von Renates Familienseite keine Verwandten zu begrüßen sind. Wenige Monate später ist Renate mit Florian schwanger. Die zukünftige Familie braucht Wohnraum und wird mit zwei an ihrer Karriere arbeitenden Eltern auch organisatorische Unterstützung benötigen. Das im Besitz von Huberts Eltern stehende Nachbargrundstück bietet sich ideal an. Was liegt näher, als hier zu bauen? In bewährter Manier steht die erweiterte Familie zusammen und man plant gleich ein wenig größer, für die Zukunft. Für die nächsten eineinhalb Jahre wohnen Hubert, Renate und der kleine Sohn Florian bei den Großeltern, während sie dem Werden des eigenen

Heims auf dem Nachbargrundstück entgegenblicken. Alles ist harmonisch, die soziale Maschine greift in ihren Teilen wie geschmiert ineinander. Renate beginnt früh nach dem Mutterschutz wieder mit Teilzeit in ihrem Unternehmen, um keinen Karrierenachteil befürchten zu müssen, und ist knapp nach Florians erstem Geburtstag, ohne ein schlechtes Gewissen entwickeln zu müssen, schon wieder Vollzeit berufstätig, da sich die Großeltern mit großem Einsatz bereitwillig als jederzeit verfügbar erweisen. So lässt sich etwas schaffen! So kann man Kinder und Karriere unter einen Hut bringen. Die Entscheidung zum zweiten Kind fällt Renate wie Hubert leicht. Bedenken oder Sorgen zum Thema Kinderbetreuung kennen sie nicht und auch sonst halten ihnen die Großeltern bereitwillig den Rücken frei, kümmern sich in Abwesenheit der jungen Familie zu Urlaubszeiten um Haus und Garten, organisieren notwendige Reparaturen, Allfälliges mit der Gemeinde, bringen später die Enkel zu Kindergarten, Musikschule oder Sportverein, sind bei allen Krippenspielen und sonstigen Aufführungen zur Stelle, um für die rasch vom Job noch in letzter Minute herbeieilenden Eltern einen Sitzplatz freizuhalten. Sie ermöglichen Renate und Hubert auch, Zeit miteinander ohne die Kinder zu haben oder mal übers Wochenende zu verreisen. »Sogar Weihnachten haben sie immer bei uns herüben gefeiert«, resümiert die Großmutter mit einer Mischung aus Bitternis und Sentimentalität. »Und auch alle Kindergeburtstage mit dutzenden Kindern. Viel Arbeit war das, aber wir haben es gern gemacht.«

Dass der Wind aus einer anderen Richtung und noch dazu viel härter zu blasen beginnt, wird für Sabine und Hubert Senior erstmals deutlich, als Renate darauf besteht, dass zwischen den beiden Grundstücken ein Zaun errichtet wird. Das hatte bisher niemand für notwendig erachtet. Die Großeltern waren nie ungebeten erschienen und hatten ihrerseits für die Enkel, die von klein auf stets frei zwischen den Haushalten pendelten, ihr Haus immer offen gehalten. Hubert Junior ist vom Anliegen seiner Frau irritiert, doch will er Streit vermeiden und so wird ein Maschendrahtzaun mit einer Gartentür von Vater und Großvater gemeinsam errichtet. Doch dabei soll es nicht bleiben. Zunehmend machen sich Dissonanzen in der Ehe zwischen Renate und Hubert Junior breit. Renate ist unzufrieden, erlebt Hubert als mit zu wenig Esprit ausgestattet und das Eheleben als unspannend, ja eintönig und lähmend. Renate hat es in der Zwischenzeit zu einer beachtlichen Leitungsfunktion in der Rechtsabteilung des Konzerns gebracht. Sicheres Auftreten und tadelloses, strahlendes Aussehen sind ihr in diesem Haifischbecken von Neidern äußerst wichtig. Und wieder sind es die Großeltern, die Schulaufgaben mit den Kindern machen und für Tests üben, die rasch notwendige Besorgungen erledigen und für die regelmäßigen warmen Mahlzeiten zuverlässig sorgen, wenn Renate im Fitnessstudio ist oder eine der zahlreichen Abendverpflichtungen, zu denen sie eingeladen ist, besucht. Denn auch Hubert Junior ist oft unterwegs, und das bisweilen für ganze Wochen, wenn ihn sein Unternehmen zu einer Anlage in Asien oder Südamerika

entsendet. Aber es gibt nicht nur Neider in Renates Umfeld, sondern auch Bewunderer, sogar ziemlich spannende
Charaktere wie sie findet. Renate beginnt eine Affäre mit
einem verheirateten Kollegen. Hubert reagiert wütend,
aber noch tiefer sitzt die Kränkung. Doch wenn Renate
gemeint hat, Hubert würde in dieser Situation Kampfgeist
entwickeln, so muss sie zur Kenntnis nehmen, dass diese Rechnung nicht aufgeht. Hubert zieht sich zurück, ver-
schließt sich, kümmert sich fast ausschließlich nur mehr
um die Kinder und verbringt mit diesen viel Zeit bei seinen
Eltern, um Renate auszuweichen. Renate ihrerseits erhöht
den Druck, indem sie ihren Mann weiter provoziert, sich
von ihrem Liebhaber bis vor die Haustür bringen lässt. Im
Zuge eines Streits kommt es zu einem körperlichen Übergriff von Renate auf Hubert. Als dieser ihr den Kleiderbü-
gel, mit dem sie auf ihn eingeschlagen hat, entwindet, zieht
sich Renate eine blutende Verletzung am Handballen zu.
Das daraufhin erfolgende Eingreifen der Polizei führt zu
einer vorübergehenden Wegweisung von Hubert, die nach-
folgend durch das Einschreiten einer gefinkelten Anwäl-
tin in eine längerfristige Wegweisung umgewandelt wird.
Das Bild eines gewaltbereiten, eifersüchtigen Ehemanns,
der noch dazu seine Ehefrau regelmäßig sexuell genötigt
und systematisch gedemütigt haben soll, wird äußerst geschickt gezeichnet. Hubert ist fassungslos. Auf Basis der
einzuhaltenden Distanz vom gemeinsamen Haus kann er
nicht einmal zu den Eltern ziehen. Der Zugang zu seinen
Kindern wird erst auf Antrag seines Anwalts wieder gestat-
tet. Hubert kann seine Kinder jedoch bis auf weiteres nur

unter professioneller Begleitung stundenweise in einem Besuchscafé sehen. Hubert begeht einen folgenschweren Fehler, er holt seine Kinder von der Schule ab und verbringt mit ihnen einen ungestörten Nachmittag bei einem Ausflug auf den Schneeberg. Damit wird Hubert zum Kriminellen. Der Versuch einer Kindesentziehung wird ihm unterstellt; es ist sogar von Kindesentführung die Rede. Renate lässt die Jalousien herunter. Dies sogar wörtlich. Der Sichtschutz aller Fenster, die zum Grundstück der Großeltern gerichtet sind, bleibt dauerhaft auch untertags geschlossen. Renate lässt den zwischen den Grundstücken errichteten Maschenzaun mit einer blickdichten Plane versehen. Den Kindern wird jeder Kontakt zu den Großeltern untersagt, der Vater dämonisiert. Die Kinder reagieren verstört. Sie verstehen die Welt nicht mehr. Hubert ist verzweifelt. Die Scheidung ist unabwendbar. Er hat praktisch keinen Zutritt zu seinen Kindern. Renate fordert von Hubert, ihr das Haus zu überlassen, sowie großzügige Alimentation für die Kinder. In diesem Fall ist sie bereit, einer einvernehmlichen Scheidung zuzustimmen und ihm wieder Kontakt zu den Kindern einzuräumen.

Und den Kindern geht es schlecht. Elisabeth hat ihren Großeltern heimlich einen Brief geschickt. Sabine zieht den Brief ihrer Enkelin aus ihrer Handtasche und wieder übermannt sie der Tränenfluss.

Die dickbäuchige Füllfederkinderschrift auf dem schneeweißen Papier, die am Ende jeder Zeile ein wenig nach unten rutscht, berührt mich stark. Da ist ein junges Kind in Verzweiflung an seinem Schreibtisch gesessen.

In dieser verwirrenden Zeit vermisst sie ganz schrecklich ihre Großeltern, mit denen sie, seit sie zu denken vermag, so gut wie täglich beisammen war. Und Florian geht es nicht besser. Noch dazu steht sein Schlagzeug, das Renate nicht in ihrem Haus haben wollte, weil der »Krach« ihr zu sehr zusetzte, nun seit Wochen unbenutzt im Hobbyraum bei den Großeltern. Das Leben ist so ungerecht. Mit einem Handstreich zerbricht plötzlich die gewohnte, vertraute Welt. Wo soll man da Sicherheit und Vertrauen in die eigene Zukunft hernehmen?

Und dann formulieren diese Großeltern ganz schlicht und großartig, was Großeltern im besten Fall bedeuten können und warum sie heute eigentlich bei mir in der Praxis sind: »Helfen Sie uns, einen Weg zu finden! Hubert ist unser Sohn, aber seine Ehe mit Renate haben nicht wir zu beurteilen. Die beiden sind erwachsen und müssen da ihren eigenen Weg finden. Auch wenn wir Renates Verhalten nicht verstehen, bemühen wir uns, ihr Vorgehen nicht zu beurteilen. Das muss sie verantworten. Uns geht es um die Kinder. Die stehen jetzt mitten auf diesem Kampfplatz. Ihre Familie zerbricht gerade. Die brauchen doch ihre Wurzeln, damit sie in all dem nicht ihre Orientierung verlieren und weiter an ein positives Leben glauben können.«

Eine Alltagsgeschichte, noch dazu eine recht häufige. In diesem Fall irgendwo am grünen Stadtrand von Wien angesiedelt. Dass nämlich Eltern als Paar nicht mehr miteinander können, trifft heute irgendwann während des Aufwachsens recht viele Kinder. Dennoch eine Sondersituation, kann hier eingewendet werden, und das mag stimmen. Doch auch eine, anhand derer sich die besondere Bedeutung von Großeltern, so sie verfügbar sind, für die gegenwärtige Kindergeneration besonders gut herausarbeiten lässt.

Auch wenn wir heute unsere wenigen Kinder um einiges später als frühere Generationen in die Welt setzen, so dürfen wir dennoch wegen des Anstiegs der Lebenserwartung davon ausgehen, dass auch Großeltern das junge Erwachsenenalter ihrer Enkel noch erleben werden. Wenn man nur bedenkt, dass die durchschnittliche Lebenserwartung um 1900 bei rund 48 Jahren gelegen ist, so ist der Anstieg im Verhältnis zu Vorgenerationen fantastisch. Großeltern haben heute äußerst gute Chancen, noch den Lehrabschluss oder gar den Meisterbrief ihrer Enkelkinder mitzufeiern, während der Zeit der Reifeprüfung mit zu zittern und stolz bei Sponsion oder Promotion im Auditorium zu sitzen. Und Enkel haben gute Chancen eine ihre gesamte Kindheit hindurch erlebte und gelebte nährende, zuverlässige und verbindliche Beziehung zu den Großeltern als Wachstumsbegleitung zu erleben. Enkel haben somit die Chance, wenn der Beziehung zwischen ihnen und ihren Großeltern ausreichend Raum zur Verfügung gestellt wird, ihre eigene Identitätswurzel tief hinunter bis in die Großelterngeneration der Familie wachsen zu lassen.

Die Wurzel ist ein nährendes Organ. Ich komme nicht aus dem Nichts, sondern aus meinen Eltern, und meine Eltern aus den Großeltern. Die Familie bekommt hier historische Wurzeln, wohltuende Tiefenperspektive, sichere

Verankerung und über die Lebensgeschichte der einzelnen Personen auch einen vollen historischen Körper. Das funktioniert schon mit den berühmten Familienfotoalben, umso mehr mit gemeinsam mit den Großeltern real Erlebtem und Geteiltem, denn Großeltern sind mit ihrer eigenen Kindheit Protagonisten und zugleich zuverlässige Chronisten einer lang vergangenen und für das Kind heute unvorstellbaren Zeit. Damals, als die Oma noch mit der Milchkanne die Milch geholt hat, damals, als der Opa ein kleiner Junge war und seine Familie die erste in ihrem Wohnhaus war, die einen Fernseher gehabt hat. Damals gab es nur stundenweise Kinderfernsehen, nur am Mittwoch und zum Wochenende, und man wurde von den Eltern daran erinnert, damit man Lassie oder Fury nicht versäumte und wieder eine ganze Woche warten musste. Damals, als Großmutter und Großvater Kinder waren, gab es noch keine Supermärkte oder Shopping-Center, sondern nur kleine Geschäfte und Greißler. Urlaub war noch Sommerfrische und wurde hauptsächlich in Österreich verbracht, oder an der oberen Adria; wenn die Erwachsenen von einer Hungersnot in Afrika sprachen, dachten die Kinder damals an die »Zehn kleinen Negerlein« aus dem Bilderbuch, von China wussten Oma und Opa in ihrer Kindheit, dass es auf der anderen Seite der Erdkugel lag und dass dort angeblich wahnsinnig viele gelbe Menschen mit Schlitzaugen lebten, die die Eltern »die gelbe Gefahr« nannten. Von Australien hatte man als Kind, außer dass dort Kängurus umherhüpften so ziemlich gar keine Ahnung, auch wenn man es bei der Geographieprüfung als

Kontinent aufzählte. In Amerika vermutete man immer noch Cowboys und Indianer, obwohl von dort doch auch der Kaugummi kam, den man selten als bunte Kugel aus einem Automaten drehen durfte. Und wenn einer nach Indien aufbrach, so war man sich nicht sicher, ob der je wieder heil nach Hause gelangen würde. Unvorstellbar diese Zeit, in der die Großeltern aufgewachsen waren, deren Takt auch ihren Puls bestimmt hatte. Doch sie waren in dieser lang vergangenen, unvorstellbaren Periode mit dabei gewesen und damit auch die eigene Familie und in gewisser Weise man selber.

Großeltern geben der eigenen familiären Identität also Tiefe und Sicherheit. Man ist schon lange im Spiel. Diese Familie hat sich schon lange bewährt. Etwas archaisch mag dies wohl anmuten und sehr kindlich, aber so sind wir eben im tiefsten Inneren konstruiert. Und das nicht nur als Kinder, wenn wir bedenken, wie stolz manche von uns noch als Erwachsene darauf sind, wenn sie eine lange lückenlose Ahnenreihe demonstrieren können und sich ihre Spur nicht wie bei den meisten von uns spätestens in der Urgroßelterngeneration verliert.

Damit dies allerdings für die Enkel seine positive Kraft zu entfalten vermag, muss eine Grundregel klar sein. Eltern sind Eltern und Großeltern sind Großeltern! Das heißt ganz einfach, dass Großeltern nicht die besseren Eltern sind oder es besser als die Eltern wissen. Wir gehen in unserer Betrachtung natürlich von kompetenten Eltern aus. Großeltern sind anderseits auch nicht Personal oder Bittsteller, sondern verdienen Respekt und Anerkennung für ihre Bereitschaft, die Enkel zu betreuen und haben ihren eigenen Stil, dies als Menschen jenseits der Lebensmitte zu gestalten. Persönliche Eigenheiten und die unterschiedliche Weise, das Leben anzulegen und die Welt aus dem Blickwinkel der verschiedenen Generationen auch unterschiedlich sehen und interpretieren zu lernen, sind bereichernde Erfahrungen für das Kind, solange zwischen der Eltern- und Großelterngeneration Respekt und Anerkennung für die jeweilige Rolle und Position im Leben des Kindes das familiäre Betriebsklima prägen. Ist dies die Kulissenlandschaft der Bühne, auf der sich das erweiterte Familienleben abspielt, so können Großeltern in Zeiten von unterschiedlichen Krisen, die der familiäre Lebensstrom mit sich bringt, zu dem so wichtigen sicheren Halt beitragen. Sie können dem Familienschiff wesentliche Stabilität und Anker bieten, sogar in der zuvor geschilderten Ausnahmesituation, in der sich die Eltern in einer konflikthaften Extremsituation befinden und der sichere Kosmos der Kinder zu zerreißen droht.

Haben die Großeltern von Elisabeth und Florian etwas für ihre Enkel zu tun vermocht? Mit viel Fingerspitzengefühl, Einfühlsamkeit und zwei Anläufen gelang es, ihre Mutter Renate in meine Praxis zu lotsen. Es war eine von jenen Sitzungen, die mir bereits mit dem Läuten der Türglocke kalten Stressschweiß vor Anspannung und nach der Sitzung ein Kilo weniger auf der Waage bescheren. Eine einzige Chance, um die zentrale Person ins Boot zu bringen, ohne die der Kahn nicht sicher durch Hohe See zu bringen ist. Kränkung und Wut aus der eigenen Kindheit und stellvertretend für die verstorbene Mutter waren hier federführend. Die letzten Jahre des Ehelebens, die Hubert Junior durch seine Art, sich jedem Konflikt durch Abwendung und Totschweigen zu entziehen, belastet hatte, hatten das Ihre dazu beigetragen, in Renate dasselbe ohnmächtige Hilflosigkeits- und Auslieferungsgefühl entstehen zu lassen, das sie in ihrer Kindheit gegenüber dem mit Kälte und Ignorieren disziplinierenden Vater empfunden hatte. Daran war auch ihre Mutter verzweifelt. Ihre Mutter hatte ihre dickleibige Resignation mit ihrem Leben bezahlt und war noch im Tod verhöhnt worden. Sie, Renate, hatte dem zuvorkommen wollen und den Ausbruch gewagt, einen Ausbruch, der ihr jedoch nicht die erhoffte Freiheit gebracht hatte, sondern nur oberflächliche Befriedigung, Rastlosigkeit und Traurigkeit. Wir bringen Hubert Junior mit ins Geschehen und die Masken fallen gemeinsam mit offenen Worten in unserer Moderation. Rasch ist klar, dass es zwischen Renate und Hubert nicht wirklich »aus« ist. Die Krise einer Ehe muss nicht zwangsläufig in einer Scheidung münden. Aber es wird Zeit brauchen und ehrliche Auseinandersetzung. Die psychischen Muster von Renate und Hubert sind bestens verschränkt und das braucht Entwirrung. Die Großeltern kommen ins Spiel und werden zu einem »Leo« für die Kinder. Sie sind, wie in all den Jahren zuvor, bereit, zur Verfügung zu stehen, rastlos, zuverlässig und vor allem ohne Partei zu ergreifen, sondern stets um Ausgleich bemüht und strikt auf ihre Enkel fokussiert. Das tut allen gut. Renate und Hubert schicke ich in Paartherapie. Renate lässt die Kinder endlich wieder zu den Großeltern. Auch wenn es noch mehr als ein Jahr dauert, bis Renate und Hubert wieder zueinander finden, kehrt bereits damit merkbare Entspannung in das Leben der Kinder ein. Die inzwischen 12-jährige Elisabeth macht am Ende dieser turbulenten Familienperiode eines klar: »Sollten Mama und Papa wieder mal totale Probleme haben und durchgeknallt sein, dann ziehe ich sofort zu Oma und Opa!«

Ich hoffe, das wird nicht nötig sein.

Raus in die Welt – die frühkindpädagogische Institution – der Kindergarten

Tina ist gerade 14 Monate alt geworden. Der Storch hat sie irgendwo in einem Randbezirk von Wien in einer jener Anlagen des großstädtischen Wohnbaus abgeworfen, die als vielfach besser, sozial verträglicher und weniger trist zu bezeichnen sind als vergleichbare Bauten in den meisten anderen Großstädten. Hier kann man zumindest nach 22 Uhr noch hinausgehen, meistens jedenfalls, mit ein bisschen Glück.

Nachbarn ist das lange, unstillbare Schreien von Tina schon viel früher aufgefallen, aber es dauert, bis sich jemand aufrafft und etwas tut. Hier schreien Kinder öfter einmal länger oder laut. Die Jugendwohlfahrt ist einmarschiert.

Tinas Mama ist 20 Jahre alt und hat ein leichtes Alkohol- und Drogenproblem, gerade halt so, dass das Leben chillig ist. Sonst hat sie auch noch ein paar weitere Probleme, allen voran Tinas Vater, der doppelt so alt wie Tinas Mama ist und ein mindestens doppelt so großes Alkohol- und Drogenproblem hat. Sonst sind da noch die üblichen Zutaten erschwerter Lebensführung: keine abgeschlossene Ausbildung, wenig Kohle und eine schwierige eigene Kindheit, die Tinas Mama sehr führungsbedürftig gemacht hat. Sie hat wenig Antrieb, Dinge selbst in die Hand zu nehmen. Neben Tina und ihren Eltern gibt es in dieser Zwei-Zimmer-Sozialbauwohnung noch drei Katzen, ein Terrarium mit einer Python, einen mittelgroßen, struppigen Köter und jede Menge aufzuräumen. Kurz steht eine Kindesabnahme im Raum. Tinas Eltern sind entsetzt. Das wollen sie wirklich nicht. Sie geloben, die Python auszusiedeln und sich zu bessern. Eine Familienintensivbetreuung wird installiert und ein Plan erstellt ...

Julius ist gerade zweieinhalb Jahre alt. Ein paar Tage nach Verlöschen seiner ersten Geburtstagskerze auf der Schokoladentorte, das er mit gespannter Neugier verfolgt hat, ist der Papa weggegangen und nicht mehr gekommen. Zuerst einmal für eine wirklich sehr lange Zeit. Das war sogar so lang gewesen, dass Julius sich ein wenig gefürchtet hat, als der Papa dann eines Nachmittags wiederaufgetaucht ist. Seitdem hat er seinen Vater immer wieder einmal, wenn dieser Zeit hatte, am Nachmittag für wenige Stunden gesehen. Im Herbst, nach Julius' zweitem Geburtstag, war es für ihn Zeit, in den Kindergarten zu gehen. Das war gar nicht so einfach. Julius hat recht viel geweint und wollte auch gar nicht gerne alleine und ohne seine Mama mit diesen fremden Tanten und den vielen anderen Kindern bleiben. Manche Spiele waren lustig, aber meistens fühlte er sich nach kurzer Zeit sehr verloren und hatte Sehnsucht nach seiner Mama. Die Tanten trösteten ihn und lenkten ihn ab. Schließlich hat es doch geklappt und Julius hat sich nicht mehr jeden Morgen gegen den Kindergarten gewehrt; bis dann der ganze Wahnsinn losgebrochen ist. Einmal hat ihn nämlich sein Vater abgeholt, um mit ihm in den Park zu gehen, doch heim zu seiner Mama hat er ihn dann nicht mehr gebracht. Die Mama war für Julius auf einmal verschwunden, für viele Wochen. Stattdessen war Julius jetzt bei seinem Vater und einer fremden Frau. Und dann war plötzlich wieder die Mama da und Julius musste sich daran gewöhnen, dass er ein paar Tage bei der Mama und dann wieder ein paar Tage beim Vater war. Das hatte ein Gericht so festgelegt. Aber das verstand Julius natürlich nicht. Er musste es einfach so leben. Rasch fand er auch heraus, dass es besser war, nicht nach der Mama zu weinen, wenn er beim Vater war. Da wurde dieser immer so wütend. Im Kindergarten versteckte sich Julius jetzt die meiste Zeit, zumindest dann, wenn es ging. Ihm war alles zu laut und zu viel, auch wenn sich die Tanten große Mühe mit ihm gaben. Er machte wieder in die Hose, schlief in der Nacht nicht durch und bekam dauernd Mittelohrentzündungen. Schließlich kam es bei einer Übergabe zu einem Handgemenge zwischen den Eltern und Julius' Mama zog mit Julius in ein Frauenhaus. Jetzt sieht er den Vater wiederum seit fast zwei Monaten nicht mehr. Die Umgebung hier ist ihm fremd. Julius hat oft Bauchweh. Hier leben Menschen, die gerade eine Menge Probleme haben. Könnte Julius es benennen, würde er sagen, dass er die Spannung spürt.

Jonathans Mutter hat bei der Terminvereinbarung mit meiner Assistentin angegeben, dass sie eine Begutachtung und Empfehlung von mir wünscht. Zwei Wochen später lerne ich den fünfeinhalb Jahre alten Jonathan und seine Mama kennen. Jonathan ist der einzige Spross einer ernsthaften Akademikerfamilie, die das Beste für ihr Kind will. »Jonathan ist ein besonderes Kind«, setzt mich seine Mutter, die Jonathan in der letzten Kurve ihrer dreißiger Jahre mittels Plankaiserschnitt geboren hat, sofort ins Bild, nachdem sie im Fauteuil mir gegenüber Platz genommen hat. Jonathan beginnt inzwischen, sich an meiner wohlgehegten, bis zur Decke reichenden Zimmertanne zu schaffen zu machen. Sie hat in den letzten zwanzig Jahren schon einiges über sich ergehen lassen müssen und ist dennoch unverdrossen in die Höhe gewachsen. Aber Jonathan ist ein harter Prüfstein. Er hängt am Stamm und schüttelt sie. »Sein Forschungsdrang und Wissensdurst sind phänomenal«, meint seine Mama mit Blick auf Jonathans Treiben mit deutlichem Stolz. Meine Zimmertanne fällt da wohl unter Kollateralschaden.

Ich nenne so etwas Vandalismus. »Jonathan, lass bitte meinen Baum in Ruhe. Der steht schon zwanzig Jahre da und soll gemeinsam mit mir in Pension gehen können. Setz dich dort auf die Couch.«

Jonathan und seine Mama sind deutlich verdutzt über meine Anrede. Aber wenig später sitzt Jonathan im Schneidersitz auf meiner Therapiecouch. Natürlich denkt er nicht im Geringsten daran, seine Schuhe auszuziehen. Okay, sei's drum. Wir wollen ihn nicht überfordern. »Jonathan ist einzigartig«, sage ich dann zur Mama gewandt. Das zaubert vorderhand ein Lächeln auf ihr Gesicht und ich schieße meine übliche Erklärung nach. Aber Jonathans Mama ist eine kluge Frau, eine, der das Wohlergehen Jonathans ehrlich am Herzen liegt, eine, die hier kein Projektkind großziehen will, sondern wirklich Jonathans Bestes will. Damit haben wir eine solide Arbeitsbasis. Mit etwas geburtshelferischem Einsatz und mittelgradigem Wehenschmerz können wir eine klare Antwort auf die eigentliche Fragestellung, ob Jonathan das verpflichtende Kindergartenjahr besuchen soll oder doch besser zu Hause weiter gefördert wird, das Licht der Welt erblicken lassen.

Welche Rolle soll Kindergarten/Kinderkrippe im Leben von Tina, Julius und Jonathan einnehmen?

Institutionalisierte Kinderbetreuung ist eine Erfindung dank Maschinen. Erst durch die Industrialisierung und die damit einhergehende Landflucht, die ein Aufbrechen der bisherigen Großfamilienstruktur mit sich brachte, wurde das Thema einer außerfamiliären Kinderbetreuung geboren. Zuvor waren Arbeitsplatz und Lebensraum in der Lebenswelt der Bauern und der kleinen Handwerker vereint gewesen. Betreuende und anleitende familiäre Hände, seien es die von Mutter oder Vater, Großeltern, unter demselben Dach lebenden, unverheirateten Verwandten oder Gesinde waren ausreichend zur Verfügung. Das änderte sich nun dramatisch. In den Spinnereien, Webereien und anderen Fabriken wurden Arbeitskräfte gebraucht und auch Frauen in den industriellen Arbeitsprozess einbezogen. Arbeitsraum und Wohnraum waren von nun an separiert. Damit stellte sich das erste Mal in der Geschichte die Frage nach einer Betreuung für die Kinder, die in den rasant wachsenden Großstädten mit ihren Massenquartieren in unzureichenden Wohn- und Lebensverhältnissen verwahrlosten. Kleinkinderbewahranstalten, wie man sie so treffend nannte, wurden ins Leben gerufen, um die benötigte Arbeitskraft der Frauen der Industrie zuführen zu können.

Ganz anders war da die Idee von Friedrich Wilhelm August Fröbel, immerhin ein Pestalozzi-Schüler, der die Einrichtung des Kindergartens ins Leben rief. Die Findung dieses Namens meinte er einer Offenbarung zu verdanken, die sich ihm auf einer Wanderung erschlossen habe und den Zweck der Bemühungen rund ums Kind am besten illustriere. Im Kindergarten sollte das Kind wie eine junge Pflanze umhegt und pädagogisch gepflegt werden, um sich bestmöglich zu entwickeln. Diese Kindergärten hatten nur wenige Stunden am Tag geöffnet und waren als Anschauungsstätten für Mütter gedacht, denen Fröbel die größte Bedeutung für die Entwicklung und Versorgung der Kinder zuordnete. Hier sollten sie die von den Pädagogen durchdachten pädagogischen Grundsätze sowie den Umgang und Einsatz der Spielmittel in einer Art Selber-Machen-Konzept vorgeführt bekommen, um so positive Impulse in die Familie zu tragen. Selbstredend waren diese Institute mit ihren hohen Gebühren einer interessierten Oberschicht vorbehalten.

Unser Konzept von Kindergarten ruht also historisch auf zwei im Verhältnis zueinander recht widersprüchlichen Säulen:

Erstens geht es ganz organisationspraktisch darum, das Kind samt der Last der Verantwortung für eine gewisse Strecke des Tages loszuwerden, um als Elternteil – hier ging es um die Mütter – für den Lohnarbeitsprozess zur Verfügung zu stehen, der gesellschaftlich bedauerlicherweise bis heute höher bewertet wird als die unbezahlte Familienarbeit.

Zweitens, und von ganz anderen Überlegungen genährt, verdankt der Kindergarten seine Entstehung auch einem höheren ideellen Ziel, einem pädagogischen Ideal. Daraus lassen sich in erprobter Weise ideologische Grabenkämpfe, Genderdebatten, wirtschaftspolitische Argumentationen und sozialpolitisches Kalkül nach jedweder Beliebigkeit stricken. Das Thema der institutionellen Kinderbetreuung – und hier vor allem: wie viel davon pro Tag und ab welchem Lebensalter – ist schon lange zu einem reichen Betätigungsfeld hitziger politischer Besserwisserei mutiert. Es gibt da die sich stark im Rückzugsgefecht befindende Fraktion jener, die den Kindergartenbesuch spät, gerade mal im Vorschuljahr ihres Kindes, ansetzen und ihn vollkommen dem Wunsch der Eltern untergeordnet sehen wollen. Die diametrale Position wird von jenen eingenommen, die für möglichst flächendeckende Krippenplatzangebote auch für unter Einjährige eintreten. Sie tun dies durchwegs hinkebeinig, was aber der Überzeugung keinen Abbruch tut, denn diese ist weniger realen entwicklungspsychologischen Sachverhalten geschuldet als vielmehr einer ideologischen Gefolgschaft, wirtschaftspolitischen Überlegungen und dem Wunsch nach Karrierekontinuität. Dieses Vom-Kreißsaal-zurück-an-die-Werkbank-Konzept wird mit einer angeblichen Wichtigkeit für eine gesunde soziale Entwicklung des Kindes zu bemänteln versucht.

Die Debatte rund um die institutionelle Kinderbetreuung wurde in den letzten Jahren durchwegs emotional geführt. Und sie wird es noch immer. Mit dem G'spür für weiche Stellen in den Eingeweiden des Bürgers und der gewohnheitsmäßigen Instrumentalisierung stark emotional besetzter Themen, die Aufmerksamkeit garantieren, wird Kinderbetreuung weit weg von sachbezogener Argumentation gern in allen Farben diskutiert. Ums Kind schert sich da kaum einer, auch wenn es alle vorgeben.

Bemühen wir einfach unseren Hausverstand und rekapitulieren wir nochmals die Geschichte, die, richtig gelesen, zu einer Wegweiserin werden kann. Kind und Kind ist augenscheinlich nicht identisch. Die Kinder armer Familien galt es wegzurationalisieren, um an die Arbeitskraft der Mütter ausreichend heranzukommen. Die Kinder reicher Familien sollten dagegen in Anschauungsstätten für ihre Mütter wenige Stunden am Tag Optimierung durch den Segen moderner Pädagogik erfahren. Da liegen schon ziemliche Welten dazwischen.

Lassen wir also lieber alle pädagogischen Ideale und anderseits Überlegungen zu Betreuungsnotwendigkeiten, bedingt durch das heute einfach notwendige Doppelverdienertum, beiseite, werfen wir ideologische und emanzipatorische Gender-Debatten über Bord und nehmen wir rein das Kind als Ausgangspunkt unserer Betrachtung. Was will also das Kind?

Wie viel Kindergarten braucht das Kind?

Natürlich hat auch das junge Kind Interesse an anderen Kindern. Damit wird auch gerne argumentiert, wenn es um Krippenbetreuung geht. Und wenn man sich die Mühe macht und auf einen Spielplatz geht, so kann sich jeder spielend davon überzeugen, dass auch sehr junge Kinder, solche, die noch auf dem Schoß ihrer Betreuungsperson sitzen, großes Interesse für andere Kinder hegen, so sie ihrer habhaft werden. Jene, die gerade erste, wackelige Schritte an einer noch führenden Hand fertigbringen, lenken diese mit großem Enthusiasmus in Richtung anderer Kinder. Es gibt keinen unter uns lang dienenden Erwachsenen, der nicht irgendwann schon den berühmten Sandkübel-Sandschaufel-Streit zwischen zwei gerade mal 18 Monate alten Kindern beobachtet hätte, der traditionell mit viel Sand bis in die letzte Babyspeckfalte, Haare reißen und mordsmäßigem Geheul endet. Daraus jedoch zu schließen, dass junge Kinder für den Standardgruppenbetrieb der Krippenbetreuung geeignet wären, halte ich schlichtweg für naiv, wenn nicht gar für bösartig. Die Erklärung ist ganz einfach und liegt im Kind selbst begründet. Junge Kinder verfügen über eine kurze Aufmerksamkeits- und Ermüdungsspanne, wollen naturgemäß explorieren, jedoch unmittelbar darauf wieder Vertrautheit, Nähe zur Betreuungsperson und Beruhigung suchen können; kurz gesagt: das eben Erlebte in gewohnter Sicherheit verdauen. Das führt mich zu jener aus meiner Alltagserfahrung resultierenden Beobachtung, dass ich noch nie, wirklich nie, einem unter zweijährigen Kind begegnet bin, das frühmorgens ungeduldig mit geschultertem Kinderrucksack bei der Eingangstür stehen würde, um endlich zu seinen Buddys in die Kinderkrippe zu dürfen.

Krippenbetreuung ist, das muss hier lautstark, uncharmant und tagespolitisch unattraktiv gesagt werden, immer ein Wunsch der Erwachsenen.

Kontinuierliches Interesse, erste soziale Freundschaftsbezüge sowie Fähigkeit und Bereitschaft, mehrere Stunden am Stück getrennt von der vertrauten Bezugsperson mit ihrem Garantenstatus unwidersprochen und durchgängig zu verbleiben, beginnen sich rund um den dritten Geburtstag einzustellen; bei manchen Kindern möglicherweise auch etwas früher. Viele brauchen aber sogar noch deutlich länger, bis sich der Kindergarten als Konzept im Kind zu einem freudvollen ersten eigenen sozialen Raum, der mit Stolz besucht wird, entwickelt. Das ist grundsätzlich etwas anderes als die Bereitschaft, irgendwo für vorübergehende Zeitstrecken zu bleiben, die durch eine kurze Bindung der kindlichen Aufmerksamkeit auch bei viel jüngeren Kindern erzielbar ist.

Die letzten Sätze führen sicher zu Stirnrunzeln bei dem einen oder anderen Leser, denn in einem Gesellschaftsmodell wie dem gegenwärtigen, das beide Eltern möglichst frühzeitig im Arbeitsprozess wiederfinden möchte, sollte auch das Kind am besten vom Kreißsaal direkt in die Krippe drängen wollen. Und es gibt gute Gründe, das heute zu wollen: zunächst den durchschnittlichen Kapitalbedarf einer Familie mit 1,4 Kindern. Um nur auf halbwegs passablem Konsumniveau bleiben zu können, braucht es zwei Einkommen. Und dass Kinder Geld kosten und ihre Förderung längst ein Geschäftsmodell geworden ist, haben wir bereits referiert. Aus weiblicher Sicht überlegt man es sich heute auch besser zweimal, ob man es sich leisten kann, die eigene berufliche Karriere hintanzustellen, ohne es später bereuen zu müssen. Das Thema Pension gilt es frühzeitig zu bedenken und den Worst Case einer Trennung lässt man im Planspiel der Entscheidungen rund um frühe Kinderbetreuung eingedenk der reduzierten Halbwertszeiten von Ehen besser auch nicht aus den Augen. Traditionell ist diese Situation für Mütter äußerst häufig mit wirtschaftlichem Abstieg verbunden, da mit dem Anwachsen der Betreuungspflichten üblicherweise eine Einschränkung von Möglichkeiten im Berufsleben einhergeht. Wer da nicht vorausschauend auf seine möglichst durchgehende Karriere oder zumindest auf seine Anstellung geachtet hat, ist selber schuld, wie viele Frauen heute sogar aus ihrem engsten Umfeld vermittelt bekommen. Und Vätern geht es nicht besser. Immerhin wird von ihnen immer noch erwartet, dass sie den Löwenanteil der Familienfinanzen erjagen. Ein Papa-Monat ist chic, drei Monate machen sich für Papas Unternehmen als demonstrative Visitenkarte seiner Familienfreundlichkeit auf der Webpage vielleicht auch noch gut. Aber um so richtig fett in Karenz gehen zu können und nicht gleichzeitig als Weichei und Warmduscher auf der nächstbesten Abschussliste zu landen, muss man schon im öffentlichen Dienst oder in einem staatsnahen Betrieb seinen Schreibtisch samt Computer oder seine Werkbank aufgestellt haben. Viele junge Eltern finden sich in diesem Dilemma wieder. Und viele spüren, dass die von der Politik angebotene derzeitige Krippenlösung nicht den tatsächlichen Bedürfnissen ihres Kindes entspricht. Selbst wenn sich die Pädagoginnen in aufopfernder Selbstausbeutung um die Kinder bemühen und die Meldung des quantitativen Ausbaus verfügbarer Krippenplätze stets mit wohlgefälligem Abnicken von den dafür verantwortlichen Politikern unterstrichen wird, entwickelt sich damit noch nichts zum Besseren. Eltern kommen nur noch mehr unter Druck, denn wenn es eh einen Krippenplatz gibt, dann steht doch einem frühzeitigen Wiedereinstieg ins Berufsleben nichts mehr im Weg. Dieses Schema läuft auf dem Rücken unserer jüngsten Kinder ab! Ich gehe davon aus, dass uns das Entwicklungswohl unserer Kinder tatsächlich wichtig ist und wir dementsprechend ihren tatsächlichen und über ausuferndes Studienmaterial jederzeit belegbaren Bedürfnissen Achtung entgegenbringen und ihnen Rechnung tragen wollen. Daher ist es unumgänglich, dass wir als eine Gesamtgesellschaft, die beide Eltern augenscheinlich möglichst durchgängig und Vollzeit in einem Arbeitsprozess sehen will, das Krippenbetreuungsmodell überdenken, damit nicht unsere Kinder im wahrsten Sinne des Wortes die Rechnung bezahlen.

Wie könnte ein zuträgliches Modell für unsere Kleinkinder aussehen? Bemühen wir wieder den altbekannten Hausverstand und die Tatsache, dass Eltern als Experten für ihr Kind angesprochen und für voll genommen werden müssen. Mutter Natur ist gnädig, jedenfalls gnädiger als die Politik und manche Träger institutioneller Kinderbetreuung. Üblicherweise bekommen wir pro Wurf ein Junges, bisweilen auch zwei, was nicht wirklich eine Seltenheit und mit Kondition, Willenskraft und Gottvertrauen sowie Mithilfe von rundum zu managen ist. Drei auf einmal ist schon wirklich eine Sensation und wenn es vier oder fünf sind, steht es sicher in der Zeitung und mobilisiert Zusatzkräfte. Alles, was darüber hinausgeht, findet sich nur im hauseigenen Buch der Rekorde und Experimente der Natur oder lässt sich auf menschliche Taschenspielertricks im Bereich Fortpflanzungstechnologie zurückführen, ist aber ganz sicher nicht Standard, wenn wir uns so umblicken. Oder vielleicht doch? Die armen Kindergartenpädagoginnen müssen genau diese Anforderung meistern und zwar täglich, sie, die da eine ganze Gruppe von unter Zweijährigen zu betreuen haben. Das heißt füttern, wickeln, eventuell noch Fläschchen geben, einwiegen, in ihrem Explorationsbedürfnis kontrollieren und anleiten, Gefahren voraussehen und, und, und … Eine wahrhaft titanische Aufgabe wird ihnen hier zugemutet. Das sollte einem sofort glasklar vor Augen stehen, wenn man sich erinnert, wie fordernd sich die Betreuung von nur zwei oder drei oder gar vier Kindern in ähnlicher Altersgruppe, wenn man auf sie eingehen möchte, für nur einen einzigen Nachmittag gestaltet. Der Schluss, den es zu ziehen gilt, liegt also näher als die eigene Nasenspitze und scheidet zugleich politische Spreu vom Weizen: Es gibt auf der einen Seite jene, denen die sogenannte »leistungsstarke Zukunftsgeneration« wirklich ein Anliegen ist, sowie auf der anderen Seite jene, die sich nur gerne mit Kindern fotografieren lassen.

Krippenbetreuung muss einem Nestmodell mit sehr überblickbarem Betreuungsschlüssel folgen. Erst wenn dies umgesetzt ist, kann auch der institutionelle Raum dem jungen Kind genügend Ruhe wie auch sinnvolle Anregung bieten und gleichzeitig den Betreuungspersonen die notwendige Aufmerksamkeit und individuelle Achtsamkeit für das einzelne Kind ermöglichen. Und erst dann wird es möglich sein, dass Eltern sich wirklich ruhigen Gewissens und mit gutem Gefühl für frühe Kinderbetreuung entscheiden können.

Eine Pädagogik der ersten Gemeinschaft

Das führt uns zur zweiten, der pädagogischen Wurzel institutioneller Kinderbetreuung, jener, die sich ursprünglich als sinnvolle Ergänzung zur familiären Erziehungs- und Entwicklungsbegleitung sieht. Was soll im Kindergarten laufen? Um welche Inhalte geht es? Welche pädagogische

Haltung, welches dahinterstehende Weltbild und welche Grundüberzeugungen zum Kind sollen federführend sein und damit dem Kind einen ersten Eindruck vermitteln von der Welt da draußen, außerhalb der vertrauten familiären Umgebung?

Der Sozialraum Kindergarten war noch nie so bedeutend wie heute! Kindergarten bietet Kindern etwas Fundamentales, etwas für ihre gesunde Sozialentwicklung Lebenswichtiges, etwas, das sie heute sonst kaum noch erleben können, nämlich andere Kinder. Dort lernen sie den Umgang mit Gleichaltrigen und damit alle jene im Hintergrund täglichen Aufeinandertreffens laufenden komplexen Mechanismen einer Sozialisierung in der Kohorte der Gleichaltrigen. Mit anderen Worten: Im Kindergarten beginnt das Kind zu lernen, wie man als Gemeinschaft zusammenlebt und Gesellschaft anlegt. Zu Hause warten heute nur mehr durchschnittlich 0,4 Brüder oder Schwestern, eine matte Sache im Hinblick auf zur Verfügung stehende gemeinsame Spielerlebnisse und das Lernen sozialer Alltagsregeln unter Gleichaltrigen. Oft ist man sogar das einzige Kind, das nach einer generationslangen Periode in einer Familie endlich auftaucht und mit diesem Sonderstatus von Eltern und Großeltern umhegt wird. Liegt dann ja auch irgendwie auf der Hand, dass man besondere Aufmerksamkeit gewohnt ist und ganz naiv zum folgerichtigen, kindlichen Schluss gelangt, dieses Universum müsse sich wohl um einen drehen. Wie wesentlich hier das Wirken des Kindergartens als soziales Regulativ ist, muss deutlich unterstrichen werden. Doch die Entwicklungen, ja sogar die Beauftragung des Kindergartens scheinen gerade in die Gegenrichtung zu laufen. Dies ist der groben Kurzsichtigkeit des grassierenden Egozentrismus geschuldet und geht sehr zu Lasten unserer Kinder.

Bernadette ist Teilnehmerin an der Ausbildung zur Erziehungsberaterin bei uns im Institut und seit 25 Jahren enthusiastische Kindergartenpädagogin. Sie fasst die Misere in einer Pause im Kreis von Ausbildungskolleginnen in unserer Teeküche zusammen: »Wir sollen die Kinder jetzt individuell fördern. Ich kann das schon nicht mehr hören. In Wirklichkeit heißt das, dass die Kinder mehr oder weniger machen können, was sie wollen, solange sie einander nicht anfallen. Und wir behübschen das auch noch die ganze Zeit mit dem ganzen Schmus von ›ins Kind Vertrauen haben‹ oder ›kindlicher Selbstregulationsfähigkeit‹. Wir setzen jetzt für die Kinder auch lieber Angebote, wie das so schön heißt. Das bedeutet dann, dass ich mir die Gitarre nehme und ein Lied spielen kann und wer von den Kindern dabei sein will, kommt dazu. Die anderen machen weiter, was sie wollen. Die Kinder lernen überhaupt keine Gemeinschaft mehr, keine Regeln, keine Rücksichtnahme, kein Teilen, kein Miteinander-Dinge-Tun, keine Ordnung und kein respektvolles Miteinander, ja nicht einmal mehr Hygiene.«

»Ist das nicht doch ein wenig überzogen?«, mischt sich jetzt Antonia, eine andere Teilnehmerin, pädagogische Quereinsteigerin und selber sehr bewusste Mutter von zwei Kindern, ein.

»Nein, finde ich nicht!« Bernadette beharrt auf ihrem Standpunkt des Verrats an den Pädagoginnen durch die neuen Leitlinien seitens der Obrigkeit. »Das Ganze läuft unsichtbar im Hintergrund ab. Im ersten Moment klingt ja alles ganz fein und kuschelig: das Kind in seiner Individualität fördern und stärken. Von wegen! Dabei sind die Kinder schlichtweg überfordert und alleingelassen.«

Antonia gibt sich damit nicht zufrieden, hält dagegen.

In der kleinen Gruppe entsteht ein Murren.

Zwei weitere Kindergartenpädagoginnen pflichten Bernadette bei, doch es scheint Meinung gegen Meinung zu stehen.

Schließlich gelingt es Bernadette anhand eines Beispiels zu erläutern, was sie eigentlich meint. »Wir haben jetzt seit geraumer Zeit schon keinen gemeinsamen Morgenkreis mehr«, erzählt sie. »Ihr wisst schon, ganz in der Früh, wenn alle da sind und wir beginnen. Stattdessen beginnen wir gleich mit dem freien Spielen.«

»Aber das ist doch fein«, meint da Antonia, die jetzt in Fahrt kommt. »Da kann jedes Kind, so wie es eben Lust hat, ganz frei wählen, womit es sich beschäftigen will. Man kann doch nicht alle zu etwas zwingen, was vielleicht gar nicht alle wollen. Also ich finde das freie Spielen sehr gut. Es fördert im Kind sicher die Selbstwahrnehmung und stärkt seine Selbstbestimmung.«

»Das mit der Selbstbestimmung und Wahlfreiheit ist die Theorie, die alle gerne glauben wollen.« In Bernadettes Ton liegt etwas Kämpferisches. »Soll ich dir sagen, wie die Wirklichkeit von Kindern dieses Alters aussieht?« Aus ihr spricht jene Verärgerung, die sich aus der Kluft zwischen jenen ergibt, die etwas aus einer Theorie heraus bestimmen, und denen, die das Ergebnis in der Praxis erleben müssen. Jetzt sind alle gespannt. »Also«, beginnt sie, »in der Früh werden die Kinder bis auf ein paar chronische Ausreißer so im Rahmen einer halben Stunde gebracht. Manche brauchen dann eine Anlaufzeit, manchen merkt man an, dass sie unausgeschlafen sind, manche werfen sich gleich voll ins Geschehen oder brauchen etwas von dir, wollen dich am liebsten für sich alleine haben. Und dann ist auch immer wieder eines dabei, dem es schwerfällt, sich von Mama oder Papa zu lösen, vor allem, wenn sie erst kurz dabei sind. Da muss man dann ganz besonders zur Verfügung stehen, um ihm den Einstieg zu erleichtern.«

»Und, was ist daran auszusetzen?«, hakt Antonia hier nach.

»Was daran auszusetzen ist?«, wiederholt Bernadette, um gleich fortzusetzen, »ist, dass es sich einfach um einen Haufen von Kindern handelt und nicht um eine Gruppe.«

Jetzt hat Antonia augenscheinlich Schwierigkeiten, ihr zu folgen.

»Von außen«, erläutert Bernadette, »sieht es vielleicht ganz normal nach einer etwas lauteren Kindergruppe aus. Doch das ist keine Gruppe! Da macht jedes Kind einfach seins. Wie kleine Planeten, die alle ihrer eigenen Bahn folgen. Keiner steht in wirklichem Bezug zum anderen. Weißt du, dieser mangelnde Bezug zueinander und seine Auswirkungen, das wird erst sichtbar, wenn du dir Zeit nimmst und die Kinder intensiv und in Ruhe beobachtest.

Wir haben Kinder in der Gruppe, die, wenn sie draußen im Garten zum Beispiel beim Laufen ein anderes Kind umstoßen, ärgerlich reagieren. Sie denken gar nicht mehr daran, sich zu entschuldigen, nein, sie sind über die Behinderung auf IHREM Weg irritiert. Was soll denn später aus denen werden, wenn sie sogar die minimalsten Regeln des Zusammenseins als Gemeinschaft nicht mehr verinnerlicht haben und alles nur mehr aus IHRER Perspektive erleben können?«

Die Umstehenden wirken jetzt nachdenklich. Eine kleine Alltagssequenz, die Bernadette da beschrieben hat, unsichtbar für jeden Außenstehenden, und doch voller gelebter Botschaft.

»Zuvor, bevor es geheißen hat, die Kinder sollen selbstbestimmter sein dürfen, haben wir den Morgenkreis gehabt«, fährt Bernadette fort. »Das ist jetzt vielleicht für euch etwas schwer nachzuvollziehen, weil ihr es ja nicht täglich in seiner Wirkung erlebt habt, aber ich will versuchen, euch das zu veranschaulichen. Wir haben da die Kleinen zusammengerufen und uns alle im Kreis hingesetzt. Dann war eine kleine Pause, so dass wirklich alle zur Ruhe gekommen sind und ihren Platz gefunden haben. Das hat zumeist bei ein paar Kindern ein wenig Hereinrufen oder eine sanfte Ermahnung gebraucht. Ihr wisst schon. In einer Gruppe findet sich immer einer, der meint, er muss sich als Gruppenkasperl besondere Aufmerksamkeit holen. Dann habe ich immer darauf geachtet, dass für ein paar Momente wirkliche Stille und Aufmerksamkeit herrschen. Ich wollte, dass einfach alle da und präsent sind. Als Nächstes habe ich den Kindern einen ›Guten Morgen‹ gewünscht und gesagt, dass ich mich freue, dass sie alle hier sind. Danach habe ich sie aufgefordert, die Hände ihrer linken und rechten Nachbarn zu fassen, einander ebenfalls mit einem ›Guten Morgen‹ zu grüßen und sich dabei den anderen zuzuwenden. Das war ein herzlicher, gemeinsamer Moment, ein echtes Ankommen und Angenommenwerden. Es ist nur ein winziges Ritual, aber es hat die Kinder miteinander verbunden, in die Atmosphäre Wärme und Beachtung füreinander eingebracht und sie zu einer Gruppe gemacht, für die klar war, wir sind eine Gemeinschaft, wir gehören zusammen. Das klingt für euch wohl sehr banal.« Bernadette blickt sich etwas verunsichert in der kleinen Gruppe in der Teeküche um. Doch die Umstehenden wirken jetzt nur noch nachdenklicher als zuvor.

Antonia ermuntert Bernadette. »Erzähl weiter, da laufen ja Dinge, die mir bisher nie bewusst waren.«

Jetzt fühlt sich Bernadette angekommen und setzt mit Begeisterung in der Stimme fort. »Ja, darüber scheint niemand wirklich präzise und konsequent nachzudenken, wie diese tiefen sozialen Grundprogramme entstehen, woher die kommen. Die sind doch bei uns Menschen nicht genetisch verankert. Das wird doch erlernt und zwar in vielen zigtausenden kleinen täglichen Handlungen und Erfahrungen mit anderen Menschen. Mich wundert es ganz und gar nicht, dass die Kinder sich nicht mehr entschuldigen, wenn sie andere umstoßen. Wenn du kein ausreichendes Erleben von Gemeinschaft hast und alles um dich kreist, wenn deine ganze eigene Wahrnehmung nur auf dich selber hin, eben ego-zentrisch, trainiert wird, dann ist es ja fast eine logische Konsequenz, dass du einen anderen Menschen nur mehr als ein Hindernis auf DEINEM Weg siehst und entsprechend reagierst.«

Die Atmosphäre der Nachdenklichkeit hat in der Zwischenzeit spürbare Schwere erzeugt.

»Das fühlt sich jetzt so an«, mischt sich eine andere Teilnehmerin ein, »als wären wir da auf etwas wirklich Wichtiges gestoßen.« Sie war lange Jahre als HR-Verantwortliche eines großen Unternehmens tätig, bevor sie aus schlichtem Interesse und wegen eigener Mutterschaft bei uns die Ausbildung zur Erziehungsberaterin begonnen hat. »Mit dem, was du erzählst, haben wir doch eine jener fundamentalen Weichenfehlstellungen erfolgreich identifiziert. Das ist doch genau für den unglaublichen Befund mit verantwortlich, den wir gerade vorhin im Seminar gehört haben. Ihr wisst schon: Ausbildung von basalen Strukturdefiziten in Grundkompetenzen und Selbstmanagement, Mangel an Übung bei der Ausbildung von Sekundärtugenden. Das, was niemand in seinen Ursachen so recht festmachen kann.«

»Ja, genau.« An Bernadette ist jetzt ein Brennen zu spüren. »Und für die sogenannte Zukunftsgeneration trägt der Kindergarten noch das seine bei, indem er sein tägliches positives Potenzial vergeudet, statt zur Sozialisierung beizutragen.«

Eine andere Teilnehmerin nickt. »Ich hab unlängst gelesen, dass die Generation der heute Dreißigjährigen bereits dreimal so viel narzisstische Persönlichkeitsstörungen aufweist wie jene der Sechzigjährigen. Wie werden die zukünftigen Statistiken in diesem Bereich aussehen?« Der letzte Satz bleibt unheilschwanger in der Luft hängen.

Bernadette führt zum Thema Kindergarten zurück: »Bitte versteht mich richtig. Hier geht es nicht darum, alle gleich zu machen oder dem einzelnen Kind persönliche Aufmerksamkeit zu verweigern. Ganz im Gegenteil, kann ich euch versichern. Im Morgenkreis hat jedes Kind, wenn es wollte, auch seine Möglichkeit erhalten, ganz individuell herausgehoben zu sein. Alle konnten etwas erzählen, mit den anderen etwas teilen. Meine Aufgabe war dabei, dafür zu sorgen, dass das nach Spielregeln abläuft. Auf diese Weise hat jedes Kind wirkliche ungeteilte Aufmerksamkeit und Anerkennung durch die Gemeinschaft erlebt. Und genauso, dass es wichtig sein kann und gar nicht weh tut, zu warten und zurückzustehen, um einem anderen Kind vorübergehend die Bühne zu überlassen. Das Ganze verläuft ganz natürlich. Du musst es nur mit Gefühl moderieren. Dann gibt es auch keine schmerzliche Zurücksetzung oder gar Beschädigung. Über diesen simplen Morgenkreis quasi als Hintergrundgeräusch erarbeiten sich die Kinder ganz wesentliche Lebenskompetenzen: solche Dinge wie Höflichkeit, Zuhören, Rücksicht, Durchhaltevermögen, angepasste Frustrationstoleranz und Orientierung an der Gemeinschaft statt ausschließlich an sich selbst. Sie lernen, miteinander zu kommunizieren, sie erhalten Anerkennung, geben sie aber auch. Sie rangieren in der zentralen Aufmerksamkeitsposition und können aus dieser wieder zurücktreten. Sie trainieren es, für kurze Zeit still zu sitzen und sich selbst zu kontrollieren. Und das für mich Wichtigste: Sie lernen, wie sich Gemeinschaft anfühlt. Das Ganze ist übrigens in durchwegs spielerischer Form verlaufen, wie es immer so betont gefordert wird. Und mit diesem starken Gefühl eines ›WIR‹ sind wir dann gemeinsam in das Programm eines feinen Kindergartentags gestartet und jeder hat sich ausgekannt.«

Nachdem Bernadette geendet hat, ist nun nichts mehr von der vorigen Nachdenklichkeit oder Schwere in der kleinen Runde übrig geblieben. Jetzt ist Revolution angesagt.

»Das ist ja irre«, ergreift Antonia das Wort. »Das wissen wir als Eltern ja alles nicht. Darüber denkt man doch zwischen Familienstress und Berufsdruck nicht nach. Da kommt man ja gar nicht dazu. Man verlässt sich doch auf die Verantwortlichen. Und die Politik müsste das doch auch bedenken. Reden doch immer alle von der leistungsstarken Zukunftsgeneration.« Sie ereifert sich, so als fühlte sie sich und ihr Kind nun betrogen, um etwas Wesentliches gebracht.

Bernadette seufzt hörbar und drückt ihr Bedauern darüber aus, dass das Konzept von Kindergarten ihrer Meinung nach durch gesellschaftspolitischen Opportunismus unter einen Druck geraten sei, der pädagogischen Überlegungen zu wenig Bedeutung einräume. Sie beschließt ihre Schilderung mit einem grundsätzlichen Stimmungsbild: »Meistens ist es sehr unruhig in der Gruppe. Und die Eltern machen dann auch noch Druck und wollen IHR Kind immer im Mittelpunkt und besonders gefördert wissen. Alles muss natürlich dokumentiert und vorführbar sein. Das Ganze mutiert mehr und mehr zu einem Jeder-neben-jedem; im besten Fall. Und im schlechtesten Fall zu einem Jeder-gegen-jeden. In jeder Gruppe haben wir permanent 25 Prinzen und Prinzessinnen, die nicht mehr lernen, sich in einer Gemeinschaft zu bewegen und einzufügen. So als würde Gemeinschaft der Entwicklung einer eigenständigen Persönlichkeit entgegenstehen.«

Bernadette und viele andere wohlverdiente und gleichzeitig entmutigte Kindergartenpädagoginnen stehen dem neuen Ideal von Freiheit und Potenzialentfaltung, wie es derzeit zunehmend verlangt und gelebt wird, mit Recht sehr kritisch gegenüber. Dazu kommt, dass sie sich zunehmend zu Dienstleisterinnen degradiert erleben, statt als Pädagoginnen entsprechend ihrer Kompetenz Achtung und Respekt für ihre Funktion zu erfahren.

»Solange ich einer Mutter oder einem Vater das zu ihrem Kind vermittle, was sie hören wollen und was ihnen schmeichelt, passt alles«, beschreibt es Bernadette.

Ein paar Kolleginnen, die Ähnliches täglich erleben, pflichten ihr bei.

»Doch wenn ich etwas an ihrem Kind kritisch reflektiere oder einen Korrekturbedarf anmerke, heißt es ganz schnell, dass wir ihr Kind hier nicht ausreichend verstehen, das pädagogische Konzept nicht passt oder ihr Kind nicht ausreichend gefördert wird.«

Dem Kindergarten fehlt es, das muss hier eindeutig gesagt werden, an gesellschaftlicher Wertschätzung und den

Kindergartenpädagoginnen an Selbstbewusstsein und Rückendeckung. Daraus ergibt sich ganz dringend der Bedarf an Identitätsarbeit und Verbesserung in der Qualifikation, denn beides ist Basis für Selbstwert. Noch dazu befinden wir uns, was nicht von allen Beteiligten wahrgenommen wird, im Kindergarten am wesentlichsten Lernort unserer Kinder. Nie mehr im Leben lernt man so rasch. Nie wieder braucht es so wenig Intervention, um etwas zu lernen, wie in der Phase unserer Kindheit. Für die frühen Jahre der Kindheit gilt das ganz besonders. Wir müssen realisieren, dass jedes Kind wie ein kleiner Staubsauger alles, was ihm seine Umgebung an Information und Zusammenhängen, Regeln, Verhaltensweisen und Umgangsformen anbietet, aufsaugt, um sich rasch selber in diesem großen Spiel des Lebens ausreichende Werkzeuge zusammenbasteln zu können. Der Kindergarten mit all seinen Akteuren sollte uns allen daher ein ganz besonderer Ort sein, einer, der Hochachtung, Unterstützung und maximale Ressourcenausstattung verdient. Der Kindergarten seinerseits tut gut daran, sich seiner eigentlichen fundamentalen und noch nie so wichtig wie heute gewesenen Aufgabe der frühen Sozialisation des jungen Menschen zur Gemeinschaft zu besinnen, statt sich von einem Modediktat dominieren zu lassen. Denn gerade indem die erfahrene Kindergartenpädagogin es versteht, für jedes Kind die geeignete Brücke in die Gemeinschaft hinein zu bauen, wird jene individuelle Förderung und Ansprache eines jeden Kindes realisiert.

Wie hat sich nun das Thema Kinderkrippe/Kindergarten für Tina, Julius und Jonathan entwickelt?

Tina hat über Intervention der Jugendwohlfahrt sofort einen Krippenplatz bekommen. Das gibt Struktur und Ordnung sowie frische Windeln und regelmäßige Mahlzeiten in ihrem Leben. Der bisher hartnäckige Windelausschlag verschwindet und durch die qualifizierte Förderung der Pädagoginnen gelingt es unwahrscheinlich rasch, dass sie ihren Entwicklungsrückstand aufholt. Tinas Mama und Papa auf der anderen Seite lernen auf diese Weise morgens aufzustehen, denn unentschuldigte Abwesenheit würde in der Krippe sofort auffallen. Gemeinsam mit der Familienintensivbetreuerin erweist sich die gruppenführende Pädagogin für Tinas Mama als wesentliche Quelle, um in ihre eigenen Schuhe als Mutter hineinzuwachsen. Auch die Haushaltsführung erhält Impulse, die drei Katzen eine regelmäßig gereinigte Katzentoilette und Tinas Papa einen Platz in einer Entzugsklinik.

Der kleine Julius, dessen Welt zwischen Mutter, Vater, Frauenhaus und Gericht so zerrissen ist, bleibt vorderhand zu Hause, auch wenn er doppelt so alt wie Tina ist und es dafür ein entwicklungspsychologisches Gutachten braucht, weil eine moderne Richterin meint, dass dies ein Ausdruck dafür sein könnte, dass Julius' Mama »over-protective« sei. Es tut ihm und seiner Gesundheit jedenfalls gut. In etwas mehr als einem dreiviertel Jahr, im nächsten Herbst, wird er vielleicht mit großer Begeisterung in seiner Kindergartengruppe mit dabei sein.

Jonathan schließlich, der die Standfestigkeit meiner Zimmertanne getestet hat, wird ganz sicher in den Kindergarten gehen. Es ist hoch an der Zeit, ihn mit Gesetzmäßigkeiten einer Gemeinschaft vertraut zu machen. Dass die Position ganz im Zentrum der Aufmerksamkeit letztendlich auf Dauer gelebt für ihn selber sehr belastend werden könnte, hat seine Mama aus unserer Beratungssitzung als feste Einsicht mitgenommen.

Der erste soziale Raum ist erobert. Doch die Geschichte geht weiter und jetzt wird der Wind rauer ...

In Bedrängnis ...

Unsere Zeit wird knapp. Ich fühle es wie das Abbrennen einer Lunte. Wir haben ziemlich viel durchgearbeitet und integriert. Da kann uns niemand einen Vorwurf machen. Markus war pakttreu und voll bei der Sache. Ich habe mein Bestes gegeben, war gewährend, habe ihm unter die Arme gegriffen, wo er nicht mehr konnte, habe ihn zum Weitermachen motiviert und gestützt, wo er Schwäche mit sich selbst gezeigt hat. Aber die Sanduhr unserer Vereinbarung ist unbarmherzig. Der OP-Termin ist in drei Wochen und irgendwie bekomme ich ihn nicht heraus aus seiner Verbarrikadierung in seinen Kinderzimmer-Memoiren. Vielleicht war das ganze Unterfangen von vornherein unsinnig. Vielleicht habe ich den armen Jungen in meiner eigenen Selbstüberhebung verführt, etwas Unlösbares zu versuchen.

Habe ich etwa geglaubt, anders oder gar besser zu sein als alle vor mir? Habe ich die Schuld auf mich geladen, Markus zu einem Instrument meines eigenen Narzissmus zu machen? Verdammt, heute kommt er wieder. Was soll ich ihm sagen? Wir haben noch drei Wochen. Wegen meinem Vortragskalender bedeutet das: nur mehr zwei Sitzungen. Ich spüre, wie mir kalter Schweiß ausbricht. Scheitern ist nicht meine Stärke.

Markus scheint es ähnlich wie mir zu gehen. Er wirkt heute niedergeschlagen. Auch er spürt, dass uns die Zeit davonläuft; dass der Tag der Bewährung naht. Hat das, was wir hier die letzten Monate veranstaltet haben, Sinn und Bedeutung gehabt? Hat es etwas bewirkt oder war es nur schöngeistiger Brainfuck, in dem wir uns wie zwei eingespielte Tennisprofis die Bälle zugespielt haben, um uns in der Situation aufgewertet und wichtig fühlen zu können. Seit langem ist es das erste Mal, dass er seinen Blick wieder in das Teppichmuster vor sich bohrt, um mir auszuweichen.

Ich spreche es besser direkt an. »Ich weiß nicht weiter«, gebe ich offen zu. Meine Stimme versucht ihre Unsicherheit nicht zu verbergen. Heute sind wir bereits zu intim. Solche Spiele würden zwischen uns nicht mehr durchgehen. »Schau mich bitte an«, setze ich nach.

»Ich weiß auch nicht, wie es weitergehen soll«, gesteht er langsam. »Ich habe jetzt viel verstanden und ich weiß, dass es alleine an mir liegt. Ich glaube sogar, dass es möglich wäre, das Steuer herumzureißen. Aber ich fühle eine lähmende Angst, wenn ich daran denke, wirklich raus aus meinem gewohnten Bau zu gehen. An der Uni Vorlesungen zu besuchen, mit anderen Menschen in Kontakt zu treten, oder gar Frauen kennenzulernen ... da ist es, als wäre ein Abgrund zwischen mir und diesen Vorhaben, zwischen mir und den Anderen. Da komme ich nach all den Jahren nicht drüber.«

Wir schweigen. Der Linienbus wird wie bei unserer ersten Sitzung wieder sehr laut hörbar. Es scheint, als würde er wie eine Verhöhnung unserer Bemühungen immer noch zwischen uns durchfahren können.

»Ich habe da eine Wahnsinnsidee«, fange ich aus einer völlig unbewussten Eingebung heraus an. Die Bedrängnis in dieser Situation hat sich in mir dergestalt verdichtet, dass ich nur mehr die Flucht nach vorne antreten kann. »Ich denke seit geraumer Zeit über ein Projekt nach. ›School of Life‹ soll es heißen.«

Markus schenkt mir einen interessierten, ermutigenden Blick.

Für einen Moment vertauschen wir die Rollen. Ich fühle mich wie seine Klientin, die sich gleich eröffnen wird. »Wir haben Vorprojekte in meinem Institut gemacht«, versuche ich eine logische Einleitung zu finden, »Vorprojekte für sogenannte schwer erziehbare Jugendliche. Projekte, in denen es um Werte, Respekt, Anerkennung in der Gemeinschaft und sogenannte Sekundärtugenden gegangen ist.«

Markus sieht mich nun fragend an.

»Ich meine«, setze ich fort, »dass das echt gute Projekte waren, denn die Jugendlichen haben uns vermittelt, dass sie viel mitnehmen konnten. Eine hat sogar drei Jahre später geschrieben, dass sie sich während des Projekts das erste Mal in ihrem Leben als wertvoller Mensch angesprochen gefühlt hat. Wegen ihrer Erfahrungen bei uns traut sie sich nun das Studieren zu.«

Markus Blick verrät mir, dass er nicht so recht weiß, worauf ich hinauswill.

»Das waren Projekte, die eine Woche gedauert haben«, führe ich aus. »Nur eine Woche. Ich bin überzeugt: Wenn man vier bis fünf Wochen intensiv und ehrlich in einem abgeschlossenen Setting voll konzentriert mit einer Gruppe von jungen Menschen in kleiner Gemeinschaft erlebnisorientiert und psychotherapeutisch arbeiten könnte, fernab von all der Ablenkung hier und in Rückbindung mit starker, ja imperativer Natur, dann wäre am Ende der Kompass für die nächsten konstruktiven Lebensschritte richtig eingestellt.« Ich habe mich in Begeisterung geredet und bemühe mich, nun wieder ruhig zu werden.

»Und?«, fragt er. »Wann fängt das an? Kann ich da hinkommen, wenn alles nach meiner OP soweit in Ordnung ist?«

Schmerzvoll wird mir deutlich, dass er jetzt Feuer gefangen hat, hier eine Lösung für sich erkennt. »Es fehlt eigentlich nur mehr die Finanzierung, dann können wir loslegen«, bekenne ich kleinlaut.

Da bemerke ich ein Blitzen in Markus' Augen. Herausfordernd, ja in fast zynischem Ton wiederholt er: »Nur mehr die Finanzierung! Ist ja ein Klacks, nehme ich an. Wie werden Sie das denn realisieren, diesen schönen

Traum, Frau Doktor?« Damit trifft er den wunden Punkt an der Sache.

Ich fühle mich wie ein überführtes Schulmädchen. Für einen kurzen Moment zeige ich diese Schwäche.

Und er sieht es sofort. »Was werden Sie also tun? Was ist IHR Plan? Wenn ich schlappmachen wollte, haben Sie mir schon mehrmals versichert, dass Sie an das Potenzial des jungen Menschen glauben, an diese Kraft der Jugend, die teilhaben und gestalten will. Und Sie haben mir versichert, dass es beim jungen Menschen nicht so viel braucht, um diese Kraft wieder freizulegen, weil sie nur oberflächlich verschüttet sein kann. Ganz anders als beim älteren, lebensresignierten Menschen. Das Problem sind also in diesem Fall wieder die Erwachsenen, die so etwas nicht finanzieren wollen.« Markus blickt mir sehr hart und fordernd in die Augen. Damit spielt er den Ball zu mir. Kann ich dir vertrauen? Das ist die eigentliche Frage, die sich hinter seinen Worten verbirgt. Stehst du hinter dem, was du sagst, oder sind das nur Worte? Lässt du mich nach der OP alleine? Ganz linear und ultimativ formuliert er es: »Sie erzählen mir von dieser ›School of Life‹, wie Sie es nennen, diesem Programm. Ich kann mir gut vorstellen, dass das die ideale Brücke zu einem vertrauensvoll selbstbestimmten Leben sein kann. Aber was tun Sie dafür, dass es Wirklichkeit wird? Ich soll mich in drei Wochen auf einen OP-Tisch legen und nachher nicht mehr fressen können, was neben Zocken so ziemlich die einzige Beschäftigung in meinem Leben ist, die mir Freude bereitet. Wenn ich darauf verzichten soll, möchte ich die Alternative gesichert wissen. Jugendliche in der Natur, intensive therapeutische Betreuung ... ich kann mir vorstellen, dass das Tonnen von Geld kostet, das Sie irgendwie aufstellen müssen. Es ist IHRE Vision, IHRE Überzeugung, die Sie mir hier verkaufen, und ich möchte wissen, ob das echt ist. Was tun SIE?« Diese Frage bleibt im Raum hängen. Damit schließt heute er diese Sitzung. Und ich bleibe mit einem kalten Gefühl von Panik und extremem Druck zurück.

Schule – Ort der Muße und Selbstentwicklung

»Du fettes Schwein, du Streberschlampe«, lese ich auf dem Display eines iPhones der neuesten Generation. Das Display hat den obligaten Sprung quer über eine Ecke, der augenscheinlich für jedes Handy in Kinderhänden unvermeidbar ist. Mir gegenüber sitzt Charlotte, 12 Jahre, pummelig, gerade in Wandlung vom Kind zum jungen Mädchen, Schülerin in einer Neuen Mittelschule, sogar gute Schülerin, was momentan als Vergehen reicht, um sie zur Zielscheibe einer bestimmten Gruppe in ihrer Klasse zu machen. Sie ist nicht die Einzige, die es trifft. Immer wieder gerät jemand ins Visier, wird abgewertet, beleidigt, verspottet, klein gemacht. Diese systematische Beschämung hat disziplinierenden Charakter. Und wenn dann die Gruppe jemand Neuen ins Visier nimmt, bemühen sich die ehemaligen Opfer schnell selber mitzumachen, um wieder dazuzugehören. Charlotte hat das bisher verabsäumt. Sie hätte gerne zuverlässige Freunde und versteht nicht, warum die beste Freundin von gestern jetzt auch in diesem Chat ganz vorne mitmacht. Charlotte mag das nicht. Andere einfach so runterzumachen, findet sie nicht cool. Damit scheint sie allerdings im sozialen System ihrer Schule eine Anomalie zu sein. Darum ist sie öfter dran! Jetzt gibt es sogar diese WhatsApp-Gruppe, in der über sie hergezogen wird. Das tut weh, nicht nur mit zwölf, aber belastend ist es in diesem Alter ganz besonders. Seit sie mir ihr Handy mit der Aufforderung, alles zu lesen, rübergereicht hat, hält sie den Blick gesenkt. Das arme Kind schämt sich. Öffentliche Bloßstellung auf diesem virtuellen Marktplatz wirkt wie der alte Schandpranger. Ich scrolle weiter. Das Bild eines fetten Hausschweins wird von hämischen Kommentaren aus allen Ecken flankiert. »LOL«, »echt gut getroffen«, »Portrait von dir, Charlotte?«, »Fotzenschwein, fick dich!«, »dich Hure kann man nur in den Arsch vögeln«, »deine Fotze stinkt, das weiß jeder!«, »bitch!«, »deine Titten sind ungleich groß, los mach ein Bild!«, dazwischen nach besonders markigen Anmerkungen immer wieder kleine hochgestreckte Daumen. Es scheint wie eine Lizitation der Grausamkeit. Ich scrolle den leuchtenden Bildschirm hinunter. Verdammt, wo ist die Alltagskultur dieser Kinder hingeraten?!

Ein paar Wochen später sitzt im selben Fauteuil, in dem Charlotte mir etwas später in der Sitzung bekannt hat, dass sie einfach nie, nie mehr in die Schule will, sich dort nicht mehr hin traut, Elisabeth. Ihr geht es genauso. Auch sie will nie, nie mehr ihre Schule betreten. Auch Elisabeth hat dieses beschämende Gefühl, sich dort nicht mehr hin zu trauen. Und genauso wie Charlotte kann Elisabeth trotz tiefer Gewissenserforschung bei sich nichts finden, was sie falsch gemacht hätte. Trotzdem ist dieses Gefühl da und es ist schier unerträglich, denn gegenüber sozialer Brandmarkung und Zurschaustellung ist unsere Spezies sehr empfindlich.

Der einzige Unterschied zwischen Charlotte und Elisabeth ist der, dass Elisabeth Pädagogin ist. Sie unterrichtet Sprachen an einer berufsbildenden höheren Schule. Das tut sie seit gut zwei Jahrzehnten und zwar mit großem Enthusiasmus. Für den Lehrerberuf hat sie eine sehr vielversprechende und einträgliche Tätigkeit an den Nagel gehängt und sich selber nochmals auf die Schulbank gesetzt. Junge Menschen zu begleiten und ihnen jenseits von Arbeitsblättern und Sprachunterricht etwas mitzugeben, war einfach ihre Berufung. Auch sonst verbirgt sich in dieser schlanken, nun ganz in sich zusammengesunkenen, erschöpften Frau Anfang der Fünfziger ein patenter Mensch. Nach einer kurzen Ehe hat sie ihre Tochter, die nächstes Jahr maturieren wird, eben alleine großgezogen. Sie hat nie darüber geklagt, dass der Vater ihres Kindes lieber ausgewandert ist und dabei auch noch ihre Kontonummer bleibend verlegt hat, womit sich eine väterliche Alimentationszahlung für die Tochter natürlich erübrigt hat. Aber jetzt kann sie einfach nicht mehr. Bei ihren Schülern war sie immer als streng, aber gerecht gehandelt worden. Sie war als eine bekannt, zu der man auch mit Anliegen kommen konnte, die weit über den Schulalltag hinausreichen. Im Lehrkörper allerdings hatte sie schon immer wenige Freunde gehabt, da sie nicht bereit war, sich dem allgemeinen Wehklagen und einer Mentalität nach dem Motto Dienst nach Vorschrift, hinter mir die Sintflut anzuschließen. Jetzt scheint ihr diese Position zum Verhängnis zu werden. Elisabeth fühlt sich wie in einem Rückzugsgefecht in einem Krieg, der nicht der ihre ist und dessen Sinn sie nicht zu erkennen vermag. Ausgelöst wurde alles durch eine spezielle Schülerin. Obstinate, provokative Schüler gab es zuhauf, doch in diesem Fall kamen Überheblichkeit und vollkommener Lernunwille noch dazu. Die Schularbeiten sprachen eine beredte Sprache, ebenso die Stundenwiederholungen und die Liste der fehlenden Hausübungen. Vom Betragen in der Klasse nicht zu sprechen. Elisabeth nahm das nicht persönlich. Zu gut wusste sie, dass Pubertierende dazu neigen, ihre Konflikte auf andere zu projizieren. Die Mutter des Mädchens, Universitätsprofessorin und scheinbar großes Vorbild der Tochter in Sachen Arroganz, sah das anders und nachdem sie in der Sprechstunde vergeblich von Elisabeth eine Notenkorrektur für die Tochter gefordert hatte, wurde sie bei der Direktion vorstellig, um sich zu beschweren. Die Direktorin zeigte sich dienstbeflissen und bat Elisabeth im folgenden Dreiergespräch, ganz auf den Kuschelkurs der neuen Dienstleistungsschule ausgerichtet, die Gesamtleistung des Mädchens noch einmal gründlich zu überprüfen. Als auch dies bei Elisabeth nicht zum gewünschten Ergebnis führte, gab es erste Briefe, dass Elisabeth diese Schülerin mobbe. Zeuginnen, beste Freundinnen des Mädchens, wurden angeführt und banale Alltagssituationen im Klassenzimmer bekamen rückblickend plötzlich eine völlig neue Interpretation. Elisabeth habe sich angeblich feindselig verhalten.

Die tägliche Arbeitssituation wird zunehmend gespannt. Die Direktorin distanziert sich von Elisabeth. Die Kollegen rücken ab. Es entsteht eine Demarkationslinie. Elisabeth ist alleine und alle beobachten sie. Eine Kollegin ruft sie privat an und sagt ihr, dass sie alles so ungerecht findet. Gleichzeitig bittet sie Elisabeth, niemandem von ihrem Anruf zu erzählen. Inzwischen ist die Schulaufsicht involviert. Elisabeth wird vorgeladen. Dort fühlt sie sich wie in einem Verhör. Sie muss um ihre Glaubwürdigkeit kämpfen. Ob sie Jugendliche vielleicht grundsätzlich nicht mag, ist eine der Fragen. Schließlich wird sie zum Amtsarzt geschickt. Elisabeth fühlt sich äußerst gedemütigt und ohne Tat bestraft. In der Schule ist sie nun gänzlich isoliert. Wenn sie das Lehrerzimmer betritt, wird es deutlich stiller. Mit ihr will keiner reden. Alle grinsen sie an, gehen ihr aber aus dem Weg. Es ist, als ob sie eine ansteckende Krankheit hätte. Inzwischen leidet Elisabeth an Schlafstörungen und Albträumen. Die Wochenenden verbringt sie zunehmend wegen Migräne im Bett. Seit Wochen plagen sie morgens Durchfall-Attacken, bevor sie sich zur Schule aufmacht. Sie fühlt sich schwach und ausgelaugt. Ihre Stimmung ist auf dem Tiefpunkt. Ihr Lehrberuf, den sie immer geliebt hat, macht ihr plötzlich Angst. Dann kann sie eines Morgens wegen heftiger Rückenschmerzen nicht mehr aus dem Bett aufstehen. Es wird ein akuter Bandscheibenvorfall diagnostiziert und eine Infusionstherapie mit Schmerzmitteln ist notwendig. Jetzt sitzt sie bei mir und fragt, wie es weiter gehen soll ...

Es gibt in unserem wundervollen Land hervorragende Schulstandorte und ich glaube, dass diese auch ganz sicher in Deutschland anzutreffen sind, obwohl erst Mitte Oktober dieses Jahres die Bild-Zeitung am Titelbild eine Alarm-Studie zitiert, nach der deutsche Schüler immer schlechter im Lesen, Rechnen und Zuhören werden.

Die Schule ist ein Ort der Muße, ja des Müßiggangs, wenn man die griechische Wortwurzel bedenkt. Sie soll Lernen und Selbstentwicklung ermöglichen, der Wertevermittlung dienen, kurzum den ganzen Menschen bilden. Wohlgemerkt bilden und nicht nur ausbilden.

Damit wäre dann eigentlich schon alles gesagt. Wir wissen sohin, mit welcher Zielsetzung unsere Kinder den größten und jedenfalls besten Teil ihrer wachen Tageszeit unter der Woche zubringen. Ein paar Kleinigkeiten wären allerdings noch an weiteren Agenden für die moderne Schule anzufügen: Heute läuft alles mit ziemlichem Tempo. Jeder muss von frühen Jugendbeinen an laut Hochglanztraumfabrik ein individuelles, um sich selbst kreisendes Leben mit stetem Optimierungsanspruch hinkriegen. Zahlreiche neue Themen tauchen auf, mit denen sich Eltern eh nicht auskennen. Oft bleiben Familien als kontinuierliche soziale Konstruktionen und Ansprechpartner während der Dauer der Schulpflicht nicht stabil. Vielfach entsteht sogar der Eindruck, dass Elternhaus und Schule zwar im selben Boot sitzen, aber in unterschiedliche Richtungen rudern. Wegen all dieser Umstände muss die moderne Schule des 21. Jahrhunderts die Ärmel aufkrempeln und all jene über die Hintertüre hereindrängenden Aufgabenbereiche vielfach alleine mitübernehmen. Diese veränderte soziokulturelle Einpassung von Schule in der modernen Technologiegesellschaft wird in ihren Konsequenzen für Identität, Selbstbild und Auftragssituation von Schule am Beginn des dritten Jahrtausends wenig reflektiert. Statt gesehen und mittels organisationsentwickelnden Maßnahmen bearbeitet zu werden, fristet diese notwendige Einpassung ein verdrängtes Dasein im morastigen Untergrund täglicher Unzufriedenheit. Das verwundert jeden sich nur ansatzweise mit der Thematik von Schule befassenden Menschen. Schulreform – der Begriff ließe auf ein prozesshaftes Geschehen schließen – wächst sich ganz im Gegenteil immer mehr zu einer statischen chronischen Erkrankung aus. Da müsste doch endlich nach ausreichendem Gähnen ein beherztes Aufwachen an der Reihe sein! Doch der Diskurs um Schule mutet streckenweise wie ein Streit zwischen mehreren Personen an, die sich um die Sitzplatzverteilung in einem Bus streiten. Mit großem Pathos bringen sie ihre jeweiligen, ihren Standpunkt und Fensterplatz verteidigenden Argumente vor, knüpfen unterstützende Seilschaften, lösen diese nach Opportunität auch wieder auf und sind sogar bereit, handgreiflich und untergriffig zu werden. Das Problem, das hier in all der Rangelei um die beste Position für den eigenen Hintern übersehen wird, besteht darin, dass dieser Bus einen gravierenden Motorschaden hat, sodass am Ende bestenfalls alle auf ihren besten Plätzen sitzen, aber mit dem Gefährt nicht vom Fleck kommen. Eine echt blöde Situation tut sich da auf. Sie mündet in vielgestaltigem Murren, Auffälligkeiten und sogar trotzigem Aussteigenwollen der jugendlichen Mitinsassen, die dieser Bus ja schließlich in die eigene Zukunft bringen sollte. Die Jugendlichen gelangen mehr und mehr zur Überzeugung, dass sie ihre Zeit vertun und dass das Ticket für ihre Zukunft woanders zu finden sein muss.

Schule ist heute DIE große psychosoziale Drehscheibe der heranwachsenden Kindergeneration. Das kann nicht dick genug unterstrichen werden! Mit Rotstift bitte, wie man das in der Schule tut. Und fett gedruckt und gesperrt geschrieben, sodass es bitte endlich jeder begreift, nämlich begreift, was dies bedeutet, welche Leistung der Schule hier abverlangt wird. Sie hat sich nicht darum gerissen, hat nicht aufgezeigt und auch nicht »hier« geschrien. Vielmehr ist sie wie die berühmte Jungfrau zum Kind gekommen. Ja, vielenorts hat Schule das gesamte Ausmaß der Veränderung, die Schwere und Komplexität des neuen Auftrags, selbst noch gar nicht richtig begriffen.

Längst sind sie vorbei, die Zeiten eines klaren Akademisierungsauftrags. Damals machte es Sinn, Lesen, Rechnen, Schreiben, Latein und Fremdsprachen zu unterrichten sowie überprüfbares Datenwissen in allen Fächern zu testen, von Geographie, Naturgeschichte, Chemie über Physik und Geschichte, bis zu Bildnerischer Erziehung und Musikkunde samt Bundeshymne und Andachtsjodler. Damit war man bis spätestens 14 Uhr fertig und als Schüler für die eigene Zukunft gut vorbereitet. Im obligaten katholisch-evangelischen Religionsunterricht war auch gleich Ethik mitverpackt. Für die höheren Klassen gab es noch Psychologie-Philosophie und die großen Wertediskussionen anhand der Literaturklassiker im Deutschunterricht. Im Auftritt der Lehrpersonen verkörperte Schule in ihren Klassen und Gängen unangefochtene Autorität, die auch die Eltern akzeptierten, womit die Kinder gleich auch mitlernten, dass es in der Welt top-down zuging. Für den Rest war die Familie zuständig. Und dieser Rest war damals so ziemlich das gesamte andere Leben.

Heute ist dagegen so ziemlich alles neu und anders. Schreiben, Lesen, Rechnen, Fremdsprachen, da sind sich alle noch einig, dass das wichtig wäre. Bei Latein sieht das schon etwas anders aus. Und wenn die Sinnhaftigkeit der Akquise von Datenwissen diskutiert wird, gehen die Meinungen weit auseinander. Es ist gehörig Unruhe im Karton, alle reden mit, viele ohne Ahnung. Egal, ob man nur auf Lehrplanausräumung als Lösung setzt, dem strukturerkennenden Lernen oder dem Kompetenz Lernen den Vorzug gibt, in jedem Fall soll alles spielerisch gestaltet werden. Herrscht schon Uneinigkeit bezüglich des Akademisierungsauftrags, so ist dies noch bei weitem nicht genug an Herausforderung. Wir ziehen heute die Ganztagsschule oder auch Schule mit nachschulischer Tagesbetreuung vor. Das entspricht der Gesellschaftsentwicklung und dem Bedürfnis nach möglichst umfassender Unterbringung der Kinder über die gesamte Tagesarbeitszeit der Eltern. In den verbleibenden Tagesstunden haben die Mitglieder einer Familie in einer dynamischen Konsumgesellschaft vielfach noch einen weiteren breiten Anforderungs- und auch Hobbyplan zu erfüllen. Zudem mutieren Familien recht häufig durch Trennung und Scheidung zu Rumpfmodellen. Daraus ergibt sich für moderne Kinder die Situation, dass sich einfach das sogenannte »Meiste« in der Schule abspielt, jedenfalls das als wichtig Eingestufte. Schule ist heute für Kinder nicht mehr akademischer Lehr- und Lernraum mit einem Scheibchen Sozialterrarium, sondern darüber hinaus der große Lebensraum für komplexe, ihr Weltbild bestimmende Lebenserfahrungen. Da geht es um die Fülle des Lebens, um das Begreifen, was Leben und Gesellschaft bedeuten. Irgendwie ja wohl auch klar, wenn ich den Hauptteil meiner Zeit an diesem Ort zubringe, noch dazu als junger, lernbereiter und prägbarer Organismus. Das, was hier läuft, und noch viel mehr wie es läuft, wird mein Weltbild stark beeinflussen. Selbst wenn ich weiß, dass es noch ein Leben jenseits der Schulmauern gibt, werde ich es vom erlernten Blickwinkel aus betrachten. Eltern bekommen bisweilen einen starken Eindruck von dieser dominanten Funktion von Schule für die Alltagskultur ihrer Kinder, wenn diese zum Beispiel einen Schulwechsel durchlaufen und die Betriebskulturnormen aus der neuen Schule beim Abendessen demonstrieren. Das Leben spielt sich in der Schule ab. Schule ist der wichtigste Bezugsraum. Man nehme als Referenz die zahlreichen Soaps, die mit ihren Helden und deren Abenteuern um Schulgebäude kreisen. Als Konsequenz dieser Entwicklung ist zu sehen, dass Schule zum Austragungsort aller Themen des jungen Menschen wird. Wenn ich sage »alle Themen«, dann meine ich das so, und zahlreiche Kulissengespräche mit Pädagogen geben mir recht. Jedes Lebensereignis, jede Lebenskrise ragt in den Sozialraum Schule hinein. Das geht viel weiter als frühere rangdynamische Duelle um eine Führungsposition im Klassenzimmer. Was heißt dies für die Schule, was heißt dies für Lehrer? Ein guter Pädagoge hat heute neben unbestrittener fachlicher, methodischer und didaktischer Kompetenz häufig auch noch die Rolle eines Vertrauten, Sozialarbeiters, Beraters in Lebensfragen, Seelsorgers, Psychotherapeuten, Vermittlers, Moderators, Mediators oder auch insbesondere als männlicher Lehrer die Funktion eines männlichen Rollenmodells zu übernehmen. Und sich auf Krisenintervention zu verstehen, kann auch nicht schaden. In nicht wenigen Fällen wird sogar der gähnende psychosoziale Familienabgrund des betreffenden Kindes deutlich, wenn da aus mannigfachen Ursachen des modernen Lebens heraus einfach niemand anderer vorhanden ist, dem es sich anvertrauen kann, als der Lehrer.

Selina ist 13 Jahre alt und eine gute Schülerin. Wenn man sie sieht, könnte man sie auch für 16 halten. Als Schülerin ist sie fleißig, in der Klasse beliebt und die Jungs finden sie »geil«, was sich nachvollziehen lässt, wenn man bedenkt, was sie wohl beim Blick in ihre dunklen, von dichten, langen Wimpern umrahmten Augen phantasieren. Aber man muss sich keine Sorgen machen. Selina ist streng erzogen und trägt, wie es sich gehört, ein Kopftuch.

Ihrer Klassenlehrerin fällt irgendwann auf, dass Selina stiller ist als sonst. Nach zwei von Selina abgebrochenen Versuchen sich ihrer Lehrerin anzuvertrauen, bittet Selina sie schlussendlich doch, ihr zu helfen. Sie müsse aber versprechen, ihren strenggläubigen Eltern nichts zu erzählen. Selina ist schwanger!

Rudolf, zehn Jahre alt, hat Stunk mit der neuen Lebensgefährtin seines Vaters, die ihn nicht mag. Das erzählt er seiner Mama vorausschauend, wie er nach fünf Jahren Nachscheidungskrieg geworden ist, lieber nicht, weil die das nur für eine neue Gerichtseingabe verwenden würde und Rudolf seinen Papa dann wahrscheinlich wieder nicht sehen könnte, wie schon voriges Jahr. Gott sei Dank gibt es da seinen Klassenvorstand.

Ganz anders gelagert sind da die Probleme von Mariana, zwölf Jahre alt, die sie ihrer Vertrauenslehrerin eröffnet. Nicht dass sie der neue Lebensgefährte der Mama nicht mögen würde, ganz im Gegenteil. In den letzten Monaten ist er zunehmend vertraulich geworden, bis weit über Marianas Schamgrenze hinaus. Der Mama will sie das lieber nicht sagen, der Oma auch nicht, und natürlich auch nicht dem Papa, weil sonst könnte ja Feuer am Dach sein. Aber irgendwer muss ihr da helfen und sagen, ob das in Ordnung ist, was der so tut, ob sie sich da etwas einbildet, wie er immer sagt, wenn sie seine Hand wegschiebt.

Diese und viele weitere bisher unbekannte Themen dieser neuen Gesellschaft am Beginn des dritten Jahrtausends finden ganz logisch auf Basis der umfassenden Funktion, die Schule heute einzunehmen hat, ihren Niederschlag im täglichen Leben im Klassenzimmer. Und nebenher gibt es noch die Themen vom Umgang mit modernen Medien, Social Networks und ihre Bedeutung, die Problematik des grundsätzlichen Autoritätsverlusts in der Gesellschaft und des speziellen im Klassenzimmer, den Verlust von Sprach- und Umgangskultur und den Themenbogen Ausländer, Flüchtlinge, Integration und Multikulturalität. Die Schule muss heute wirklich verdammt viel leisten.

Her mit der guten Schule für alle

Auch wenn es einige andere gibt, kenne ich eindeutig eine Menge patenter Pädagogen, die unermüdlich und sicher weit über die vieldiskutierten Pflichtstunden hinaus für ihre Schüler da sind. Umso mehr finde ich es schade, dass der durchschnittliche Schüler, auf die Schule angesprochen, mit annähernd hundertprozentiger Sicherheit das Gesicht angewidert verzieht. Die Schule als einen Ort der Muße und Selbstentwicklung zu sehen, klingt in Schülerohren eher nach einer Provokation denn nach einer realisierbaren Möglichkeit. Da geht früher das berühmte Kamel durchs Nadelöhr, bevor sich ein Schüler in der Schule als glücklich einschätzen würde, wenn wir von den ersten Wochen der ersten Klasse Volksschule mit ihrem Kuschelkurs absehen. Wer so wie ich dann noch ein Faible für blöde Fragen hat und nachforscht, ob Kinder Ferienzeit oder Schulzeit bevorzugen, findet bei dieser Fragestellung keinen einzigen Ausreißer zugunsten von Schulzeiten. Tragisch ist das. Denn es handelt sich um Jahre, lange prägende Jahre, in denen unsere Kinder den größten Teil der besten wachen Tageszeit in dieser ungeliebten Umgebung zubringen. Dennoch geht diese Zeit vorüber mit allen ihren solchermaßen ständig mit einem negativen Schleier dekorierten Lebenserfahrungen, die zusammen einen soliden Anteil des zukünftigen Weltbilds, der Arbeitshaltung und der Lebensstrategien in Bezug auf Gemeinschaft und Gesellschaft ausmachen. Umso tragischer erlebe ich diesen Status zur sozioemotionalen Befindlichkeit unserer Kinder zum Thema Schule auch deswegen, weil ich auch ganz andere Reaktionen von Kindern auf diese Fragen kennengelernt habe.

Ich wurde von der Marcelino Botín Foundation als Mitglied zu einer internationalen Schulentwicklergruppe eingeladen. Das war ein feines Arbeiten über fünf Jahre hinweg. Die Einladungsliste war quer über den Globus gespannt worden, von den skandinavischen Ländern über England, Portugal, Brasilien, Argentinien, Belgien, Österreich, Deutschland, Australien, Neuseeland und Spanien, um einige zu nennen. Zu zwei Themen durften wir uns den Kopf zerbrechen, Überlegungen entwickeln und dann an der praktischen Umsetzung arbeiten: »Innovation in Education« und »Creativity in Education«. Neben dem Austausch unserer Expertise hatten wir im Zuge dieser Arbeit natürlich mit einigen Schulstandorten Kontakt und Gelegenheit, mit den wichtigsten Personen, nämlich den Kindern, Austausch zu pflegen. Später verglichen wir dann unsere Beobachtungen und Erfahrungen miteinander, um der eigentlichen Zielsetzung, nämlich wie Schule für Kinder tatsächlich zu einem Ort der Muße und Selbstentwicklung werden kann, näher zu kommen.

Dort wo Schule dies zu realisieren vermag, dort wo sie tatsächlich fördernder Lebensraum ist, zeigt sich immer dasselbe Bild: Die Kinder wollen dort sein! Die Kinder drängen nach den Ferien zurück in die Schule. Die Kinder erleben »ihre Schule« als ihren Lebensraum, stehen in einem engen Beziehungsverhältnis zu ihren Lehrern und leben eine verbindliche Umgangskultur mit transparenten prosozialen Regeln.

Welche Erkenntnisse lassen sich aus diesem Prozess destillieren und in eine nachvollziehbare, umsetzbare Form gießen? In Wirklichkeit ist es ganz einfach: Zuallererst gilt es zu realisieren, dass Schule einen enormen Bedeutungswandel durchlaufen hat. Sie hat Teilbereiche früherer familiärer Erziehungsfunktion übernommen und erfüllt heute auch eine Vielzahl psychosozialer Zusatzaufgaben. Wenn wir diese bereits umfassend referierte Eingangskonstante gebührend berücksichtigt haben, lässt sich der Rest logisch ableiten.

Erstens: Dem lokalen Standort einer Schule und der Analyse seiner besonderen Anforderungen und Notwendigkeiten vor allem im Hinblick auf die notwendige Zusammensetzung multiprofessioneller Teams an der Schule kommt besondere Bedeutung zu. Wenn ich von Alaska losmarschiere, brauche ich eine andere Grundausrüstung, als ich sie bei einem Ausgangspunkt in den sanften Hügeln der Toskana benötige. Es macht einen großen Unterschied, ob wir uns an einem Schulstandort in einer kleinen, verschlafenen Tiroler Landgemeinde, einem von Armut und Immigration geprägten Sozialbezirk oder in einer schmucken Villengegend eines Nobelbezirks befinden. Dieser Unterschied ist heute größer denn je, weil die psychosozialen Agenden aus dem Umfeld der Schule, wie oben ausgeführt, in den Schulalltag mehr denn je hineinspielen: Umgangskultur beim Einstieg in die Schule, die Möglichkeiten Eltern-Schul-Partnerschaft anzukurbeln, die Bedeutung von Integration und Multikulturalität im gelebten Alltag sowie zahlreiche andere psychosoziale Themenkreise sind natürlich von Standort zu Standort unterschiedlich ausgeprägt. Daraus wieder leitet sich logisch sinnvoll auch die Notwendigkeit der Autonomie und der spezifischen Organisationsentwicklungsplanung für jeden einzelnen Schulstandort ab. Die Notwendigkeit, den Direktionen entsprechende qualifizierte, beratende Assistenz zur Verfügung zu stellen, ergibt sich daraus von selbst. Denn nicht jede Direktion beinhaltet ausgebildete Organisationsentwickler, außer wir lehren das in Zukunft für diese Positionen.

Wenn Schulentwicklung also die jeweiligen Erfordernisse und spezifischen Gegebenheiten eines Schulstandorts erfasst hat, weiß wo der Schuh drückt und mit der Einrichtung multiprofessioneller Teams für die jeweiligen Aufgaben gut aufgestellt ist, kann nun zum zweiten Schritt übergegangen werden.

Zweitens: Jetzt geht es um Kulturnormen, um das, was in Unternehmen »Unternehmenskultur« heißt. Da sprechen wir von den inneren Normen und der allgemein akzeptierten Umgangskultur, also dem Miteinander. Im Staatsbetrieb trägt das dann traditionellerweise, wenn man dazu gehören möchte, die Gesichtszüge einer allgemeinen »Raunzermentalität«, während es in der dynamischen IT-Branche Usus ist, dass man sein Handy natürlich auch am Sonntag während des Wildwasserfahrens abhebt und mit Enthusiasmus zwischen zwei Gischtwellen seinem Vorgesetzten versichert, dass man gerade wirklich nichts Besseres zu tun habe, als mit ihm ein dringendes Problem eines Kunden oder der Entwicklungsabteilung zu besprechen. Was hier vermittelt werden soll, ist die Tatsache, dass Kulturnormen individuell und sehr mächtig sind, denn sie definieren Zugehörigkeit, einen unserer tiefsten Antriebsmechanismen, wie schon mehrfach erwähnt. Daher liegt es auf der Hand, dass jeder Schulstandort seine Kulturnormen reflektieren, sich ihrer bewusst sein und sie aktiv prosozial gestalten sollte.

Dort, wo Kinder gerne in die Schule gehen, wo sie sich wohlfühlen, ja manchmal sogar lieber sind als zu Hause, lassen sich immer wieder dieselben Grundsätze in der Umgangskultur finden: Respekt und Grundachtung! Fairness und Zuverlässigkeit! Damit sind wir bei der ganz großen Aufgabe, die alle offiziellen Träger des Schulstandortes auf ihre Schultern nehmen müssen. Und das ist hierzulande gar nicht so einfach. Unsere Schule folgt in ihrer Wurzel einem ganz anderen Zugang: dem einer gleichschaltenden, ausmusternden Kadettenakademie, die stark fehlerorientiert immer das halbleere Glas zuerst sieht. Die Disziplinierungsmittel dieser Systemmechanik sind Beschämung, Bloßstellung, Abwertung, Häme, Spott, Demütigung und eine ganze Palette von alltäglichen Grausamkeiten in der Kommunikation. Und das gilt für alle gleichermaßen, Schüler wie Lehrer! Dahinter steht als angenommenes Naturgesetz die alte beinharte Konkurrenzorientierung als angeblicher Überlebensmechanismus zur Rechtfertigung des gesamten Terrors parat. Heute trifft dieses Weltbild nicht mehr nur die Schüler mit Namen Gerber und Kommilitonen. Durch den gravierenden Autoritätsabbau während der letzten zweieinhalb Jahrzehnte ist nun auch der Rachefeldzug gegen die Pädagogen am Laufen. Sehr zum Schaden der Kinder. Für beide Gruppen lässt sich nur ein unterschiedlicher Referenzrahmen, der »Disziplinierung« auslöst, herausdestillieren.

Wollen wir endlich diese Seelenketten abstreifen und jene Grundsätze von Respekt und Achtung aller gegenüber allen leben lernen? Mit anderen Worten: Wollen wir in diesem so unendlich wichtigen, prägenden Lebensraum Schule dem Homo sapiens socialis den Weg ebnen und damit der ursprünglichen Bestimmung der Schule wieder ganz nahe rücken? Dann muss hier bei Pädagogen intensive Identitätsarbeit geleistet werden, sowohl in Ausbildung wie auch in Fortbildung. Dem enthusiastischen Pädagogen wird dies den Rücken stärken; jenem, der entmutigt den Weg »Dienst nach Vorschrift« beschreitet, die Rückkehr in ein für ihn selber ermutigendes Arbeitsklima ermöglichen; und dem »schwarzen Schaf« wird es zeigen, dass hier kein Platz für seinesgleichen ist, da es um die wichtigste Ressource unse rer Zukunft geht. Wenn diese Arbeit geleistet wird, dann ist Schule Botschafter für diese Grundkultur auch über ihre Pforten hinaus. Es würde hier den Rahmen sprengen, doch es sei darauf verwiesen, mit welcher berührenden Bereitschaft und mit welchem Einsatz Kinder und Jugendliche, denen ermöglicht wird, in einer solchen Grundkultur von Respekt und Grundachtung, Fairness und Zuverlässigkeit täglich ihr Schulleben zu verbringen, sich auch für andere, wenig vom Schicksal Begünstigte, einsetzen.

Und um allen wirklich Mutigen den Rücken zu stärken, die weitblickend gegen die grassierende Entwertung von Kunst- und Kulturunterricht auftreten, sei hier noch als Fußnote Folgendes angemerkt: Die breite Förderung von Kreativität im Rahmen von Schule und guter Kunstunterricht für die Heranwachsenden bilden einen soliden Schutzfaktor für die eigene Lebensfitness und Fähigkeit, sich flexibel auf neue Lebensbedingungen einzustellen.

So einfach könnte es also sein, gute Schule zu machen!

Wunsch nach einer Gesellschaft der Sozialästhetik

Kindheit ist ein besonderer Lebensabschnitt. Wer bis hierher mit dem Lesen durchgehalten hat, weiß dies bereits. Weichenstellende Stakeholder, wie sie so schön heißen, Politiker und Industrie wissen das nicht, oder sie wissen es und geben dennoch vor, dass Kindheit allenfalls ein bestimmter, abgrenzbarer und warum nicht auch kommerzialisierbarer Lebensabschnitt ist.

Im Zusammenhang mit dem Kindsein haben wir in unserer deutschen Sprache zwei sehr ähnlich klingende und doch in ihrer Bedeutung stark unterschiedliche Begriffe. Wenn wir eine Person oder ein Verhalten als »kindisch« bezeichnen, so meinen wir damit, dass es sich um eine unangemessene, infantile, überzogene Reaktion handelt, die wenig Voraussicht und emotionale Balance oder Stabilität einer Persönlichkeit ausdrückt. Wer als kindisch tituliert wird, muss damit rechnen, dass er nicht ernst, nicht für voll genommen wird.

Ein ganz anderes emotionales Spektrum entsteht, wenn wir den Begriff der »Kindlichkeit« heranziehen. Wir sprechen von kindlicher Offenheit oder kindlicher Neugierde, auch von kindlicher Kreativität oder kindlicher Wissbegierde und meinen damit jene Unverstelltheit, mit der das unverbildete, frische Kind auf die Welt und ihre Phänomene zugeht. Hierin liegt eine Kraft zu Neuem, neuer Erkenntnis, Kreativität und Veränderung, der Schaffung einer neuen Realität. »Seid wie die Kinder, denn ihrer wird das Himmelreich sein«, wie mein Religionslehrer in der Volksschule es immer sagte, bekommt in diesem Zusammenhang eine neue Konnotation. Das Kind in uns selber zu erhalten, ist unser eigenes größtes Anliegen, wenn wir lebendig bis in unser hohes Alter bleiben und an der Welt täglich von neuem mit Staunen, Lust und Interesse teilhaben wollen. Ich hatte das Privileg, ein paar sehr herausragende, ganz besondere Menschen in meinem Leben treffen zu dürfen, unbekannte wie auch solche, die als große Philosophen, ja als spirituell Erleuchtete gelten. Was sie verband und mich an ihnen allen faszinierte, war das Kind in ihnen, das sie zu erhalten imstande gewesen waren, das ihnen Unmittelbarkeit, verbindende Unbefangenheit und Kraft in der Begegnung mit anderen ermöglichte.

Wenn wir unseren Kindern ermöglichen wollen, das Kind in ihnen im positivsten Sinn zu erhalten, so müssen wir während ihres realen Aufwachsens auch die Bedingungen für einen achtsamen Umgang herstellen, die für das frühe Wachstum so entscheidend sind. Jeder weiß, dass eine junge Pflanze, auch wenn sie von ihrer Anlage her später eine beeindruckende, ja sogar Ehrfurcht gebietende Eiche werden könnte, in ihren ersten Jahren Schutz, kontinuierliche Pflege und Aufmerksamkeit benötigt. Einen jungen Setzling kann man nicht unbeobachtet lassen. Man prüft das Wetter, schützt vor Schädlingen und zu viel Sonne, bemisst die Wasserzufuhr und hält den Wind ab, wo es geht. Man lockert den Boden immer wieder vorsichtig auf, führt die richtige Menge an Nährstoffen zu und stützt, ohne seinem natürlichen Wachstum entgegenzustehen, mit einem Stab den zarten Stamm, solang er dies noch braucht. Was jedem Menschen für einen simplen Pflanzensteckling geläufig und als Einsatz selbstverständlich ist, scheinen unsere Kinder jedoch nicht wert zu sein.

Früher galt es, Unterernährung und Mangelerkrankungen von Kindern abzuwehren und ihre physische Unversehrtheit zu sichern. Heute müssen wir die Gefahren seelischer Unterernährung und emotionaler Mangelerkrankungen und ihre Ursachen erkennen. Wir müssen den Umgang dieser Gesellschaft mit der Phase Kindheit als einer besonders schützenswerten überprüfen, um die psychische Unversehrtheit unserer Kinder zu gewährleisten. Im Sinne einer sozialästhetischen Haltung, die die Schönheit des Zusammenlebens nach Grundsätzen von Respekt und Achtung gegenüber allen Beteiligten zum Zentrum hat, gilt es, viele Bereiche des Gesellschaftsraums im Hinblick auf ihre Bedeutung und Einflussnahme auf die Kindheit zu überdenken. Es steht mir klar vor Augen, dass sich das hier Formulierte auf weichem Grund befindet, jenem, der allzu gern von seinen Gegnern irgendwo zwischen gutmenschlicher Phantasterei und lachhaft anmutender Utopie angesiedelt wird. Kein dem Rechenstift verpflichteter sogenannter Realist würde derzeit auf diesen Boden das Fundament seines Hauses legen wollen. Doch wir benötigen, so hoffe ich ausreichend überzeugt zu haben, diesen Homo sapiens socialis und müssen als Gesamtgesellschaft an diesem Lebensklima bauen, das über die scheinbar unüberwindbare Maxime von Nützlichkeit und Ökonomie hinauswächst. Wie müssen wir uns als Gesamtgesellschaft verhalten, welche Mechanismen gilt es in Gang zu setzen, welche Impulse braucht es, um ein Miteinander in unseren öffentlichen Räumen zu gestalten und welche Strukturen gilt es für Institutionen und das Geschäftsleben zu entwickeln, damit unsere Kinder eine geschützte Kindheit zubringen können und das Mindset dieses neuen sozialen Menschen sich in ihnen entwickeln kann? Wie müssen zum Beispiel Supermärkte ihre Regalbewirtschaftung wirklich kindgerecht gestalten, um einen Beitrag zur Entwicklung gesunder Konsum- und Ernährungsgewohnheiten leisten zu können? Wie können Bewegung und genüsslicher Sport jenseits von Leistung zum Anliegen eines jeden von klein auf gemacht werden? Und wie das Erleben von Natur als natürliche Quelle von Gesundheitserhaltung? Wie bringen wir gemeinsam Kindern bei, verantwortungsbewusste User statt hirnlose Consumer von Internet und Social Media zu werden? Und welche Mechanismen lassen sich installieren, um das Internet sicherer zu machen? Wie stellen wir sicher, dass alle Kinder genügend Erfahrung mit guter Kunst- und Kulturerziehung machen können, um so ihr natürliches kreatives Potenzial, ihren Joker in einer sich rasant wandelnden Zukunft, weiterentwickeln zu können? Wie stellen wir sicher, dass in der so weichenstellenden Periode von Trennung oder Scheidung der Eltern, die so viele Kinder trifft, diese nicht zur langfristigen Lebenskatastrophe für die Kinder wird, sondern gesellschaftliche Routinen installiert werden, die Perspektive und Interesse des Kindes durchgreifend vertreten? Wie stellen wir sicher, dass Kindergarten und Schule in ihrer heutigen fundamentalen Wichtigkeit endlich erkannt und mit entsprechenden Strukturen und Ressourcen ausgestattet werden?

Diese und zahlreiche andere Fragen gilt es von unserer erwachsenen Generation in den nächsten Jahren zu beantworten, wenn wir es mit dem Schutz der Kindheit der jetzt Heranwachsenden wirklich ehrlich meinen.

Tyrannenkinder – warum sie zu den Besten zählen können

Aurora ist gerade sechs Jahre, als ihre Mutter mich aufsucht. Aurora lerne ich nie kennen. Das ist auch nicht nötig. Es würde ihr vielleicht sogar ein seltsames Gefühl von sich selbst bescheren, wenn sie zu mir müsste. Also lassen wir es besser, denn die Arbeit mit ihrer Mutter und später mit ihren Eltern ist viel wichtiger für ihr Gedeihen. Ihre Mutter kommt zu mir, weil sie nicht mehr weiterweiß. Sie ist eine beeindruckende Frau. Rund vierzig Jahre alt, mit abgeschlossenem Psychologiestudium und weit gereist. Ihre ebenmäßigen Gesichtszüge sind von lockigem, dunklen Haar umkränzt und in ihrem Blick liegt etwas zugleich Fernes wie Versprechendes. Auf mich wirkt sie wie eine zum Leben erweckte Reinkarnation der Mona Lisa. Ihre emotionale Befindlichkeit ist jedoch als äußerst angespannt zu beschreiben. Sie schwankt zwischen vollkommener Selbstaufgabe, ja Selbstentäußerung gegenüber ihrer Tochter und klarer, messerscharfer Ablehnung. Das eine erfüllt sie mit Erschöpfung und Bedrängnis, das andere mit heißen Schuldgefühlen, die regelmäßig von einem noch größeren Anspruch gefolgt werden, den vermeintlichen Bedürfnissen der Tochter entsprechen zu müssen. Aufgewachsen im Dunstkreis einer alle Aufmerksamkeit auf sich ziehenden Mutter, hat sie zwar hervorragende Antennen für die Wünsche des jeweils sie umgebenden Außen entwickelt. Doch ihre eigenen Bedürfnisse nach Eigenständigkeit vermag sie nur durch Sichentziehen und Weglaufen zu verwirklichen. Das führt dazu, dass sie zwar tonnenweise Fortbildungen besucht, aber dennoch von schlechtem Gewissen geplagt wird und zum Steigbügelhalter der abstrusesten Wünsche ihrer Tochter wird. Rasch wird klar, dass Auroras Mutter ihrer Tochter eine adäquate, altersgerechte Grenzsetzung und damit das Abstecken eines sicheren Raums, in dem Selbstwirksamkeit erlebt werden kann, verweigert. Auroras Vater muss her und bald darauf habe ich beide Eltern in meinem Beratungszimmer. Auroras Vater ist Amerikaner und vereinigt vom Typ her jene Eigenschaften, die wir Frauen an sensiblen Haudegen à la Bruce Willis so schätzen. Sensitivität bis zur Naivität und dabei eine testosteronschwangere Duftnote in Rahmenaufbau und Muskelbesatz, die die eitelsten Frauen schwach werden lassen. Was in der ersten gemeinsamen Sitzung der beiden bei mir auch sofort klar wird, ist, dass zwischen den beiden nichts läuft. Das braucht man gar nicht erst anzusprechen, so eindeutig ist das. Zwischen den beiden steht eine solide Barriere Marke »Chinesische Mauer«. Die Ablehnung des Erotischen geht von ihr aus. Wahrscheinlich macht sie ihn verantwortlich für ihre Misere, sich vom Kind vereinnahmt zu fühlen wie früher von ihrer Mutter. Er seinerseits ist allein mit einer wenig belastbaren Mutter aufgewachsen, nachdem es dieser endlich gelungen war, den manisch-depressiven Vater zu verlassen. Er ist gewohnt zu tragen, zu unterstützen, zu verzichten und scheu zu warten. Einen etwas heftigeren erotischen Impetus traut er sich nicht zu. Das kann er sich nicht erlauben, obwohl es in ihm brodelt und zur

Überwindung der Chinesischen Mauer etwas Kriegsgeheul als Ermunterung der Truppen durchwegs vorteilhaft sein könnte. So bleiben beide in einem intellektuellen, von Erotik befreiten Vakuum, in dem man über alles reden, aber wenig tun und noch weniger erleben kann.

Armes Kind diese Aurora, die all diese Beladungen ihrer Eltern mit ihrer Quengelei, ihrer ständigen Unzufriedenheit und ihrem dauernden Zwischen-die-Eltern-Gehen, verdeutlichen muss. Aber sie lernen beide sehr rasch und der Erfolg gibt der neuen Strategie von Führung und altersmarkierter Grenzsetzung, sowie einem Beharren auf einem eigenen erwachsenen Leben, rasch recht. Aurora entwickelt sich unbremsbar zu einem in sich ruhenden, an der Gemeinschaft anteilnehmenden, höchst intelligenten Kind ohne Auffälligkeiten. Die beiden Eltern, die während des pädagogischen Beratungsprozesses so bereit zur Selbstkonfrontation und Offenlegung waren, berühren mich immer wieder aufs Neue, wenn ich sie in meiner Praxis nebeneinander, er auf einem Polstersessel, sie im Fauteuil daneben sitzen habe. Da ist etwas so Zartes und Achtsames zwischen den beiden. Da ist Liebe zwischen diesen Menschen spürbar. Mit einander liebenden Eltern aufwachsen zu dürfen, ist das größte Geschenk an Kinder. Was wir als Nächstes allerdings, auch wenn sie mich »nur« wegen Auroras Erziehung konsultiert haben, ganz dringend bearbeiten müssen, ist, dass ihre Liebe auch erotischen Ausdruck finden darf. Aber auch das werden sie schnell begriffen haben, denn schließlich wollen sie auch in dieser Hinsicht ein Vorbild sein. Aurora kommt ja in ein paar Jahren in die Pubertät.

Oskar lerne ich kennen, lange bevor er mein Patient werden wird. Er ist der besondere Cousin einer Kindergartenfreundin meiner jüngsten Tochter. Eine Kindergeburtstagsfeier bringt uns zusammen. Fünfjährige haben die Mama in fremdem Territorium noch gern im Orbital. Das bedeutet: einen Nachmittag mit einem Kaffeebecher und Kuchen und einer Horde fremder Mütter im Erwachsenencorner zubringen und dem verdeckten Bewerb »mein Kind ist das allerbeste« – natürlich lässig über die Bande des Understatements gespielt – standhalten. So ein Nachmittag kann verdammt lang sein. Während die anderen Kinder ihre Mütter nur als Rückversicherung an der Garderobe sicher abgelegt wissen wollen, taucht Oskar beständig auf. Irgendwie braucht er dauernd etwas oder beschwert sich raunzend.

Seine Mutter, eine zierliche, eher verhalten wirkende Frau, ist bemüht, Erklärungen zu liefern und versöhnlich auf ihn einzuwirken.

Einmal wird sein Verhalten besonders auffällig. Er wechselt zwischen enorm körperbezogener Anschmiegsamkeit, ja sucht sogar mit seiner Hand die Brust seiner Mutter, um dann, als diese ihn sanft wegzuschieben trachtet, wütend gegen ihr Schienbein zu treten und auf sie einzuschlagen. Nach einer völlig unangemessenen Beschimpfung seiner Mutter trollt er sich schließlich wieder.

»Die anderen Kinder hier sind nicht sehr nett zu ihm«, versucht seine Mutter, die kaum Widerspruch geleistet hat, sein Verhalten zu erklären. »Er ist solche Situationen nicht gewöhnt.«

Der anwesende Mütterkreis einschließlich meiner Person ist unangenehm berührt. Jene seltsam abwartende Spannung, die eine atmosphärische Verwerfung der Realität durch stark unterschiedliches Erleben auszulösen vermag, ist deutlich greifbar. Gott sei Dank bringen eindeutige Geräusche im Nebenzimmer Ablenkung. Die Torte soll jetzt serviert werden. Alle Mütter unserer Runde springen auf, zücken pflichtbewusst ihre Handys und bringen sich wie erfahrene Kriegsberichterstatter in die beste Position zum Einfangen des Geschehens. Etwa fünfzehn Kinder, hauptsächlich natürlich Mädchen, sitzen bereits an der langen, mit bunten Papierschlangen und Konfetti dekorierten Tafel. Vor jedem Kind findet sich ein Papierteller mit dem obligaten gerade coolen Märchenmotiv aus Disneys Traumfabrik und ein dazu passender ebensolcher Becher sowie die entsprechend bedruckte Papierserviette. Clara hat als Geburtstagskind den Vorsitz übernommen und thront mit glänzenden, erwartungsvollen Augen am schmalen Haupt des Tisches. Gerade bringt ihre Mutter eine große Schokoladentorte herein. Neben einer Kerze in Form eines Fünfers stecken noch fünf weitere kleine, rosa Kerzchen sowie zwei Sprühkerzen in der Torte. Alle Kinderaugen sind auf die Torte gerichtet, die Claras Mutter vor ihre Tochter stellt, während alle »Happy Birthday« singen und die Handys das Ganze natürlich lückenlos dokumentieren. Die Sprühkerzen brennen ab und Clara setzt an, die verbliebenen Kerzen auszublasen. Doch Oskar ist in der Zwischenzeit von den anderen unbeachtet von seinem Platz eher am unteren Ende der Tafel, wo sich die kleinere Bubenrunde zusammengerottet hat, aufgestanden und drängt sich nun zwischen Clara und das neben ihr sitzende Mädchen. Unvermutet pustet er statt Clara alle Kerzen aus. Begeisterung brennt auf seinem Gesicht. Es scheint, als verkenne er die Situation und meine, dass er nun Applaus ernten müsse.

Für einen Moment ist die Situation sehr unangenehm, tiefe Enttäuschung beginnt ihre Kontur in Claras Gesichtsausdruck anzunehmen, Peinlichkeit droht sich im Raum wie Rauch einer Nebelgranate blitzschnell auszubreiten.

Doch Claras Mutter rettet mit dem Instinkt einer Löwenmutter und einem in weiser Voraussicht bereit gehaltenen Feuerzeug die Situation, bugsiert den besonderen Cousin zur Seite und zündet die Kerzen rasch von neuem an. »So, das war die Generalprobe, und jetzt kommt das richtige Kerzenausblasen, Clara!«

So kommt Clara noch zu ihrem Moment.

Die Situation entspannt sich, das Fest geht weiter. Während Oskars Mutter erklärend dafür Lobbyarbeit betreibt, dass Oskar die Kerzen aus Hilfsbereitschaft ausgeblasen hat, drängen sich die Kinder nun um Clara, um ihr die mitgebrachten Geschenke zu überreichen. Die Torte wird in der Zwischenzeit weiter in den unteren Teil des langen Tisches geschoben, um Platz für den kleinen Berg von in glitzerndes Geschenkpapier gewickelten Päckchen zu machen. Plötzlich ist Oskar wieder am Werk. Seine Bubenhand schnappt sich ein Päckchen und reißt es ungeduldig auf. Er lässt das Papier achtlos fallen. Und als ihm klar wird, dass es sich um eine Barbie-Puppe handelt, wirft er diese mit einem verächtlichen »Shit-Zeug!« auf den Boden. Sofort greift er nach dem nächsten Geschenk.

Doch jetzt greift eines der Kinder ein, ein resolut wirkendes, Oskar um wenige Zentimeter überragendes Mädchen. »He, lass das, du Blöder. Das habe ich für Clara gebracht und nicht für dich!«

Diese Erklärung beeindruckt Oskar nicht im Geringsten und die beiden Kinder geraten in ein Gerangel um das Paket. Oskar beginnt zu schreien und reißt das Mädchen an den Haaren. Da lässt auch diese sich nicht lumpen und schlägt zurück. Die umstehenden Eltern schreiten ein.

Oskars Mama ist sicher, dass Oskar von dem Mädchen provoziert wurde und er einfach spüre, dass ihn die anderen Kinder, von denen die meisten im selben Kindergarten sind, nicht mögen.

Wieder ist das Geschick der Gastgeberin gefordert, die nun nicht nur die Stimmung, sondern auch noch die ihren Sohn verteidigende Schwägerin einfangen muss. Auch dieser Nachmittag geht zu Ende, selbst wenn Oskar sein Stück Schokoladentorte nach dem ersten Bissen mit einem verächtlichem »Shit-Zeug!« einfach mitten im Zimmer auf den Boden wirft. »Shit-Zeug« scheint überhaupt in seinem Wortschatz eine dominante Formulierung zu sein. Dass er das Gartentrampolin später unverdrossen besetzt hält und kein anderes Kind außer ihm springen darf, mutet fast schon wie eine versöhnliche Geste an. Aber zu diesem Zeitpunkt haben sich nicht nur die Erwachsenen, sondern auch die Kinder bereits eine eindeutige Meinung über Oskar gebildet, die meine jüngste Tochter auf der Heimfahrt unverstellt von jeder Diplomatie sehr unverfroren äußert: »Der Oskar, der ist einfach völlig plemplem!«

Clara und meine jüngste Tochter werden später auch Schulfreundinnen und so hören wir in den nachfolgenden Jahren immer wieder von Oskar. Zumeist Aufregendes, Unverständliches oder Verwirrendes, denn Oskar versteht es, seine Umgebung auf Trab zu halten und sich in jedem sozialen System Abneigung zuzuziehen, obwohl seine Mama als unermüdliche Botschafterin seines verkannten guten Willens unterwegs ist.

»Ein echtes Tyrannenkind und schwer gestört«, ist die Meinung von Claras Mutter zum Sohn ihres Bruders. Diesem scheint zunehmend ebenfalls die Geduld mit dem eigenen Kind auszugehen, was sich mehr und mehr in Meinungsverschiedenheiten mit seiner Frau, Oskars Mutter, niederschlägt. Eine Teufelsspirale, in der jeder der Protagonisten seinen zugewiesenen Platz auf dem Weg nach unten einnimmt, hat sich seit längerem bereits in Gang gesetzt. Es wundert daher nicht, dass irgendwann der Eklat unvermeidbar wird. Claras Mutter stellt den Kontakt her. Alles müsse sich nun radikal ändern, sonst wäre er bereit, das Ende der Familie in Kauf zu nehmen, hatte ihr Bruder bei seinem letzten verzweifelten Gespräch mit ihr betont.

Wir setzen den Termin so rasch wie möglich an, gleich eine Doppelstunde, denn dieses Erstgespräch wird Raum brauchen. Oskars Mutter trägt ein elegantes, leicht glänzendes, zartlila Seidenkostüm in engem Schnitt. Sie ist noch immer die zarte Frau, als die ich sie in Erinnerung behalten habe, doch jetzt, fast fünf Jahre später, wirkt sie nicht mehr verhalten, sondern bitter und erschöpft. Ihr Gatte, der Bruder von Claras Mutter, ist ein großer athletischer Mann mit viel Spannung im Körper, sportlich gekleidet. Eine gewisse Kühle, ja die Distanz zweier Parteien ist zu spüren. Ein Schmetterling mit eingerissenen Flügeln und ein Bär in Ketten, schießt es mir durch den Kopf. Ein sehr ungleiches Paar. Als sehr unterschiedlich erweist sich auch ihre Einschätzung zur Situation ihres Sohnes, wenngleich sie die Verzweiflung eint. Dem Vater reicht es nach fast zehn Jahren. Er möchte sein Ehebett nicht weiter mit dem Sohn teilen müssen. Oskars permanent obstinates und aggressives Verhalten geht seit langem über das tolerierbare Maß hinaus. Ein geordneter Alltag scheint mit diesem Kind unrealisierbar, ja die einfachsten Anforderungen stoßen auf undurchdringlichen Widerstand. Oskars Mutter hat bisher strikt jede Einschränkung ihres Sohns, so nicht eine unmittelbare physische Gefährdung für Oskar ersichtlich war, abgelehnt und auf Vertrauen in Oskars Selbstregulation gesetzt. Ihr Sohn wäre eben ein besonderes Kind, stark spürend und sensibel, was anhand der von ihr zur Demonstration erzählten Beispiele auch durchwegs plausibel wird, ein Kind mit großem expressiven Potenzial und gleichzeitig sehr nähebedürftig. Doch etwas später in der Sitzung bricht auch sie emotional in sich zusammen, gibt zu, mit Oskar nicht mehr weiterzuwissen, ja Angst vor ihm und seiner körperlichen Gewalttätigkeit zu verspüren. Der eigentliche Grund ihres Erziehungsverhaltens steigt wie ein Eisberg aus dem Untergrund ihrer Seele auf und durchbricht die

Oberfläche des Bewusstseins. In ihrem Schluchzen wird ihr eigener tiefer Schmerz einer schlimmen Kindheit mit einer vernachlässigenden Mutter und einem gewalttätigen Vater spürbar und erfüllt den Raum mit seiner dichten, beängstigenden Atmosphäre. Sie wollte es besser machen für Oskar und die neuen gesellschaftlichen Erziehungsziele von Freiheit und Potenzialentfaltung schienen so ideal. In berührender Weise tröstet sie ihr Mann. Seine Ketten sind gebrochen. Der fragile Schmetterling scheint seine Flügel in der Umarmung des Bären heilen zu können. Noch etwas später in dieser Sitzung ist auch für Oskars Mutter klar, dass es so nicht weitergehen kann. Oskar ist schon allein körperlich eine Bedrohung, wenn er aus Mangel an Impulskontrolle wieder einmal ziellos Gegenstände um sich wirft oder zerstört. Sein den Familienalltag beherrschendes, beständig das Zentrum der Aufmerksamkeit beanspruchendes Verhalten belastet nicht nur das Familienleben, sondern ist auch Grund für die breite Ablehnung, die er unter anderen erfährt. Am Ende der Sitzung haben wir dann einen Verhaltens- und Therapieplan für Oskars Eltern. Oskars Vater wird nicht mehr wie bis jetzt üblich nachgeben, wenn sein Sohn weiterhin den Platz strikt in der Mitte des Ehebetts der Eltern beansprucht, weil er sich in der Nacht bisweilen fürchtet. Oskars Mutter wird nicht mehr auf Zuruf des Sohnes um Mitternacht für ihn kochen und ihn morgens dann ausschlafen lassen. Oskars Eltern werden für die nächste Zukunft häufig gemeinsam bei mir sitzen, um all das zu bearbeiten, was zu ihrem bisherigen Erziehungsverhalten geführt hat. Oskar werde ich auch sehr bald kennenlernen. Ich werde ihm die scheinbar bittere Willkommensbotschaft der sozialen Realität übermitteln. Macht nichts, ich habe einen breiten Rücken.

Oskar ist ein wirklich hübscher Bub und dafür, dass sein zehnter Geburtstag erst in einem halben Jahr gefeiert werden wird, bereits sehr groß gewachsen. Er blickt mich aus großen dunklen Augen, aus denen in erster Linie Unsicherheit spricht, fragend an, wenngleich sich in seinem Gesicht bereits jener Ausdruck von einer sprungbereiten Abwehr einzugraben beginnt, die alle jene in sich tragen, die häufig Ablehnung erleben. Oskar hat den Einstieg in sein soziales Leben außerhalb der Familie mit einer beachtlichen Karriere von drei Kindergartengruppen begründet, bevor er noch mit dem Schulbesuch begann. Jetzt ist er ebenfalls bereits in der zweiten Volksschule und es ist nur dem pädagogischen Fingerspitzengefühl und der hohen Fähigkeit seiner Lehrerin, sich auf eine Beziehungsebene mit ihm einzulassen, zu verdanken, dass er sich in dieser Klasse bisher halten konnte. Doch sein Sonderstatus ist für alle Beteiligten anstrengend. Andere Eltern haben sich über Oskar beschwert und ob er nach der derzeit laufenden dritten Klasse auch die vierte in dieser Schule wird absolvieren können, hängt an einem seidenen Faden. Dabei ist das äußerst schade. Nicht nur weil Oskar im Begabungsprofil deutlich im obersten Segment rangiert, sondern auch deswegen, weil in diesem so trotzig ungehobelten, von aggressiven Triebdurchbrüchen beherrschten Kind, dem die anderen ängstlich aus dem Weg oder ebenfalls aggressiv entgegengehen, auch ein bemerkenswert sensitiv wahrnehmendes Kind steckt. Oskar liebt Tiere und hätte gerne viele Freunde. Mit bemerkenswerter analytischer Schärfe versteht er es, die anderen Kinder seiner Klasse einzuschätzen. Doch was ihm fehlt, ist jeder soziale Kompass für sein eigenes Verhalten. Wie bei vielen dieser Kinder, denen durch das Ausbleiben klarer Wegweisung das notwendige Geländer für die Exploration des für sie angemessenen Raums fehlt, ist sein Betragen der verzweifelte Versuch, das Ende der Welt zu finden, um endlich Orientierung zu erlangen. Die häufigen Erlebnisse, von anderen aus seiner Sicht ungerechtfertigt zurückgewiesen oder ausgegrenzt zu werden, verwirren ihn und tun noch das ihre, um in Summe hinter seiner so rüpelhaften und dominanten Fassade ein äußerst ängstliches und gekränktes Kind heranwachsen zu lassen. Angst ist ein großes Thema und wir brauchen für diesen lauten Buben hier viele, seinen Selbstwert echt stärkende Erlebnisse, denn die ängstlichsten Buben pfeifen im Wald bekanntlich am lautesten. Wir fangen damit gleich im Ehebett der Eltern an und mit etwas therapeutischem Geschick und Standhaftigkeit seiner Eltern erobert Oskar sein eigenes Bett und Zimmer.

Es braucht einiges an Zusammenarbeit mit Oskars Eltern, um eine familiäre Neuausrichtung mit klaren Regeln und auch Aufgaben für Oskar zu entwerfen. Diese entfaltet zunehmend ihr heilendes, Orientierung spendendes Potenzial. Oskar wird ruhiger, ist nun häufig fröhlich, beginnt richtige Bubenfreundschaften zu entwickeln, entdeckt seine Liebe zum Fußball und dass es sich auch gut anfühlen kann, sich in eine Mannschaft einzufügen. Sein Gerechtigkeitssinn ist gerade auf Basis dessen, was er als früheres Tyrannenkind erlebt hat, besonders sensibel eingestellt, ein Seismograph, der selbst das leichteste soziale Beben zuverlässig anzeigt, das minimale ungerechte Behandlung auszulösen vermag. Für Schwächere und sogenannte »andere« tritt Oskar besonders intensiv und leidenschaftlich ein.

Unlängst ist Oskar 12 Jahre alt geworden. Er besucht ein Gymnasium und ist gerade zum Klassensprecher gewählt worden. Natürlich ist er noch immer einer, der es versteht, lautstark Protest zu äußern, doch er ist zu einem Vertreter von Inklusion und Integration geworden und wird wegen seiner Verhandlungsstärke bei Konflikten in der Klasse und seiner ausgleichenden Art sehr geschätzt.

Mit Camilla lässt sich die Sache bereits weitaus schwieriger an. Sie ist 12 Jahre alt. Dass ihr Verbleib am Gymnasium bereits wegen einer Gefährdung ungewiss ist, alarmiert sie kein bisschen. Auch sie ist ein intelligentes Kind, das mit etwas Bereitschaft zu Struktur und Durchhaltevermögen sicher mit Leichtigkeit im oberen Spitzenfeld bei der Benotung angesiedelt sein könnte. Akademische Leistung ist für sich genommen noch nicht unbedingt eine notwendige Zielsetzung, um ein geglücktes Leben führen zu können. Doch genereller Boykott und Verweigerung jeden Einsatzes als ihr derzeitiges Lebenskonzept könnten ihre Möglichkeiten der Gestaltung ihrer Zukunft drastisch einschränken. Das findet jedenfalls ihre Mutter, mit der

Camilla seit der unglücklichen Scheidung der Eltern vor sieben Jahren zusammenlebt. Doch hätte sie sich hierin in bewährter Manier ihrer Tochter untergeordnet, so wäre nicht geschehen, was geschehen ist und weswegen sie immer noch einen Gipsverband am linken Unterarm trägt. Auch sie weiß nicht mehr weiter und genauso wenig Rat kann Gunther beisteuern, der Lebensgefährte von Camillas Mutter, der seit fünf Jahren im gemeinsamen Haushalt mit den beiden lebt.

Ursprünglich hatte alles ideal angefangen. Camilla war genau zum richtigen Zeitpunkt in einen aufstrebenden Akademikerhaushalt hineingeboren worden. Sie blieb das einzige und über alles geliebte Kind, um dessen Wiege sich neben den Eltern noch zwei verhätschelnde und konkurrierende Großelternpaare in Bewunderung scharten. So ein Kind ist ein Wunder. Als solches wurde Camilla auch in einen unsichtbaren Wattekokon gepackt durch ihre frühen Lebensjahre hindurch navigiert. Keine Förderung, die Qualität und Potenzialentfachung versprach, blieb aus, Lob bestimmte den Tagesablauf als Grundformel des Umgangs mit dem Kind. Jede Lebensregung des Kindes war eine Erbauung und Offenbarung für die staunenden Erwachsenen, die dieses Wunder beim Wachsen begleiten durften. Die Überprüfung und Abwägung der pädagogischen Konzepte der in Frage kommenden Kindergärten bereitete vor allem ihrer Mutter schlaflose Nächte, zumal damit doch der erste große Auftritt ihrer Tochter in der Sozialwelt der Gleichaltrigen auf täglicher Basis verbunden war. Dort erwies sich die sonst so willensstarke, mit

ihren Wünschen die umgebenden Erwachsenen stets lei-
tende Camilla als unerwartet ängstlich und wurde von den
anderen Kindern schlecht angenommen. Der Wechsel in
einen anderen Kindergarten brachte keine wirkliche Verbesserung, sodass Camillas Eltern sich entschieden, ihre
Tochter bis zum Schuleintritt besser zu Hause zu lassen.
Damit entspannte sich zwar die institutionelle Front, doch
an der heimischen zogen umso mehr die Sturmwolken auf.
Vater und Mutter von Camilla waren schon seit längerem
nicht mehr glücklich miteinander. Das beständig trotzige,
alles verweigernde, alle Aufmerksamkeit auf sich ziehende
Kind, das sich nicht einmal wenige Minuten mit sich selbst
zu beschäftigen vermochte, war sicher nicht dazu angetan,
die Situation zwischen den Eltern zu verbessern. Camilla
unterbrach hemmungslos jedes Gespräch, brachte raunzig
andauernd Sonderwünsche vor. Einen geregelten Familienalltag oder normale Freizeitunternehmungen, wie sie
für andere Familien selbstverständlich waren, boykottier-
te Camilla oder brachte solcherlei aufgrund von Erschöpfung zu einem Scheitern. Auszug und Scheidungswunsch
des Vaters knapp vor einem geplanten Sommerurlaub
platzen dann dennoch wie eine Bombe. Camillas Mutter ist
tief gekränkt. Es kommt zu einer extremen Eskalation, die
darin gipfelt, dass eine mühselige, aufreibende Scheidung
in einen zähen Kontaktregelungsstreit mündet. Schließlich gibt Camillas Vater auf und zieht sich zurück. Camillas
Mutter hat zumindest an der Kinderfront gewonnen. Die
nachfolgenden beiden Jahre sind von fast symbiotischer
Nähe zwischen Tochter und Mutter gekennzeichnet, die

stets wie eine Löwin für ihr Kind kämpft. Muss sie auch, wie sie meint, denn Camilla ist nun schon in der Schule. Dort wird ihr und ihrer besonderen Situation nicht ausreichend Rechnung getragen und es erfolgt auch kein befriedigendes Eingehen auf sie im Sinne ihrer individuellen Potenzialentfaltung.

Dann tritt Gunther ins Leben von Camilla und ihrer Mutter. Damit ergibt sich eine gänzlich neue Situation. Entgegen allen Befürchtungen wird Camilla nun ruhiger, kann die ihr gesetzten Grenzen besser akzeptieren und auch in der Schule läuft es viel besser. Rückblickend wird während unserer Arbeit Camillas Mutter auch die Ursache für die Entspannung mit Camilla deutlich: »Wissen Sie, ich war damals so glücklich über die neue Partnerschaft, ich hatte mir das nicht vorstellen können, dass ich mich nochmals so verlieben könnte und ich wollte das auch ein wenig leben können.« Camillas Mutter entdeckt, dass die Anfangszeit der Beziehung zu Gunther die bisher einzige Periode war, in der sie es vermocht hatte, Camilla Grenzen zu setzen. »Und wissen Sie«, setzt sie fort, »mir ist das damals nicht bewusst gewesen. Ich war einfach im Stress und wollte so unbedingt Gunther treffen, dass ich dann nicht bei allen ihren Faxen, die sie veranstaltet hat, um mich am Gehen zu hindern, nachgegeben habe. Obwohl ich immer ein schrecklich schlechtes Gewissen hatte.« Doch langsam kommt alles wieder ins gewohnte Fahrwasser. Die Beziehung zu Gunther nimmt Alltagskonturen an und das schlechte Gewissen überhand. Der zuvor übliche Betriebsmodus stellt sich wieder ein und Camillas Mutter hovert wie ein Helikopter über den Bedürfnissen ihrer Tochter. Gunther versucht sich im Hintergrund zu halten. Zu ihm entwickelt Camilla ein deutlich ambivalentes Verhältnis. Einerseits scheint er ihr zumindest in den ersten Jahren, bevor die Pubertät beginnt, einen gewissen Respekt einzuflößen und wird in schwierigen Situationen gerne zu Rate gezogen. Anderseits reklamiert sie bei ihrer Mutter, dass sie wegen ihm bei ihr zu kurz käme. Als Resultat ergibt sich eine dienstbeflissene Mutter, die häufig meint, zwei Herren dienen zu müssen. Camillas Umgangston mit ihrer Mutter wird über die folgende Zeit des ersten Unterstufenjahrs abweisend, rau und häufig respektlos. Nachfragen zu Schule oder Hausübungen quittiert sie mit Frechheiten. Es handelt sich bekanntlich um ihr Leben. Ihre Fotzenmutter soll sich da raushalten! Stattdessen stehen Forderungen am Spielplan, Forderungen, die es sofort und gänzlich zu erfüllen gilt, sonst veranstaltet Camilla mit ihren sich beständig steigernden Wutausbrüchen Terror. Besorgte Nachbarn fragen bereits nach, was immer wieder los sei. Camilla ist vollkommen uneinsichtig. Was will sie schon? Shoppen gehen mit den Freundinnen oder auch bei ihnen chillen, ins Kino oder ein neues Handy, weil wiedermal der Bildschirm zu Bruch gegangen ist oder ein Headset, das sind doch wohl selbstverständliche Dinge. Sie verbringt viel Zeit mit ihrem Handy und auf verschiedenen Social Media-Plattformen. Der Versuch ihrer Mutter, dies nun einzuschränken und Einsicht in den Kommunikationsverlauf zu bekommen, endet in einem Desaster. Camilla rastet dergestalt aus, dass sie ihre Mutter so heftig tritt und von sich wegstößt, dass diese stürzt und sich eine Rissquetschwunde am Hinterkopf sowie einen Knochenbruch am rechten Handgelenk zuzieht. Gunther bringt das Mädchen zur Räson. Doch hiermit ist endgültig eine Grenze überschritten, die eine weitere Verleugnung der Situation unmöglich macht. Alle sind erschüttert. Deswegen sind Camillas Mutter und Gunther hier und Camilla brauche ich auch möglichst bald.

»Du weißt, was jetzt als Nächstes passiert?«, frage ich mit bewusst kühlem Ton, als Camilla wenige Tage später bei mir in der Praxis sitzt. Ich gebe mich unpersönlich, unnahbar, fast ein wenig einschüchternd. Armes Kind, aber wenn sie ihren Karren aus der Kacke ziehen will, muss ich mich jetzt als ernstzunehmende, würdige Begleiterin erweisen. Da ist keine Zeit für Kuschelpädagogik. Das könnte sonst in einem immer wiederkehrenden therapeutischen Totstreicheln für die nächsten Jahrzehnte enden. Es wirkt. Gott sei Dank hat sie noch nicht jenen schrecklichen Frustrationspunkt in ihrer Biographie erreicht, der diese Kinder dann oft über die Pubertät hinweg vollkommen verhärtet. Dann ist das Fenster der Veränderungsmöglichkeit für viele Jahre, für viele sogar dauerhaft zugeschlagen und aus dem Anschein von Abgebrühtheit wird tatsächliche. Aber Camilla hat sich mit ihrem Verhalten bislang nur diese Wirkung nach außen zugelegt. Dahinter sitzt ein tief gekränktes, verwirrtes und in ihrem Fall auch sehr trauriges Kind. Die Verängstigung liegt nach meinen harschen Worten jetzt deutlich sichtbar in ihrem hübschen Gesicht. Gerade im Wandel vom Kind zum jungen Mädchen. Sie

könnte eine Schönheit werden. Ein erster Ansatz von Aufregung versprechenden Rundungen, dabei ein asthenisch
hochgewachsener Körperbau, der sie schon viel älter wirken lässt und Beine, die auch ohne High Heels heute schon
eine große Zukunft erahnen lassen. Breite hochgestellte
Backenknochen geben ihr eine etwas exotische Wirkung.
Das Haar ist dicht und zu einem üppigen, langen Pfer-
deschwanz mit einem breiten Gummiring zusammenge-
bunden. Doch sie ruht nicht in sich. Ihr Blick ist unstet,
ja flackernd, wandert im Raum umher, bleibt an meiner
riesigen Zimmertanne hängen, bewegt sich zurück zu mir,
die ich ihr gegenübersitze, kann jedoch meinem Blick
nur für einen Bruchteil einer Sekunde standhalten. Dann
schlägt sie ihre Augen dauerhaft nieder. Das Teppichmuster hat schon viele rasend interessiert. »Du kommst in
eine therapeutische Einrichtung, wenn so etwas nochmal
vorkommt«, lege ich noch einen drauf. Jetzt fließen Tränen. Wir kommen ins Geschäft. Der Kummer und all die
Verwirrung können aufbrechen, Gestalt annehmen und
in den folgenden Sitzungen benannt und geordnet werden. Da ist eine tiefe Traurigkeit über den Verlust des Vaters und eine ebenso tiefe Wut gegen die Mutter, die ihn
ihr genommen hat. Die Verwirrung über das Prinzessin-
nendasein und die immer wiederkehrende Erfahrung des
Nicht-angenommen-Werdens durch andere. Dabei hat sie
es nie böse gemeint. Camilla ist ein tief ernsthaftes Mädchen, das sich viele Gedanken zur Welt und deren Zukunft
sowie der ihrer Generation macht, weit mehr als man für
ihr Alter annehmen möchte. In der Tiefe ihres Herzens

möchte sie einfach gemocht werden und Menschen helfen. Ihr Papa kam aus Ex-Jugoslawien. Er war dort Journalist, ein Intellektueller, und ist während des Kriegs nach Österreich geflohen, nachdem seine Eltern von Scharfschützen ermordet worden waren. Daran kann sie sich erinnern, dass er das einmal an einem besonderen Abend erzählt hat, als sie noch sehr jung war, kurz bevor er dann weg war. Und dass der Papa damals furchtbar geweint hat, hat sich tief in ihrer Seele eingegraben.

Viele Dinge ändern sich in den nächsten Monaten. Wir machen einen Deal, der besagt, dass Camilla keine Schimpfworte gegen ihre Mutter mehr gebrauchen wird und ihr Handy nur eine Stunde am Tag nach den Hausaufgaben benutzen darf. Gunther wird das verwalten. Camillas Mutter lernt, Grenzen klar und respektvoll, jedoch nachhaltig zu setzen. Wir nehmen Kontakt zu ihrem Vater auf und Camillas Mutter und er finden angesichts der Situation ihrer Tochter über die alte Feindschaft und Kränkung hinweg zu einem gemeinsamen Arbeitsbündnis. Mit etwas moderativer Hilfe, die ihnen die Perspektive und die Not ihrer gemeinsamen Tochter nachvollziehbar macht, entsteht eine Brücke in eine kooperative Elternschaft. Camilla verbringt nun auch Wochenenden mit ihm.

Diesen Frühsommer hat Camilla ihre Matura gemacht. Sie ist wirklich zu einer verwegenen Schönheit und einer äußerst tiefsinnigen, stark sozial engagierten jungen Frau herangereift. Heuer im Herbst hat sie auf Anhieb den Aufnahmetest für die Medizinische Universität in Wien geschafft. Sie will Ärztin werden. Kinderonkologie würde

sie besonders interessieren. Ich habe Gänsehaut und große Bewunderung für sie. Sie ist eine starke Frau, in deren
behandelnden Händen sich Kinder in der Zukunft sicher
geborgen fühlen werden.

Wenn Kinder auffällig werden, arbeite ich am meisten mit
ihren Eltern. Je jünger die Kinder sind, umso mehr arbeite
ich mit den Eltern. Dann sehe ich die Kinder nur zu Kon-
trollterminen, um zu sehen, ob die Veränderung der Eltern wirksam wird. Eltern haben die Gestaltung der familiären Atmosphäre in ihrer Hand. Sie sind sozusagen die
Intendanten des Familientheaters. Entsprechend macht
es Sinn, mit ihnen die Vorgänge auf der Familienbühne
zu verhandeln und Verbesserungsvorschläge gemeinsam
zu erarbeiten. Wenn Kinder schon älter sind, müssen
wir in gemeinsamer Arbeit auch ihr bereits beschädigtes
Weltbild und den Schutt in ihrer Seele wegräumen. Doch
die Arbeit mit ihren Eltern ist mindestens genauso wichtig. Erst bei älteren Teenagern und jungen Erwachsenen
heißt es dann, dass sie nun die Suppe alleine auslöffeln
müssen. Das führt oft zu einer Anklagehaltung gegenüber
den Eltern. Sich dort einzugraben, ist jedoch gänzlich kon-
traproduktiv. Wer nämlich von seinem Samtkissen nicht
runterkommen mag und nun den Umweg von Anklage und
Schuldzuweisung dafür bemühen möchte, beißt bei mir
auf Granit. Den jage ich aus meiner Praxis. Für echte Trauer und Traurigkeit über erlebte Situationen habe ich jedes
Mitgefühl und wir arbeiten dies durch, bis wir den Regen-
bogen am Horizont wieder sehen können. Aber Einnistung

ins Desaster lasse ich nicht zu. Es gibt junge Erwachsene, die sich als nicht autonomiefähig erweisen und noch immer planlos unter dem Label YOLO oder »ich finde meinen Platz nicht« durch ihr Leben gehen. Oft haben sie am Ende ihrer Teenagerjahre und zu Beginn der Twens keine andere Überlebensstrategie kreiert, als weiterhin auf die Geldgeschenke von Eltern und Großeltern oder auf staatliche Mildtätigkeit zu vertrauen.

Für diese jungen Erwachsenen möchte ich die School of Life ins Leben rufen. In kleiner Gemeinschaft sollten im Rahmen von mehreren Wochen Trainingsprogramme laufen, die Selbstorganisation und Selbstmanagement sowie Zukunftsorientierung zum Thema haben. Um aus einem alten System auszusteigen, sich beim eigenen Zopf aus dem Morast zu ziehen, ist es manchmal eine sehr gute Idee, auch wirklich für einige Wochen »auszusteigen«. Psychotherapeutisch und erlebnispädagogisch soll es in der School of Life zugehen. Bewusstsein für sich selber und der Mut zu Selbstverantwortung sollen gefördert werden. Wir haben Vorprojekte gemacht, die sehr ermutigend ausgefallen sind, weil verborgen hinter all diesem Geknicktsein die gestaltenwollende Kraft des jungen Menschen steckt.

Die Tyrannenkinder weisen Ähnlichkeiten miteinander auf. Auffallend ist ihre Sensibilität. Vielleicht werden sie so geboren. Vielleicht prädestiniert sie ihre Veranlagung besonders dafür, auf die Behandlung, die sie erfahren, gerade in dieser spezifischen Weise zu reagieren. Vielleicht trägt diese Behandlung aber auch maßgeblich dazu bei, das in ihnen angelegte Potenzial zur Sensitivität besonders auszubilden. Immerhin müssen sie ja aufgrund des erfahrenen Mangels an Leitung und des entsprechenden Auf-sich-selber-zurückgeworfen-Seins einen enormen Antennenwald für ihre Umgebung in Betrieb nehmen, um sich zumindest rudimentär in der Verwirrung zurechtzufinden, in die sie sich geworfen finden. Ihre Eltern meinen es gut, äußerst gut sogar. Sie wollen das Beste für ihre Kinder. Viele von ihnen versuchen unter enormem Einsatz und Selbstverzicht ihren Kindern all das zu ermöglichen, was ihnen angeblich als Förderung zuträglich wäre. Sie sehen die neuen Ideale der großen Wahlfreiheit und systematischen Potenzialentfaltung unter dem Dogma kindlicher Selbstregulation als Königsweg an, um ihren Kindern eine glückliche Zukunft zu ermöglichen. Die teils gigantische Aufopferung dieser Eltern ist berührend, wenngleich sie in vielen Fällen das Gegenteil dessen bewirkt, was die Eltern erreichen wollen. Ohne einen sicheren Zaun, der einen altersgerechten Spielplatz strukturiert und Geborgenheit für die anstehende Exploration des umgebenden Raums bietet, müssen Kinder beständig das Ende der Welt oder wenigstens einen festen Punkt suchen. Es sind überförderte und überforderte Kinder, denen es nicht gelingen kann, Ausdauer zu entwickeln, weil das Samtkissen, auf dem sie getragen werden, keine Anstrengung zulässt. Trotz all des akrobatisch gezauberten Lobs erleben sie Durchhaltevermögen und Selbstwirksamkeit nicht in ausreichendem Maße, um echtes Selbstvertrauen entwickeln zu können.

Kein Wunder, dass sie im sozialen Feld der Gleichaltrigen mit ihrem Mangel an Selbstkompetenz anecken und häufiger als andere erleben müssen, dass sie zurückgewiesen werden. Das tut weh! Der Schmerz des Nicht-dazu-Gehörens, der Ablehnung, ja der Ausgrenzung ist für unsere Spezies, die bis in ihre Biologie als Gemeinschaftswesen aufgesetzt ist, besonders unerträglich. Dass diese Kinder laut und auffällig werden und dies ganz nach Art ihres Kindseins ausdrücken, ist daher mehr als einleuchtend. Mit ihrem Schreien und Lautsein werden sie gleichzeitig zu Aufdeckern und Anklägern der neuen Systemmechanik von Erziehung. Sei es aus eigener Kraft, durch Lebensereignisse oder spezifische persönliche Erfahrungen, sei es durch zeitgerechte Erkenntnis und Einlenken ihrer Eltern, sei es durch therapeutische Auseinandersetzung kann es ihnen gelingen, nicht in Rückzug und Resignation zu verfallen oder in die schreckliche Sackgasse einer dauerhaften Unfähigkeit zu Lebensautonomie zu geraten. Jene, denen das gelingt, sind ganz besondere junge Menschen. Sie tragen eine Klarheit in sich, die sie sich mühevoll erkämpft haben. Viele von ihnen bestechen durch besonderes Bewusstsein und Engagement zu Fragen von Ökologie, Verteilungsgerechtigkeit, Zukunftsgestaltung, Humanismus und Werten.

Vielleicht sind gerade sie dafür prädestiniert, die ersten Vertreter des Homo sapiens socialis zu werden, die Speerspitze des Quantensprungs.

Toskana

Für ein Wochenende fliege ich in meine zweite Heimat, meinen Ruhepol, in die Toskana. Dort gehen die Uhren anders. Der Puls ist langsamer. Das hilft mir, einer von Terminen Getriebenen, wieder mein Zentrum zu finden. Ich nehme mein Motorrad für eine Tour zwischen den Hügeln. Wenn du erlebst, dass du mit der Maschine eins bist und die Straße lesen kannst, bist du ganz ruhig und in dir angekommen. Ich lasse alles laufen, bin ganz im Spüren und fühle die Dankbarkeit, dass ich das erleben darf. Mein Weg führt durch Dörfer, die an Felsen kleben und Hügel, die sich dem Weinbau verschrieben haben. Eine Herde Schafe wird von zwei großen, weißen Hunden getrieben. Die Sonne sinkt mit goldenem Licht langsam in der Vorankündigung eines sternenklaren Nachthimmels. Während ich eine Straße nehme, die links und rechts von ziemlich verwilderten Olivengärten begrenzt wird, muss ich unvermittelt an Markus denken. Wir sind zwar einen weiten Weg durch die Vulkanlandschaft von Markus' Seele gewandert und haben vieles integriert, doch unsere Reise erreicht nächste Woche ihre Endstation; und die heißt »Versagen«. Um MEIN Versagen geht es hier. Ich fühle ein brennendes Gefühl von Scham in mir. Die Sitzung letzthin, der Abschluss hat es vollkommen freigelegt und ausgeleuchtet, wie ein freipräpariertes Operationsfeld unter einer grellen OP-Leuchte. Ich bin nur Verführerin gewesen, im besten Fall als schwach und der Selbstgefälligkeit erlegen zu bezeichnen, im schlimmsten Fall sogar als Betrügerin zu brandmarken. Jemand, der bösen Entwicklungen und weiterer Zerstörung in dem Jungen Vorschub geleistet hat. Die ganze Idee des »Deals« war ein überheblicher Wahnsinn. Ich habe nichts anzubieten, hatte nie etwas anzubieten und Markus hat mich konsequent entlarvt. Er hatte vollkommen recht, mich in der letzten Sitzung so hart zu konfrontieren. Und ich habe keine Lösung.

Für ein paar Kilometer fahre ich mit diesem dunklen, den ganzen Körper durchdringenden Gefühl vernichtender Wertlosigkeit dahin. Dann wandert meine Wahrnehmung zurück zum Hier und Jetzt. Schwer lehne ich auf meinem Motorrad. Ich darf nicht trübsinnig werden, muss mich ablenken. Kann nicht an einem Fall hängen bleiben. Mein ganzes Leben davon durchdringen lassen. Ich habe Verantwortung und darf mich nicht so gehen lassen. Die Olivenbäume stehen links und rechts in den teilweise stark verwildert wirkenden Hainen wie mahnende alte Menschen, die man im Stich gelassen hat. Knorrig, verknotet, jeder eine eigene Persönlichkeit mit einer oft über hunderte Jahre zurückreichenden Geschichte. Wie schade das ist, dass die Olivenbäume so unbeachtet sind. Die ganze Mittelmeerkultur begründet sich doch auf ihnen. Ein Freund hat mir erzählt, dass die Kleinstbauern dem Druck der großen Konzerne nicht mehr standhalten können und nur mehr ein dutzend Bäume für sich und ihre Familie bewirtschaften. Der Rest ist wegen der Dumping-Konkurrenz aus Nordafrika nicht mehr rentabel und verwildert zusehend. Und es wird gemunkelt, dass es da noch viel dreckigere Machenschaften rund um das Olivenöl geben soll, das in unseren Supermärkten landet. Wirklich schade, denke ich wieder. Markus bleibt einfach beharrlich in meinem Hinterkopf. Wir haben nur noch eine einzige Sitzung vor uns. Nicht einmal seine Magenband-OP wird jetzt stattfinden. Und ich werde das seinen Eltern klarmachen müssen. Mein Magen krampft sich schon wieder zusammen. Ich weiß nicht, wie ich meinen Traum einer »School of Life« zum Leben erwecken soll. Verdammt, diese vom Geld getriebene Gesellschaft bricht mir das Genick. Hier, inmitten dieser prachtvollen Landschaft fahre ich und spüre genau dasselbe Gefühl wie Markus. Aufgebenwollen. Das fühlt sich für mich fremd an. Aber es gibt wohl Momente, da muss man der Realität ins Auge blicken. Ich biege auf die SR 398, eine gewundene, kurvenreiche Straße. Die kommt mir jetzt gerade recht! Jetzt will ich mich fordern, den Sonnenuntergang vor mir. Das brauche ich jetzt. Das passt zu meiner Stimmung. Die Straße verlangt mir im von mir gewählten Tempo volle Konzentration ab. Jetzt ist kein Raum mehr zum Denken, nur zum Spüren und Reagieren. Serien von engen Kurven in ansteigendem Gelände liegen vor mir. Das wird das Denken endlich zum Erliegen bringen. Ich will es ausreizen, schalte auf einen höheren Gang und überlasse mich dem Gefühl, wie es wohl sein könnte, ein Zentaur zu sein und mit dieser Maschine wirklich zu verschmelzen. Vor mir die nächste Kurve, dahinter Spaliere von Olivenbäumen. Volle Konzentration. Da sehe ich plötzlich Schotter auf der Straße. Jetzt kann ich nur mehr reagieren, muss ganz im Vertrauen, Spüren und unmittelbarem Umsetzen sein. Trotz ABS rutscht mir der Hinterreifen kurz bedenklich weg. Das war verdammt knapp. Ich war ziemlich schnell und spüre, wie mich das Adrenalin durchflutet. Sobald ich kann, bleibe ich am Straßenrand stehen. Mit zittrigen Fingern fische ich eine Zigarette aus ihrer weinroten quadratischen Verpackung. Ich stehe am Straßenrand, links und rechts flankiert von verwahrlosten, nicht bewirtschafteten Olivenbäumen, den stummen Zeugen meiner Abwendung eines Sturzes. Und da schießt mir plötzlich die Idee hoch. Oliven! Markus liebt Oliven! »Oliven in jeder Form!« Damals haben wir das erste Mal zusammen gelacht und das Eis war gebrochen. Oliven. Das könnte doch, ... auch wenn es utopisch klingt, ... Euphorie durchflutet mich. Ich starte meine Maschine in dem Gefühl, das in jenem Moment geherrscht haben muss, wenn sich eine Planwagenkolonne im Aufbruch gegen Westen in Bewegung gesetzt hat. Im nächsten geraden Stück gebe ich, die rote toskanische Abendsonne im Rücken, nochmals ordentlich Gas.

Ein paar Tag später treffe ich Markus für unsere letzte Sitzung. Er wirkt skeptisch und verhalten. Unsere ursprüngliche Vereinbarung steht im Raum; und mit ihr eine deutlich spürbare Spannung. Jetzt, in einer letzten Runde, umkreisen wir einander wie kampfbereite Skorpione. So, was ist nun mit deiner Magenband-OP? Bist du bereit, sie ganz alleine für dich zu machen? Das ist meine unausgesprochene Frage.

Und auf seiner Seite lautet es in etwa so: Na, Frau Doktor, verkaufen Sie mir jetzt ein schöngeistiges Hirngespinst, um mich aus meinem sicheren Bunker zu locken oder meinen Sie es ernst?

Mein Mund ist ganz trocken vor Aufregung. Die Konfrontation ist unausweichlich. Ich muss ihn nach seiner Entscheidung fragen. »So, Markus«, setze ich also an. »Willst DU die Magenband-OP aus freien Stücken und ganz für dich machen, oder soll ich deinen Eltern sagen, dass du nicht daran glaubst, dass dies dein Leben ändern würde und dass das Ganze abgeblasen werden soll?« Nachdem ich das abgesetzt habe, fühle ich mich erschöpft.

Markus blickt mich nachdenklich an. Eine deutliche Pause entsteht. »Was ist nun mit Ihrer School of Life?«, fragt er nach.

Ich spüre, dass er die Frage wirklich ernst meint. Davon, wie ernsthaft ich mich jetzt erweise, hängt viel für ihn ab. Davon, ob das, was mir als Möglichkeit zur Realisierung gekommen ist, auch wirklich glaubwürdig für ihn klingt. »Hör mal«, fange ich gar nicht sicher oder in mir ruhend an zu erklären. »Ich bin von der Wirkung der ›School of Life‹ vollkommen überzeugt. Das Problem dabei ist die Finanzierung. Aber ich bin letzte Woche, als ich übers Wochenende in der Toskana war, auf eine Idee gekommen, die ich dir verdanke. Du magst doch Oliven?«

Jetzt ist er verdutzt. »Wie meinen Sie das?«, fragt er nach.

Ich erzähle ihm von meinem Ausritt auf der SR 398 und den vernachlässigten Olivenbäumen und davon, dass mir die Idee gekommen ist, Paten für Olivenbäume zu suchen und für diese junge Bäume zu pflanzen und ihnen echtes, nicht gepanschtes Olivenöl dafür zu schenken.

»Alles, was über der Kostendeckung liegt, fließt dann, da es ein gemeinnütziger Verein verwaltet, der ›School of

Life‹ zu. Und als Nebeneffekt werden alte Olivenbäume vor der Verwilderung bewahrt, junge Bäume für die Paten gesetzt und die Kleinstbauern in ihrer naturverbundenen Bewirtschaftung gegen die Konzerne gestärkt. Es ist nur eine Masse Arbeit«, schließe ich meine Ausführungen und drücke mir im Geiste ganz fest beide Daumen. Jetzt kommt's drauf an.

Markus reagiert mit sehr nachdenklicher Miene. »Ich hoffe«, beginnt er und korrigiert sich nach kurzer Überlegung, »nein, ich glaube, dass sich das realisieren lässt.«

Mein Herz macht einen über die üblichen Extrasystolen hinausgehenden spürbaren Sprung.

»Und deswegen sage ich Ihnen jetzt: Ja, ich mach die Operation. Ganz für mich und aus freien Stücken.« In seinem Blick liegt die ganze Wucht seiner 170 Kilos. »Weil ich Sie ernst nehmen kann.«

Sein Vertrauen ist ernst und bindet mich. Ich muss meinen Teil erfüllen. Das ist mir klar. Es wird eine Masse Arbeit werden, all die Menschen zu finden, die bereit sind, Paten zu werden. Aber es fühlt sich zwischen Markus und mir wie eine Blutsbrüderschaft an. Blutsbrüder enttäuschen einander nicht.

Heute umarmen wir einander, als er geht. Nächste Woche hat er den Operationstermin.

Schlusswort

Ich treffe viele wunderbare Menschen. Das ist das Privileg von Vortragstätigkeit und Medienarbeit. Man wird sicht- und damit angreifbar. Manche dieser Menschen sind so wunderbar, dass sie mich beschimpfen. Wenn die Kritik respektvoll vorgetragen und in sich stimmig ist, erhalte ich ein wunderbares Geschenk. Ich kann mir keine Bequemlichkeit leisten, sondern muss mein eigenes Denken abklopfen, überprüfen und vielfach nachschärfen. Oft fühle ich mich dann auch sicherer in meinen Überlegungen, wenn ich jene plötzliche Weiche in den Gesichtszügen meines Gegenübers erkennen darf, die auftritt, wenn kontradiktorische Diskussion zu einem wechselseitig achtungsvollen Händereichen wird.

Manche dieser Menschen sind noch viel wunderbarer. Sie beschimpfen mich oder schicken lange Schmähkommentare, die teils deutlich unter der Gürtellinie liegen und mich als Person, mein Leben, das sie nicht kennen, und das meiner Kinder mit einschließen. Das nennt man Projektion. Im ersten Moment ist diese geballte Ladung bisweilen recht heftig. Das spüre ich in meinen Knien, so als würde sich eine kleine Unruhe plötzlich von selber abspulen und ein Beben verursachen. Dann zieht sich mein Magen zusammen. Ich habe auch meine Geschichte, hatte einen strengen Großvater und das alte Betriebssystem des Entsprechenmüssens hebt nur allzu gern wie eine Hydra immer wieder den Kopf. Wenn ich mich dann erholt habe, wird mir allerdings klar, dass mir gerade diese Menschen ein besonderes Geschenk gemacht haben. Denn ich muss sie wirklich, mit dem was ich geschrieben habe, getroffen haben, punktgenau an einer verletzlichen, bereits schmerzenden Stelle ihres eigenen Seins. Das gibt letztendlich Hoffnung, dass sie selber nachdenken und in Bewegung kommen.

Und dann treffe ich in den letzten Jahren auch immer mehr ganz besonders wunderbare Menschen, solche, mit denen ich diese Ideen vom »neuen Menschen« einfach spontan und ohne große Vorbereitung oder Erklärung teilen kann, ganz simpel, als wären sie das Selbstverständlichste auf der Welt. Fühlt sich an wie ein »eh Alter, ist doch logo«. Wahrscheinlich haben viele dieser Menschen sogar schon viel länger darüber nachgedacht als ich. Diese Herz-zu-Herz-Kommunikation ist äußerst beglückend. Ich spreche jetzt nicht nur von jenen, die mit handgestrickten Pullovern und Sandalen als Aktivisten durchgehen und die Weltseele im Angebot haben. Ich spreche in erster Linie von sogenannten gestandenen Leuten, Menschen, die Familien haben, ihr Leben selbständig bestreiten, aktiv Bürger sein wollen, oft sogar eine gestaltende Rolle in ihrer Gemeinde spielen, Initiativen gegründet haben oder eigene Unternehmen leiten. Es sind Menschen, die jene Ideen des grundrespektvollen Seins mit allen seinen Konsequenzen, diesen Quantensprung im Mindset als »Betriebssystem« vor allem für die gerade kommende Erwachsenengeneration genauso wie ich fordern und vielfach selbst bereits leben. Da bin ich dann immer ganz euphorisch. Wenn ich irgendwann nach Mitternacht nach einem Vortrag in »ich weiß nicht genau wo, von dem Ort habe ich vorher noch nie gehört« nach Hause fahre und für einen weiteren Kaffee rasch bei einer Autobahntankstelle stehen bleibe, schaue ich manchmal in den Nachthimmel hinauf und denke mir einfach:»Ja!« Dieses Ja ist ein simples starkes Gefühl in meinem Herzen, ein naiver Freudenimpuls, ein Ja zum Leben. Und es ist eine Umarmung all dieser Menschen, die ich gerade wieder kennengelernt habe, mit denen ich mich ausgetauscht habe, staunen durfte, Widerhall gefunden habe mit dem, was ich beschreiben wollte, und bei denen ich Kraft, Willen, Glauben und Bereitschaft zur Veränderung gefühlt habe, weil auch sie das Leben und ihre Kinder lieben.

Ich möchte all diesen Menschen danken. Danken, dass es sie gibt, dass sie ihre Verantwortung für unsere Kinder spüren und dass sie so wie auch ich an den Homo sapiens socialis glauben!

Wir bereiten ihm gemeinsam den Weg!

Der zweite Flügel

Markus hat mich angerufen. Seine Operation ist gut verlaufen. Er ist bereits entlassen, aber noch ziemlich rekonvaleszent. Es ist ja doch ein beachtlicher Eingriff gewesen. Und es wird nicht der letzte sein. Zumindest eine Fettschürzenreduktion steht ihm noch bevor. Wahrscheinlich sogar mehr. Er möchte keinen Termin für eine Sitzung vereinbaren, aber kurz vorbeikommen, hat er gemeint. Das ginge schon. So weit fühle er sich bereits fit.

Ein paar Tage später steht er vor meiner Praxistür. Er bringt mir Blumen, die er liebevoll linkisch aus ihrer Papierumhüllung befreit, bevor er sie mir in die Hand drückt. Das berührt mich sehr. Es gibt große Momente in einem Therapeutenleben. Das ist einer. Heute sitzen wir uns wie zwei Freunde gegenüber. Ich frage ihn, wie es ihm geht, wie er sich von der OP erholt und wie er mit den neuen Essgewohnheiten zurechtkommt.

Er ist vorsichtig optimistisch, bereit, den Kampf um ein selbstbestimmtes, positives Leben zu führen. Die Magenband-OP ist nur eine Stufe auf diesem Weg. Ein Hilfsmittel. Das ist ihm klar. Es kommt auf ihn an, seine Kraft, seine Leidenschaft, seinen Glauben und seine Selbstüberzeugung. Das weiß er jetzt. Es ist ihm auch klar, dass er, um sein Ziel, Forstwirtschaft zu studieren, realisieren zu können, noch einige Werkzeuge braucht: Durchhaltevermögen, Selbstdisziplin, Selbstorganisation, Bedürfnisaufschiebung, Kommunikationsfähigkeit und auch Vertrauen in andere, um nur einige zu nennen. Darum ist er auch hier. Er will raus aus der Enge seines Kinderzimmers. Die Welt da draußen ist noch ein ziemlich angstbesetzter riesiger Raum. Daher fragt er nach, wie es mit der School of Life stehe.

Ich war nicht müßig, freue ich mich, ihm berichten zu können. Das Land für die Olivengärten habe ich aus Ersparnissen angekauft. Es ist vorbereitet für die erste Pflanzung von fünfhundert Bäumen. Die Webpage, auf der man Patenschaften buchen kann, ist gerade im Entstehen, ein entsprechender Folder gedruckt, mehrere Kleinstbauern sind bereits als Partner gewonnen. Und das Programm der School of Life steht natürlich auch. Wenn alles gut geht und wir genügend Paten gewinnen, wird sie in der zweiten Hälfte des nächsten Jahres starten können. »Get your vision – get your mission« ist unser Slogan.

Markus wirkt zufrieden. Wir haben beide unseren Teil erbracht. Natürlich liegt noch ein weiter Weg vor uns, aber wir fühlen, dass es der richtige ist, einer für den es sich lohnt zu kämpfen.

Als er geht, bitte ich ihn, einen Moment zu warten. Ich öffne den zweiten Flügel der Wohnungstür für ihn, damit er aufrecht und gerade durch die Tür gehen kann.

Er weiß diese Geste sichtlich zu schätzen, nickt mir zu und lächelt stolz, als er hinausschreitet.

Und ich weiß, dass er noch stolzer sein wird, wenn er in Zukunft mit demselben erhobenen Haupt durch einen einzigen geöffneten Türflügel wird schreiten können.

PS: Wer sich für die School of Life und eine Olivenbaumpatenschaft interessiert, findet am Lesezeichen Hinweise. Außerdem unter olioprofuturo.com